醫道傳承叢書

干祖望 名譽總主編
王心遠 總主編

第一輯 醫道門徑

醫方集解

【清】汪昂 著
于華蕓 季旭明 趙艷 韓鋒 點校

學苑出版社

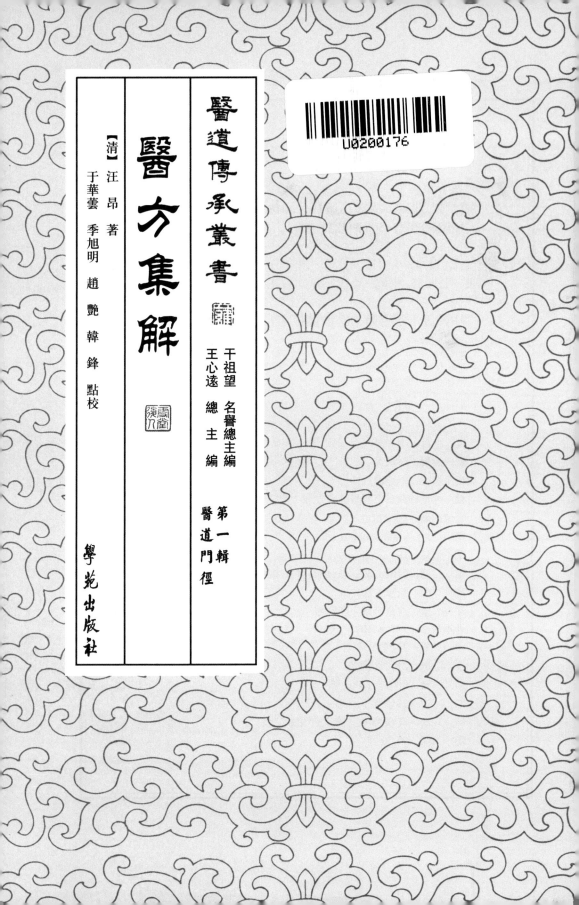

圖書在版編目 (CIP) 數據

醫方集解 / (清)汪昂著；于華蕓，季旭明，趙艷，韓鋒點校 . 北京：學苑出版社，2013.1（2019.6 重印）
ISBN 978-7-5077-4231-2

Ⅰ . ①醫…　Ⅱ . ①汪…②于…③季…④趙…⑤韓…
Ⅲ . ①方書-中國-清代　Ⅳ . ① R289.349

中國版本圖書館 CIP 數據核字 (2013) 第 014901 號

校　　訂：李千果
責任編輯：付國英
出版發行：學苑出版社
社　　址：北京市豐臺區南方莊 2 號院 1 號樓
郵政編碼：100079
网　　址：www.book001.com
電子信箱：xueyuanpress@163.com
電　　話：010-67603091（總編室）、010-67601101（銷售部）
經　　銷：新華書店
印 刷 廠：北京市京宇印刷廠
开本尺寸：787 × 1092　1/16
印　　張：37.125
字　　數：215 千字
印　　數：9001—11000 冊
版　　次：2013 年 9 月第 1 版
印　　次：2019 年 6 月第 5 次印刷
定　　價：90.00 圓

醫道傳承叢書

《醫道傳承叢書》序

醫之道奚起乎？造物以正氣生人，而不能無夭劄疫癘之患，故復假諸物性之相輔相制者，以爲補救；而寄權於醫，夭可使壽，弱可使強，病可使痊，困可使起，醫實代天生人，參其功而平其憾者也。

夫醫教者，源自伏羲，流於神農，注於黃帝，行於萬世，合於無窮，本乎大道，法乎自然之理。孔安國序《書》曰：伏羲、神農、黃帝之書，謂之三墳，言大道也。前聖有作，後必有繼而述之者，則其教乃得著於世矣。惟張仲景先師，上承農、軒之理，又廣《湯液》爲《傷寒卒病論》十數卷，然後醫方大備，率皆倡明正學，以垂醫統。茲先聖後聖，若合符節。仲師，醫中之聖人也。理不本於《內經》，法未熟乎仲景，縱有偶中，亦非不易矩矱。儒者不能捨至聖之書而求道，醫者豈能外仲師之書以治療。間色亂正，靡音忘倦。醫書充棟汗牛，可以博覽之，以廣見識，知其所長，擇而從之。醫，大道也！農皇肇起，軒岐繼作，醫聖垂範，薪火不絕。懷志悲憫，不揣鄙陋，集爲是編，百衲成文，聖賢遺訓，吾志在焉！凡人知見，終不能免，途窮思返，斬絶意識，直截皈禪，通身汗下，險矣！險矣！尚敢言哉？

《醫道傳承叢書》編委會

《醫道傳承叢書》前言

《醫道傳承叢書》是學習中醫的教程。中醫學有自身的醫學道統、醫宗心要，數千年授受不絕，有一定的學習方法和次第。初學者若無良師指點，則如盲人摸象，學海無舟。編者遵師所教，總結數代老師心傳，根據前輩提煉出的必讀書目，請教中醫文獻老前輩，選擇最佳版本，聘請專人精心校讎，依學習步驟，次第成輯。叢書以學習傳統中醫的啟蒙讀本爲開端，繼之以必學經典、各家臨證要籍，最終歸於《易經》，引導讀者進入『醫易大道』的高深境界。

叢書編校過程中，得到中醫界老前輩的全面指導。長期以來，編者通過各種方式求教於他們，師徒授受、臨證帶教、授課講座、耳提面命、電話指導。他們對本叢書的編輯、刊印給予了悉心指導，提出了寶貴的修改意見。三十餘位老先生一致認同：『成爲真正的、確有資格的中醫，一定要學好中國傳統文化！首先做人，再言學醫。應以啟蒙讀本如脈訣、藥性、湯頭爲開端，基本功要紮實；經典是根基，繼之以必學的中醫四大經典；各家臨證要籍、醫案等開拓眼界，充實、完善自己師承的醫學理論體系。趁著年輕，基礎醫書、經典醫書背熟了，終生受益！』『始終不可脫離臨床，早臨證、多臨證、勤臨證、反復臨證，不斷總結。中醫的生命力在臨床。』幾位老中醫強調：行有餘力，可深入研讀《易經》、《道德經》等。

百歲高齡的國醫大師干祖望老師談到：要成爲合格的中醫接班人，需具備『三萬』：『讀萬卷書，行萬里路，肉萬人骨。』並且諄諄告誡中醫學子：『首先必讀陳修園的《醫學三字經》。這本一定要讀！一定讀，非讀不可！對！熟記這一本，基礎紮實了，再讀《內經》、《本草》、《傷寒》，可以重點做讀書筆記。經典讀熟了，要讀「溫病」的書，我臨床上使用「溫病」的方子療效更好。』作爲《醫道傳承叢書》名譽總主編，他的理念思路代表了老一代的傳統學醫路徑。

國醫大師鄧鐵濤老先生強調了中醫的繼承就是對中華優秀傳統文化的繼承，中醫學是根植于中華文化、不同於西方現代醫學，臨床上確有療效，獨立自成體系的醫學。仁心仁術，溫故知新，繼承不離本，創新不離宗。

老先生們指出：『夫生者，天地之大德也；醫者，贊天地之生者也。』（《類經圖翼·序》）中醫生生之道的本質就是循生生之理，用生生之術，助生生之氣，達生生之境。還指出：中醫學術博大精深，是爲民造福的寶庫。學好中醫一要有悟性，二要有仁心，三要具備傳統文化的功底。只有深入中醫經典，用中醫自身理論指導臨床，才會有好的中醫療效。只有牢固立足中醫傳統，按照中醫學術自身規律發展，中醫才會有蓬勃的生命力。否則，就會名存實亡。

在此，叢書編委會全體成員向諸位老前輩表示誠摯的謝意。

本叢書在編輯、聘請顧問過程中得到北京中醫藥大學圖書館古籍室邱浩老師鼎力支持、大力協助，在此特致鳴謝！感謝書法家羅衛國先生爲本叢書題簽（先生系國學大師羅振玉曾孫，愛新覺羅·溥儀外孫，大連市文化促進會副會長，大連墨緣堂文化藝術中心負責人）。

古人廣藏書、精校書是爲了苦讀書、得真道。讀醫書的最終目的，在於領悟古人醫學神韻，將之施用於臨床，提高療效，造福蒼生。人命關天，醫書尤其要求文字準確。本套叢書選擇善本精校，豎版、繁體字排印，力求獻給讀者原典範本，圍繞臨證實踐，展示傳統中醫學教程的原貌，以求次第引導學習者迅速趣入中醫學正途。學習中醫者手此一編，必能登堂入室，一探玄奥；已通醫術的朋友，亦可置諸案頭，溫故知新，自然終生受益。限於條件，内容有待逐漸豐富，疏漏之処，歡迎大家批評指正。

學習方法和各輯簡介

良師益友，多方請益。勤求古訓，博采衆方。慎思明辨，取法乎上。學而時習，學以致用。大慈惻隱，濟世救人。（道生堂學規）。

古人學醫的基本形式爲半日侍診，半日讀書。行醫後還要堅持白天臨証，晚間讀書，終生學習。《朱子讀書法》説：『於中撮其樞要，厘爲六條：

曰循序漸進，曰熟讀精思，曰虛心涵泳，曰切己體察，曰著緊用力，曰居敬持志。……大抵觀書，先須熟讀，使其言皆若出於吾之口。繼以精思，使其意皆若出於吾之心。然後可以有得爾。』讀書先要誦讀，最好大聲地念，抑揚頓挫地念，能夠吟誦更好。做到眼到、口到、心到，和古人進入心息相通的境界，方可謂讀書入門。叢書大部分採用白文本，不帶註釋，更有利於初學者誦讀原文；特別是四大經典，初學者不宜先看註釋，以防先入爲主。書讀百遍，其義自見。在成誦甚至背熟後，文意不明，才可參看各家註釋，或請教師長。

在讀書教程方面，一般分三個學習階段，即基礎課程、經典課程、臨證各家。

第一輯：醫道門徑

本輯對應基礎課程，初學者若不從基礎入手，則難明古經奧旨。

《醫學三字經》是清代以來公認的醫學正統入門書，其內容深入淺出，純正精粹。

《瀕湖脈學》是傳統脈訣代表，脈學心法完備、扼要。

《藥性賦·藥性歌括》，其中《藥性賦》是傳統本草概說，兼取《藥性歌括》，更適於臨證應用。

《醫方集解》之外，又補充了《長沙方歌括》、《金匱方歌括》、《時方歌括》，歌訣便於背誦記憶。經方法度森嚴，劑量及煎服法都很重要！包含了經方劑量、煎服法的歌括，初學者要注意掌握。

第二輯：醫道準繩

本輯對應經典課程。《黃帝内經》（包括《素問》、《靈樞》）、《神農本草經》、《傷寒論》、《金匱要略》、《難經》，爲中醫必學經典，乃醫道之根本、萬古不易之準繩。

醫道淵深，玄遠難明，故本輯特編附翼：《太素》《甲乙經》《難經集注》《脈經》等，詳爲校注，供進一步研習中醫四大經典之用。

第三輯：醫道圓機

本輯首選清代葉、薛、吳、王溫病四大家著作，以爲圓機活法之代表，尤切當今實用。歷代各家著作，日後將擇期陸續刊印。明末清初大醫尊經崇原，遂有清代溫病學説興起。各家學説、臨證各科均爲經典的靈活運用，在學習了經典之後，才能融會貫通，悟出圓機活法。

第四輯：醫道溯源

本輯對應醫道根源、醫家修身課程。

《易經》乃中華文化之淵藪，『醫易相通，理無二致，可以醫而不知易乎？』（《類經附翼》）

《黃帝內經》夙尚『恬淡虛無，真氣從之；精神內守，病安從來』之旨；《道德經》一本『道法自然』、『清靜爲天下正』之宗，宗旨一貫，爲學醫者修身之書。

《漢書·五行志》：『《易》曰：「天垂象，見吉凶，聖人象之；河出圖，雒出書，聖人則之。」劉歆以爲虙羲氏繼天而王，受《河圖》，則而畫之，八卦是也；禹治洪水，賜《雒書》，法而陳之，《洪範》是也。』《尚書·洪範》爲『五行』理論之源頭。

隋代蕭吉《五行大義》集隋以前『五行』理論之大成，是研究『五行』理論必讀之書。

繁體字的意義

傳承醫道的中醫原典，採用繁體字則接近古貌，故更爲準確。

以《黃帝內經·靈樞·九針十二原》爲例：

繁體字版：『知機之道者，不可掛以髮；不知機道，叩之不發。』

簡體字版：『知机之道者，不可挂以发；不知机道，叩之不发。』

《靈樞經》在這裏談到用針守機之重要。邪正之氣各有盛衰之時，其來不可迎，其往不可及。宜補宜瀉，須靜守空中之微，待其良機。當刺之時，如發弩機之速，不可差之毫髮，於邪正往來之際而補瀉之；稍差毫髮則其機頓失。粗工不知機道，敲經按穴，發針失時，補瀉失宜，則血氣盡傷而邪氣不除。簡體字把『髮』、『發』統寫爲『发』字，給理解經文造成了障礙。

繁體字版：『方刺之時，必在懸陽，及與兩衛，神屬勿去，知病存亾。』

簡體字版：『方刺之时，必在悬阳，及与两卫，神属勿去，知病存亡。』

『衛』，《甲乙經·卷五第四》《太素·卷二十一》均作『衡』。『陽』『衡』『亾』皆在段玉裁《六書音韻表》古韻第十部陽韻；作『衛』則於韻不協。『衡』作『眉毛』解，《靈樞·论勇第五十》曰：『勇士者，目深以固，長衡直揚。』『兩衡』即『两眉』，經文的意思是：『准備針刺之時，一定要仔細觀察患者的鼻子與眉毛附近的神彩；全神貫注不離開，由此可以知道疾病的傳變、愈否。』於醫理爲通；『衡』又作『眉上』解，《戰國策·中山策》鮑彪注：『衡，眉上。』『兩衡』指『兩眉之上』，於醫理亦通。作『兩衛』則於上下文句醫理難明。故『衛』乃『衡』形近鈔誤之字，若刊印爲簡化字『卫』，則難以知曉其當初爲『衡』形近致誤。

《醫道傳承叢書》編委會　壬辰正月

點校說明

《醫方集解》爲清代汪昂所著。汪昂，字訒庵，晚年鄉人尊爲『滸灣老人』，明末清初安徽休寧西門人氏，生於明萬曆四十三年，卒於清康熙三十八年。汪昂少年從儒，於『經史百家，靡不殫究』，爲邑之秀才。然汪氏認爲『諸藝之中，醫爲尤重』，於清順治初年棄儒攻醫，精研醫理，篤志方書，以其畢生的精力從事醫學理論研究和著書立說，成爲明末清初醫學科普及啟蒙派的代表醫家。汪氏一生著作頗豐，著有《醫方集解》《素問靈樞類纂約注》《本草備要》《湯頭歌訣》《經絡歌訣》等，與前人相比，其著作簡明實用，『皆另爲體裁，別開徑路，以前賢爲競之旨，啟後人便易之門』，深受後世醫家讚譽。

汪氏感於庸醫『執方醫病，而病不能瘳，甚或反以殺人者』，皆因『知有方而不知方之解故也』，雖『古今方書，至爲繁夥』，但爲醫方闡釋者甚少。故仿成無己、吳昆之意，搜羅古今名方，分門別類，詳加訓釋，於康熙二十一年整理編撰成書，名爲《醫方集解》。本書選錄歷代常用方劑九百餘首，其中正方三百八十八首，附方五百一十七首，按功用分爲補養、湧吐、發表、攻裏、和解、理氣、理血、祛風、祛寒、清暑、利濕、潤燥、瀉火、除痰、消導、收澀等二十一類。每方之下首註出處，次列主治病證及方藥組成，再述方義及附方加減等。書雖名曰方解，實則病源、脈候、藏府、經絡、藥性、治法、服法，無不備錄。書後另附『急救良方』和『勿藥元詮』兩篇。

《醫方集解》內容詳備，廣收諸家名方，匯萃衆家方論，選方切於實用，文字通俗簡明，流傳甚廣，是一部簡明實用的方劑學專著。如清費伯雄在《醫方論》謂：『當時之醫，每以《醫方集解》一書奉爲枕秘。』《中國醫籍通考》則稱：『是書既出，遂爲後世方劑學之圭臬。』

《醫方集解》刊行之後，迅速流行全國，曾多次翻刻刊行，據《全國中醫圖書聯合目録》所載，現存版本七十余種。本次整理以清康熙二十一年三槐堂刻本爲底本，以同年宏道堂刻本爲主校本，清道光二十五年瓶花書屋刻本、清光緒三年蘇州掃葉山房刻本等爲參校本進行點校。

點校者　二〇一〇年四月

目錄

理氣之劑第七

祛風之劑第九

祛寒之劑第十　二三五

清暑之劑第十一　二六七

利濕之劑第十二　二七九

潤燥之劑第十三

瀉火之劑第十四

除痰之劑第十五　三八一

癰瘍之劑第二十

經產之劑第二十一

自序

孔子曰：能近取譬，可謂仁之方也已。夫仁爲心性之學，尚不可以無方，況於百家衆藝，可以無方而能善此乎？諸藝之中，醫爲尤重，以其爲生人之司命，而聖人之所必慎者也。竊嘗思之，凡病必有症，症者證也，有斯病必形斯候者也。證必有脈，脈者，藏府經絡、寒熱虚實所由分也，有與證相符者，有與證不相符者，必參驗之，而後可施治者也。察脈辨證，而方立焉。方者，一定不可易之名。有是病者，必主是藥，非可移游彼此用之爲嘗試者也。方之祖始於仲景，後人觸類擴而充之，不可計殫，然皆不能越仲景之範圍。蓋前人作法，後人因焉，創始者難爲力，後起者易爲功。取古人已驗之成規而斟酌用之，爲效不既易乎？然而執方醫病，而病不能瘳，甚或反以殺人者，又何以說焉？則以脈候未辨，藥性未明，惑於似而反失其真，知有方而不知方之解故也。方之有解，始於成無己，無己慨仲景之書後人罕識，爰取《傷寒論》而訓詁之，詮症釋方，使觀者有所循入，誠哉仲景之功臣，而後覺之先導矣！厥後名賢輩出，謂當踵事增華，析微闡奥，使古方時方大明於世，寧不愉快。夫何著方者日益多，註方者不再見，豈金針不度歟？抑工於醫者未必工於文，詞不能達意，遂置而不講歟？迄明始有吴鶴臯集《醫方考》，文義清疏，同人膾炙，是以梨棗再易，豈爲空谷足音，故見之而易喜歟！然吴氏但一家之言，其於致遠鉤深，或未徹盡。兹特博採廣搜，網羅群書，精窮奥蘊，或同或異，各存所見，以備參稽，使探寶者不止一藏，嘗鼎者不僅一臠，庶幾病者觀之，得以印證，用者據之，不致徑庭，寧非衛生之一助歟。或曰：善師者不陳，得魚者忘筌，運用之妙，在於一心，何以方爲？余曰：般倕不棄規矩，師曠不廢六律。夫《易》之爲書，變動不居，然亦有變易、不易二義，故曰蓍之德圓而神，卦之德方以智。夫卦誠方矣，豈方智之中遂無圓神之妙也哉。吾願讀吾書者，取是方而圓用之，斯真爲得方之解也已。

康熙壬戌歲陽月休寧訒庵汪昂題於延禧堂

凡例

——古今方書，至爲繁夥。然於方前第註治某病某病，而未嘗發明受病之因，及病在某經某絡也。一方之中，第註用某藥某藥，亦未嘗發明藥之氣味功能，入某經某絡，所以能治某病之故也。方書徒設，庸醫淺術，視之懵如，乃拘執死方以治活病，其不至於誤世殃人者幾希矣。及宋成無己，始將仲景之書，先釋病情，次明藥性，使觀者知其緒端，漸得解會，其嘉惠後人之心，可謂切至。而世猶以循文訓釋譏之。不知仲景之書，文淺義深，至爲難讀，其良法奧旨，雖非成氏所能徹盡，然不讀成氏之訓解，又安能入仲景之門庭乎？自成氏而後，歷年數百，竟未有繼踵而釋方書者，即如《金匱玉函》猶然晦昧，又況《千金》《外臺》以及後賢之製劑也哉。及明興，始有吴鶴皋之《醫方考》，分病列方，詞旨明爽，海内盛行。兹仿成氏、吴氏遺意而擴充之，採輯古方，先詳受病之由，次解用藥之意，而又博採碩論名言，分别宜用忌用，惟求義朗，不厭詞繁，頗竭苦心，不知有當世好否也。

——《醫方考》因病分門，病分七十門，方凡七百首。然每證不過數方，嫌於方少，一方而二三見，又覺解多。如五積散、逍遥散，皆未入選，不無闕略。兹集門分二十有一，正方三百有奇，附方之數過之，雖未足以盡醫療之目，苟能觸類引申，而醫療之大法，用之亦已不窮矣。

——本集所載，皆中正和平，諸書所共取，人世所常用之方。即間有一二厲劑，亦攻堅瀉熱所必需者，猶然布帛菽粟之味也。至於藥味幽僻，採治艱難，及治奇證怪病者，概不選錄。又方雖出自古人，而非今人所常用者，亦不選錄。

——古人立方，分兩多而藥味寡，譬如勁兵，專走一路，則足以破壘擒王矣。後世無前人之朗識，分兩減而藥味漸多，譬猶廣設攻圍，以庶幾於一遇也。然品類太繁，攻治必雜，能無宜於此而不宜於彼者乎。茲集藥過二十味以上者，概不選錄。

——仲景《傷寒論》，前人印定眼目，自成無已而外，鮮所發明。陶節庵雖著《傷寒六書》，參合後賢之治法，盡更仲景之方名，究未嘗有片言隻字發揮仲景一證一方者。又變前法，不復分經論治。仲景之書，奧渺難窮，節庵之書，顯淺易讀，世人奉爲蓍蔡，故識見愈卑猥也。近世如方中行、喻嘉言、程郊倩輩，各著傷寒論辨，雖有偏駁，未能盡合經意，然間有一二新義，爲從前所未發者，故多錄之，不敢重古而非今也。

——仲景傷寒諸方，爲古今方書之祖，故註釋尤加詳悉，觀者幸勿以其繁而厭之。

——正方之後，繫以附方，一則篇章省約，一則便於披尋，且以示前人用藥加減之法也。

——時丁衰晚，洞垣窺藏之技，世不再覯。而村閭市井，稍能誦《藥性》、讀《回春》者，輒爾懸壺，草菅人命，恬不爲怪。古云學醫人費，豈不信然。余竊憫之，故著《本草備要》一書，字箋句釋，使知藥品有性情，施用有宜忌。復著是集，辨證論方，使知受病有原因，治療有軌則。庶幾平居讀之，可使心理開明，臨病考之，不致攻補誤用。脫遇庸劣之手，既可據證以校方，設處窮僻之鄉，不難檢方以用藥。豈非衛生之善道，笥篋之要編也乎？高明之家，以爲然否。

——醫書浩瀚，泛覽爲難。岐黃之家，尚艱博涉，文墨之士，奚暇旁通？若非篇章簡要，詞理通明，則智士不樂披尋，淺人復難解了。讀方不得其解，治療安所取裁？是用裒合諸家，會集衆說，由博返約，用便搜求，實從前未有之書，亦醫林不可不有之書也。第昂藏書既寡，見聞不多，集中採用，不滿數十家。又恐註釋太繁，觀者易倦，其中篇章漫衍，不能盡錄者，不得不稍爲删節，非敢輕肆，以限於尺幅也。然出自某人某書，必仍存其名集。至於古今相沿之語，相襲之方，不知始自何人，而不可廢者，皆採錄之。或文法未暢者，亦僭爲删潤，間有竊附鄙見者，必加『昂按』二字。至每方之正解，有全用昔人者，有出自心裁者，然作述相半，未敢師心自用也。

——古人治療，識見高明，而用意深遠。其處方用藥，多有非後人所易測識者。有上病下取，下病上取者；有陰病治陽，陽病治陰者；又有隔二隔三之治者。況余不業岐黄，又學無師授，寡見鮮聞，尤稱固陋，安能盡洞古人立方之本意哉。今姑就方書所載，及愚心所通曉者，採輯成書。至於古方不得其解者尚多，不敢妄加逆億，以取罪先賢，貽誤後世也。

——《綱目》《準繩》二書，多有採用前人而不著其名氏，不能推原所自，則以《綱目》曰、《準繩》曰三字概之。

——集中所分門類，蓋以治病之道，當治於未病，故先補養。及既受病，則有汗吐下三法，故次發表、湧吐、攻裏。若表證未除，裏證復急者，當表裏交治，故次發表攻裏。又有病在半表半裏，及在表而不宜汗，在裏而不宜下者，法當和解，故次和解。然人之一身，以氣血爲主，故次理氣、理血。若受病之因，多本於六淫，故次風、寒、暑、濕、燥、火。古云百病皆由痰起，故次除痰。若飲食不節，能致積滯，故次消導。又滑則氣脫，故次收濇。蟲能作病，故次殺蟲。至於眼目、癰瘍、婦人，各有專科，然茲集所以便用，故每科略取數方，以備採擇。末附『救急良方』，以應倉卒。再附『勿藥玄詮』於卷終，使知謹疾攝生之要，無非欲躋斯世於仁壽而已。

——本集雖名『方解』，然而病源脈候、藏府經絡、藥性治法，罔不畢備，誠醫學之全書，岐黃之捷徑也。讀者倘能細心玩索，自有深造逢源之妙。若厭其繁多，而倦於披閱，則作者之苦心，無以表見於世矣。

——服藥節度，有食前食後之分，古今相傳，罔敢或異。愚意竊謂不然。凡人飲食入腹，皆受納於胃中，胃氣散精於脾，脾復傳精於肺，肺主治節，然後分佈於五藏六府。是胃乃人身分金之爐也，未有藥不入胃，而能即至於六經者也。況肺爲華蓋，葉皆下垂，以受飲食之薰蒸；藥入胃脘，疾趨而下，安能停止？若有停留，則爲哽爲噎矣。未聞心藥飲至心間，而即可入心，肺藥飲至肺間，而即能入肺者也。若上膈之藥，食後服之，胃中先爲別食所填塞，須待前食化完，方能及後藥，是欲速而反緩矣。且經脈在肉理之中，藥之糟粕，如何能到，其到者不過氣味耳。若云上膈之藥，須令在上，下膈之藥，須令在下，則治頭之藥，必須入頭，治足之藥，必須入足乎？此理之顯明易見者。但此法相傳已久，集中一仍其舊，不敢擅改，然不能無疑，附記於此，以質明者。

——十二經絡：手太陰肺，手少陰心，手厥陰心包，手太陽小腸，手少陽三焦，手陽明大腸，足太陰脾，足少陰腎，足厥陰肝，足太陽膀胱，足少陽膽，足陽明胃，附此以備查考。

訒菴汪昂識

補養之劑第一

補者，補其所不足也；養者，栽培之，將護之，使得生遂條達，而不受戕賊之患也。人之氣稟，罕得其平，有偏於陽而陰不足者，有偏於陰而陽不足者，故必假藥以滋助之。而又須優游安舒，假之歲月，使氣血歸於和平，乃能形神俱茂，而疾疢不生也。經曰：聖人不治已病治未病，不治已亂治未亂。夫病已成而後藥之，亂已成而後治之，譬猶渴而穿井，鬬而鑄兵，不亦晚乎？故先補養。然補養非旦夕可效，故以丸劑居前，湯劑居後。

六味地黃丸

錢氏仲陽因仲景八味丸減去桂附，以治小兒。以小兒純陽，故減附桂。今用通治大小證。

治肝腎不足，真陰虧損，精血枯竭，憔悴羸弱，腰痛足酸，自汗盜汗，水泛爲痰仲景曰：氣虛有痰，宜腎氣丸補而逐之。丹溪曰：久病，陰火上升，津液生痰不生血，宜補血以制相火，其痰自除，發熱咳嗽腎虛則移熱於肺而咳嗽，按之至骨，其熱烙手，骨困，不任，爲腎熱，頭暈目眩《直指方》云：淫慾過度，腎氣不能歸元，此氣虛頭暈，也；吐衄崩漏，脾不攝血，致血妄行，此血虛頭暈也，耳鳴耳聾，遺精，便血，消渴，淋瀝，失血，失音，舌燥喉痛，虛火牙痛，足跟作痛，下部瘡瘍等證。諸證皆由腎水不足，虛火上炎所致。詳註分見各門。

地黃砂仁、酒拌，九蒸九曬，八兩　山茱肉酒潤　山藥四兩　茯苓乳拌　丹皮　澤瀉三兩　蜜丸。空心鹽湯下，冬，酒下。錢氏加減法：血虛陰衰，熟地爲君；精滑頭昏，山茱爲君；小便或多或少、或赤或白，茯苓爲君；小便淋瀝，澤瀉爲君；心虛火盛及有瘀血，丹皮爲君；脾胃虛弱，皮膚乾澀，山藥爲君。言爲君者，其分用八兩，地黃只用臣分兩。

此足少陰、厥陰藥也。熟地滋陰補腎，生血生精；山茱溫肝逐風，澀精秘氣；牡丹瀉君相之伏火，涼血退蒸李時珍曰：伏火，即陰火也，陰火，即相火也。世人專以黃柏治相火，不知丹皮之功更勝也。丹者，南方火色，牡而非牝，屬陽，故能入腎，瀉陰火，退無汗之骨蒸；山藥清虛熱於肺脾，補脾固腎能澀精；茯苓滲脾中濕熱，而通腎交心；澤瀉瀉膀胱水邪，而聰耳明目解見後註。六經備治而功專腎肝；寒燥不偏而補兼氣血，苟能常服，其功未易殫述也。或謂腎氣丸爲補水之劑，以熟地大補精血故也。不知精血足則真陽自生，况山藥、茱萸皆能澀精固氣。氣者火也，水中之火，乃爲真陽。此劑水火兼補，不寒不燥，至平淡，至神奇也。或曰腎氣丸實補肝藥也，腎爲肝母，亦虚則補母之義。古云：肝腎之病，同一治也。昂按：腎氣丸，熟地溫而丹皮涼，山藥澀而茯苓滲，山茱收而澤瀉瀉，補腎而兼補脾，有補而必有瀉，相和相濟，以成平補之功，乃平淡之神奇，所以爲古今不易之良方也。即有加减，不過一二味，極三四味而止。今人多揀本草補藥，任意加入，有補無瀉，且客倍於主，責成不專，而六味之功反退處於虚位，失製方之本旨矣，此後世庸師之誤也。李士材曰：用此方者，有四失：地黄非懷慶則力薄；蒸曬非九次則不熟；或疑地黄之滯而减之，則君主弱；或惡澤瀉之瀉而减之，則使力微。顧歸咎於藥之無功，毋乃愚乎？按：澤瀉《本經》云聰耳明目，爲其能滲下焦之濕熱也。濕熱既除，則清氣上行，故能養五藏，起陰氣，補虚損，止頭旋，有聰耳明目之功，是以古方用之。今人多以昏目疑之，蓋服之太多，則腎水過利而目昏。若古方配合，多寡適宜，未易增减也。

本方煎服，名六味地黄湯，治同。趙養葵作《醫貫》，專用此湯大劑治病。且云即以傷寒口渴言之，邪熱入於胃府，消耗津液，故渴，恐胃汁乾，急下之以存津液。其次者，但云欲飲水者，不可不與，不可多與，别無治法。縱有治者，徒知以芩、連、梔、柏、麥冬、五味、花粉，甚則石膏、知母，此皆有形之水，以沃無形之火，安能滋腎中之真陰乎？若以六味地黄大劑服之，其渴立愈，何至傳至少陰而成燥實堅之證乎？昂按：以地黄湯治傷寒，亦趙氏之創見也。**本方加附子、肉桂各一兩，名桂附八味丸**崔氏**，治相火不足，虚羸少氣，王冰所謂益火之原以消陰翳也，尺脈弱者宜之。**李士材曰：腎有兩枚，皆屬於水，初無水火之别。《仙經》曰：兩腎一般無二樣，中間一點是陽精。兩腎中間，穴名命門，相火所居也。一陽生於二陰之間，所以成乎坎而位於北也。李時珍曰：命門爲藏精系胞之物，其體非脂非肉，白膜裹之，在脊骨第七節兩腎中央，系著於脊，下通二腎，上通心肺，貫腦，爲生命之原，相火之主，精氣之府，人物皆有之，生人生物，皆由此出，《内經》所謂七節之旁中有小心是也。以相火能代心君行事，故曰小心。昂按：男女媾精，皆稟此命火以結胎，人之窮通壽夭，皆根於此，乃先天無形之火，所以主云爲而應萬事，蒸糟粕而化精微者也。無此真陽之火，則神機滅息，生氣消亡矣。惟附子、肉桂能入腎命之間而補之，故加入六味丸中，爲補火之劑。有腎虛火不歸經，大熱煩渴，目赤唇裂，舌上生刺，喉如煙火，足心如烙，脈洪大無倫，按之微弱者，宜十全大補湯吞八味丸。或問燥熱如此，復投附、桂，不以火濟火乎？曰：心包相火附於命門，男以藏精，女以係胞，因嗜慾竭之，火無所附，故厥而上炎，且火從腎出，是水中之火也。火可以水折，水中之火不可以水折。桂、附與火同氣而味辛，能開腠理，致津液，通氣道，據其窟宅而招之，同氣相求，火必下降矣。然則桂、附者，固治相火之正藥歟？八味丸用澤瀉，寇宗奭謂其接引桂、附，歸就腎經。李時珍曰：非接引也，茯苓、澤瀉，皆取其瀉膀胱之邪氣也。古人用補藥必兼瀉邪，邪去則補藥得力，一闔一闢，此乃玄妙。後世不知此理，專一於補，必致偏勝之害矣。張仲景用此丸治漢武帝消渴[二]，喻嘉言曰：下消之證，飲水一斗，小便亦一斗，故用此以折其水，使不順趨。夫腎水下趨則消，腎水不上騰則渴，舍此安從治哉？《金匱》又用此方治腳氣上入，少腹不仁；又治婦人轉胞，小便不通，更其名爲腎氣丸，蓋取收攝腎氣歸元之義也。本方加

黃柏、知母各二兩，名知柏八味丸，治陰虛火動，骨痿髓枯，王冰所謂壯水之主以制陽光也，尺脈旺者宜之。此以補天一所生之水也。朱丹溪曰：君火者，心火也，人火也，可以水滅，可以直折，黃連之屬可以制之；相火者，天火也，龍雷之火也，陰火也，不可以水濕折之，當從其類而伏之，惟黃柏之屬可以降之。按：知柏八味丸與桂附八味丸寒熱相反，而服之者皆能有功，緣人之氣稟不同，故補陰補陽，各有攸當，藥者原爲補偏救弊而設也。《醫貫》曰：左尺脈虛細數者，是腎之真陰不足，宜六味丸以補陰；右尺脈沉細數者，是命之相火不足，宜八味丸以補陽；至於兩尺微弱，是陰陽俱虛，宜十補丸。此皆滋先天化源。自世之補陰者率用知、柏反戕脾胃，多致不起，不能無憾，故特表而出之。又曰：王節齋云：凡酒色過度，損傷肺腎真陰者，不可過服參、芪，服多者死，蓋恐陽旺而陰消也。自此說行而世之治陰虛咳嗽者，視參、芪如砒鴆，以知、柏爲

[二] 此爲顯誤，漢武帝爲西汉時期人，仲景爲東漢末年人，不可能爲漢武帝治病。

靈丹，使患此證者，百無一生，良可悲也。蓋病起於房勞，真陰虧損，陰虛火上故咳，當先以六味丸之類補其真陰，使水升火降，隨以參、芪救肺之品，補腎之母，使金水相生，則病易愈矣。世之用寒涼者，固不足齒，間有知用參、芪者，不知先壯水以制火，而遂投參、芪以補陽，反使陽火旺而金益受傷，此不知後先之著者也。本方加桂一兩，名七味地黃丸，引無根之火降而歸元。本方加五味三兩，名都氣丸，治勞嗽。益肺之源以生腎水。再加桂，亦治消渴。本方加五味二兩，麥冬三兩，名八仙長壽丸。再加紫河車一具，並治虛損勞熱。河車名混沌皮，本人之血氣所生，故能大補氣血。本方加杜仲薑炒、牛膝酒洗各二兩，治腎虛腰膝酸痛。本方去澤瀉，加益智仁三兩鹽，酒炒，治小便頻數。益智辛熱，澀精固氣。本方用熟地二兩，山藥、山茱、丹皮、歸尾、五味、柴胡各五錢，茯神、澤瀉各二錢半，蜜丸，硃砂爲衣，名益陰腎氣丸即明目地黃丸，東垣，治腎虛目昏。加柴胡者，所以升陽於上也。桂附八味丸加車前、牛膝，名腎氣丸《金匱》[二]，治蠱脹別見濕門。

[二]顯誤。金匱腎氣丸即桂附八味丸。加車前、牛膝，方出《濟生方》，原書名爲加味腎氣丸，后世通稱爲濟生腎氣丸。

七寶美髯丹

邵應節

治氣血不足，羸弱周痹，腎虛無子，消渴，淋瀝，遺精，崩帶，癰瘡，痔腫等證。周痹，周身痿痹也，由氣血不足。無子，由腎冷精衰。消渴、淋瀝，由水不制火。遺精，由心腎不交。崩帶、瘡痔，由營血不調。

何首烏大者，赤白各一斤，去皮，切片，黑豆拌，九蒸九曬　白茯苓乳拌　牛膝酒浸，同首烏第七次蒸至第九次　當歸酒洗　枸杞酒浸　菟絲子酒浸、蒸，各半斤　破故紙黑芝麻拌炒，四兩，淨。　蜜丸。鹽湯或酒下。並忌鐵器。

此足少陰、厥陰藥也。何首烏澀精固氣，補肝堅腎，爲君；茯苓交心腎而滲脾濕；牛膝強筋骨而益下焦；當歸辛溫以養血；枸杞甘寒而補水；菟絲子益三陰而強衛氣；補骨脂助命火而暖丹田。此皆固本之藥，使榮衛調適，水火相交，則氣血太和，而諸疾自已也。何首烏流傳雖久，服者尚寡。明嘉靖間，方士邵應節進此方，世宗服之，連生皇子，遂盛行於世。昂按：地黄、何首烏皆君藥也，故六味丸以地黄爲君，七寶丹以何首烏爲君，各有配合，未可同類而共施也。即有加減，當各依本方隨病而施損益。今人多以何首烏加入地黄丸中，合兩方爲一方，是一藥二君，安所適從乎？失製方之本旨矣。

還少丹 楊氏

治脾腎虛寒，血氣羸乏，不思飲食，發熱盜汗，遺精白濁，肌體瘦弱，牙齒浮痛等證。腎爲先天之根本，脾爲後天之根本。二本有傷，則見上項諸證，故未老而先衰。二本既固，則老可還少矣。

熟地黃二兩　山藥　牛膝酒浸　枸杞酒浸兩半　山茱肉　茯苓乳拌　杜仲薑汁炒斷絲　遠志去心　五味子炒　楮實酒蒸　小茴香炒　巴戟天酒浸　肉蓯蓉酒浸一兩　石菖蒲五錢

加棗肉，蜜丸。鹽湯或酒下。

一方茯苓換茯神，加川續斷，名打老兒丸。婦人年過百歲，打其老兒子不肯服此丸。

此手足少陰、足太陰藥也。兩腎中間有命火，乃先天之真陽，人之日用云爲，皆此火也。此火衰微，則無以薰蒸脾胃，飲食減少，而精氣日衰矣。蓯蓉、巴戟能入腎經血分，茴香能入腎經氣分，同補命門相火之不足，火旺則土強，而脾能健運矣；熟地、枸杞補水之藥，水足則有以濟火，而不亢不害矣；杜仲、牛膝補腰膝以助腎；茯苓、山藥滲濕熱以助脾；山茱、五味生肺液而固精；遠志、菖蒲通心氣以交腎遺精白濁，由於心腎不交；大棗補氣益血，潤肺強脾；楮實助陽補虛，充肌壯骨。此水火平調，脾腎交補之劑也。

丹溪去楮實，更名滋陰大補丸。此陰陽平補之劑，而曰滋陰者，腎爲陰藏也。

黑地黃丸

治脾腎不足，房室虛損，形瘦無力，面色青黃此脾腎兩傷之證；亦治血虛久痔。氣不攝血則妄行，濕熱下流則成痔。潔古曰：此治血虛久痔之聖藥。

蒼朮油浸　熟地黃一斤　五味子半斤　乾薑春冬一兩，秋七錢，夏五錢　棗肉丸。米飲或酒下。

此足太陰、少陰藥也。喻嘉言曰：此方以蒼朮爲君，地黃爲臣，五味子爲佐，乾薑爲使，治脾腎兩藏之虚，而去脾濕，除腎燥，兩擅其長，超超元箸，視後人之脾腎雙補，藥味龐雜者，相去不已遠耶。

虎潛丸

治精血不足，筋骨痿弱，足不任地，及骨蒸勞熱。肝主筋，血不足則筋痿；腎主骨，精不足則骨痿，故步履爲艱也。人之一身，陽常有餘，陰常不足，骨蒸勞熱，本乎陰虚。

黄柏鹽、酒炒　知母鹽、酒炒　熟地黄三兩　虎脛骨酥炙一兩　龜板酥炙四兩　瑣陽酒潤　當歸酒洗兩半　牛膝酒蒸　白芍酒炒　陳皮鹽水潤二兩

羯羊肉酒煮爛，搗丸。鹽湯下。冬加乾薑一兩。丹溪加乾薑、白朮、茯苓、甘草、五味、菟絲、紫河車，名補益丸，治痿。一方加龍骨，名龍虎濟陰丹，治遺泄。

此足少陰藥也。黄柏、知母、熟地，所以壯腎水而滋陰；當歸、芍藥、

牛膝，所以補肝虚而養血；牛膝又能引諸藥下行，以壯筋骨，蓋肝腎同一治也；龜得陰氣最厚，故以補陰而爲君；虎得陰氣最強，故以健骨而爲佐，用脛骨者，虎雖死猶立不仆，其氣力皆在前脛，故用以入足，從其類也；瑣陽益精壯陽，養筋潤燥；然數者皆血藥，故又加陳皮以利氣，加乾薑以通陽；羊肉甘熱，屬火而大補，亦以味補精，以形補形之義，使氣血交通，陰陽相濟也。名虎潛者，虎陰類，潛藏也。一名補陰丸，蓋補陰所以稱陽也。凡陽勝者不必瀉陽，只補其陰以配陽，使水火均平，自無偏勝之患矣。

天真丸

治一切亡血過多，形槁肢羸，飲食不進，腸胃滑泄，津液枯竭。久服生血益氣，暖胃駐顏。

精羊肉七斤，去筋膜脂皮，批開入下藥末　肉蓯蓉　山藥濕者十兩　當歸酒洗十二兩　天冬去心一斤　爲末，安羊肉內，縛定，用無灰酒四瓶，煮令酒乾，入水二斗，煮爛，再入後藥：黄芪五兩　人參三兩　白朮二兩　爲末，糯米飯作餅，焙乾，和丸。溫酒下。如難丸，用蒸餅杵丸。

此手足太陰藥也。喻嘉言曰：此方可謂長於用補矣。人參、羊肉同功（《十劑》曰：補可去弱，人參、羊肉之屬是也。人參補氣，羊肉補形），而蓯蓉、山藥爲男子之佳珍，合之當歸養榮，黄芪益衛，天冬保肺，白朮健脾，而其製法尤精，允爲補方之首。

三才封髓丹《拔萃》

降心火，益腎水，滋陰養血，潤而不燥。

天門冬　熟地黄二兩　人參一兩　黄柏酒炒三兩　砂仁兩半　甘草炙七錢半　麵糊丸。

用蓯蓉五錢，切片，酒一大盞，浸一宿，次日煎湯送下。

此手足太陰、足少陰藥也。天冬以補肺生水，人參以補脾益氣，熟地以補腎滋陰，以藥有天地人之名，而補亦在上中下之分，使天地位育，參贊居中，故曰三才也。喻嘉言曰：加黃柏以入腎滋陰，砂仁以入脾行滯，甘草以少變天冬、黃柏之苦，俾合人參建立中氣，以伸參兩之權，殊非好爲增益成方之比也。

本方除後三味，等分煎，名三才湯，治脾肺虛勞咳嗽。本方除前三味，名鳳髓丹《治要》，治心火旺盛，腎精不固，易於施泄。

大造丸 吳球

治虛損勞傷，咳嗽潮熱。虛損：一損肺，皮槁毛落；二損心，血液衰少；三損脾，飲食不爲肌膚；四損肝，筋緩不自收持；五損腎，骨痿不起於床。五勞者，志勞，思勞，心勞，憂勞，痰勞也。七傷者，大飽傷脾，大怒傷肝，強力舉重、久坐濕地傷腎，形寒飲冷傷肺，憂愁思慮傷心，風雨寒暑傷形，大恐不節傷志也。肺爲氣所出入之道，內有所傷，五藏之邪上逆於肺則咳嗽。潮熱者，如潮水之有時，晝熱夜靜者爲陽盛，晝靜夜熱者爲陰虛。《難經》云：損其肺者益其氣，損其心者調其榮，損其脾者調其飲食，損其肝者緩其中，損其腎者益其精。

紫河車一具　敗龜板二兩，童便浸三日，酥炙黃　黃柏鹽酒炒　杜仲酥炙一兩半　牛膝酒浸　天冬去心　麥冬去心　人參一兩　地黃二兩，茯苓、砂仁六錢同煮，去之　夏加五味子，酒、米糊丸，鹽湯下；冬酒下。女人去龜板，加當歸，乳煮糊丸。

此手太陰、足少陰藥也。河車本血氣所生，大補氣血，爲君；敗龜板得陰氣最全，黃柏稟陰氣最厚，滋陰補水，爲臣；杜仲潤腎補腰腰者，腎之府；牛膝強筋壯骨；地黃養陰退熱，製以茯苓、砂仁，入少陰而益腎精；二冬降火清金，合之人參、五味，能生脈而補肺氣。大要以金水爲生化之原，合補之以成大造之功也。

補天丸 丹溪

治氣血衰弱，六脈細數，虚勞之證。

紫河車一具　黄柏酒炒　龜板酥炙三兩　杜仲薑汁炒　牛膝酒浸二兩　陳皮一兩　冬加乾薑五錢，夏加炒五味子一兩。酒糊爲丸。此即前方加陳皮而除肺家藥。

此足少陰藥也。黄柏、龜板滋腎之藥，杜仲、牛膝腰膝之藥，皆以補腎而强陰也；河車名曰混沌皮，用氣血以補氣血，假後天以濟先天，故曰補天；加陳皮者，於補血之中而兼調其氣也。冬月寒水用事，故加乾薑以助陽；夏月火旺爍金，故加五味以保肺。

人參固本丸

治肺勞虚熱。肺主氣，氣者，人身之根本也。肺氣既虚，火又尅之，則成肺勞而發熱，有咳嗽、咯血、肺痿諸證也。

人參二兩　天冬炒　麥冬炒　生地黄　熟地黄四兩　蜜丸。

此手太陰、足少陰藥也。肺主氣，而氣根於丹田腎部，故肺腎爲子母之藏，必水能制火，而後火不刑金也。二冬清肺熱，二地益腎水，人參大補元氣。氣者，水之母也，且人參之用，無所不宜，以氣藥引之則補陽，以血藥引之亦補陰也。

參乳丸

大補氣血。

人參末　人乳粉　等分。蜜丸。頓乳取粉法：取無病年少婦人乳，用銀瓢或錫瓢，傾乳少許，浮滾水上燉，再浮冷水上，立乾，刮取粉用，如攤粉皮法。按：人乳乃陰血所化，服之潤燥降火、益血補虚，所謂以人補人也。然能濕脾、滑腸、膩膈，久服亦有不相宜者，惟製爲粉，則有益無損。須用一婦人之乳爲佳，乳雜則其氣雜。又須旋用，經久則油羶。

此手足太陰、足厥陰藥也。人參大補元氣，人乳本血液化成，用之以交補氣血，實平淡之神奇也。

天王補心丹

終南宣律師課誦勞心，夢天王授以此方，故名。

治思慮過度，心血不足，怔忡健忘，心口多汗，大便或秘或溏，口舌生瘡等證。心也者，君主之官也，神明出焉。思慮過度，耗其心血，則神明傷而成心勞，故怔忡健忘也。汗者心之液，心煩熱故多汗。心主血，血不足故大便燥而秘。或時溏者，心火不能生脾土也。舌者心之苗，虛火上炎，故口舌生瘡。怔忡者，心惕惕然動不自安也。丹溪曰：怔忡大概屬血虛與痰。經曰：血並於下，氣並於上，亂而善忘。又曰：盛怒傷志，志傷善忘。又曰：靜則神藏，躁則消亡。人不耐於事物之擾，擾其血氣之陰者將竭，故失其清明之體而善忘也。夫藥固有安心養血之功，不若寧神靜慮，返觀內守爲尤勝也。

生地四兩，酒洗　人參　玄參炒　丹參炒　茯苓一用茯神　桔梗　遠志炒，五錢　酸棗仁炒　柏子仁炒，研去油　天冬炒　麥冬炒　當歸酒洗　五味子一兩，炒　蜜丸，彈子大，硃砂爲衣。臨臥燈心湯下一丸，或噙含化。一方有石菖蒲四錢菖蒲辛香，開心除痰，無五味子。一方有甘草。

此手少陰藥也。生地、玄參北方之藥，補水所以制火，取既濟之義也；丹參、當歸所以生心血；血生於氣，人參、茯苓所以益心氣；人參合麥冬、五味，又爲生脈散，蓋心主脈，肺爲心之華蓋而朝百脈百脈皆朝於肺，補肺生脈脈即血也，所以使天氣下降也。天氣下降，地氣上騰，萬物乃生。天冬苦入心而寒瀉火，與麥冬同爲滋水潤燥之劑；遠志、棗仁、柏仁所以養心神，而棗仁、五味酸以收之，又以歛心氣之耗散也；桔梗清肺利膈，取其載藥上浮而歸於心，故以爲使；硃砂色赤入心，寒瀉熱而重寧神。讀書之人，所當常服。

孔聖枕中丹《千金》

治讀書善忘，久服令人聰明。讀書易忘者，心血不足，而痰與火亂其神明也。

敗龜板酥炙　龍骨研末，入雞腹煮一宿　遠志　九節菖蒲　等分，爲末。每服酒調一錢，日三服。

此手足少陰藥也。龜者，介蟲之長，陰物之至靈者也；龍者，鱗蟲之長，陽物之至靈者也。借二物之陰陽，以補吾身之陰陽；假二物之靈氣，以助吾心之靈氣也。又人之精與志皆藏於腎，腎精不足則志氣衰，不能上通於心，故迷惑善忘也。遠志苦泄熱而辛散鬱，能通腎氣上達於心，強志益智；菖蒲辛散肝而香舒脾，能開心孔而利九竅，去濕除痰。菖蒲爲水草之精英，神仙之靈藥。又龜能補腎玄武龜蛇屬，腎，腎藏志，龍能鎮肝青龍屬肝，肝藏魂，使痰火散而心肝寧，則聰明開而記憶強矣。

大補陰丸丹溪

治水虧火炎，耳鳴耳聾，咳逆虛熱耳爲腎竅，耳鳴耳聾，皆屬腎虛。水不制火，木挾火勢衝逆而上，則爲咳逆，即今之呃忒也，腎脈洪大，不能受峻補者。

黃柏鹽、酒炒　知母鹽水炒四兩　熟地黃酒蒸　敗龜板酥炙六兩　豬脊髓和蜜丸。鹽湯下。

此足少陰藥也。四者皆滋陰補腎之藥，補水即所以降火，所謂壯水之主以制陽光是也。加脊髓者，取其能通腎命，以骨入骨，以髓補髓也。人身腎命，系於脊骨。

滋腎丸又名通關丸。東垣

治腎虛蒸熱，腳膝無力，陰痿陰汗，衝脈上衝而喘，及下焦邪熱，口不渴而小便秘。腎中有水有火，水不足則火獨治，故虛熱；肝腎虛而濕熱壅於下焦，故腳膝無力，陰痿陰汗；衝脈起於三陰之交，直衝而上至胸，水不制火，故氣逆上而喘。便秘不渴，解見後。

黃柏酒炒二兩　知母酒炒一兩　桂一錢　蜜丸。

此足少陰藥也。水不勝火，法當壯水以制陽光。黃柏苦寒微辛，瀉膀胱相火，補腎水不足，入腎經血分；知母辛苦寒滑，上清肺金而降火，下潤腎燥而滋陰，入腎經氣分，故二藥每相須而行，爲補水之良劑。肉桂辛熱，假之反佐，爲少陰引經，寒因熱用也。李東垣曰：經曰：氣口大於人迎四倍，名曰關，關則不得小便；人迎大於氣口四倍，名曰格，格則吐逆。關者甚熱之氣，格者甚寒之氣，是關無出之由，格無入之理也。小便者，足太陽膀胱所主，生於肺金，肺中伏熱，水不能生，是絕小便之源也。渴而小便不通者，肺氣不得降是也，故用清燥金之正化，氣薄淡滲之藥，瀉火而清肺，滋水之化源也。若熱在下焦而不渴，是絕其流而溺不泄也，須用氣味俱厚，陰中之陰之藥治之。王善夫病小便不通，漸成中滿，腹堅如石，腿裂出水，夜不得眠，不能飲食，請余診治。歸而至旦不寐，因記《素問》云：無陽則陰無以生，無陰則陽無以化。又云：膀胱者，州都之官，津液藏焉，氣化則能出矣。此病癃秘，是無陰則陽無以化也。此因膏粱積熱，損傷腎水，火又逆上而爲嘔噦，內關外格之證悉具，死在旦夕矣。遂處北方大苦寒之劑，黃柏、知母各一兩，桂一錢爲引。須臾，前陰如刀刺火燒，溺如瀑泉，腫脹遂消。此證一在上焦氣分而渴，一在下焦血分而不渴，二者之殊至易辨耳。又云：凡病在下焦皆不渴，血中有濕，故不渴也。若膀胱陽虛，陰無以化，又當用八味腎氣丸。按：消渴證以渴爲主，而分氣血，故血分亦有渴者；淋證以淋爲主，而分氣血，故血分有不渴者。

本方去桂，名療腎滋本丸，治腎虛目昏。本方去桂，加黃連，名黃柏滋腎丸，治上熱下冷，水衰心煩。上熱下冷，陽極似陰也。單黃柏一味，名大補丸，治腎、膀胱虛熱氣虛者用四君子湯下，血虛者四物湯下，腰股痛而足心熱。爲末，薑汁、酒調服，名潛行散，治痛風，腰以下濕熱流注。

斑龍丸

治虛損，理百病，駐顏益壽。

鹿角膠　鹿角霜　菟絲子　柏子仁　熟地黃等分。爲末，酒化膠爲丸。一方加補骨脂。一方加鹿茸　肉蓯蓉　陽起石　附子　黃芪　當歸　棗仁炒　辰砂，亦名斑龍丸。此峻補氣血之劑，陽虛者宜之。若真陰虧損，虛火上乘者，不可輕投，恐反涸其水。

此手足少陰藥也。鹿角膠霜、菟絲、熟地，皆腎經血分藥也，大補精髓；柏子仁入心而養心氣，又能入腎而潤腎燥，使心腎相交，心志旺而神魂安，精髓充而筋骨壯，去病益壽，不亦宜乎？鹿一名斑龍，睡時以首向尾，善通督脈，是以多壽。頭爲六陽之會，茸角鍾於鹿首，豈尋常含血之屬所可擬哉？成都道士常貨斑龍丸，歌曰：尾閭不禁滄海竭，九轉靈丹都謾說，惟有斑龍頂上珠，能補玉堂關下穴。

龜鹿二仙膏

治瘦弱少氣，夢遺泄精，目視不明，精極之證。五勞之外，又有六極，謂氣極、血極、精極、筋極、骨極、肌極也。精生氣，氣生神，精極則無以生氣，故瘦弱少氣；氣弱則不能生神，故目眊不明；精氣不固，水不能濟火，故遺泄而精愈耗也。

鹿角十斤　龜板五斤　枸杞二斤　人參一斤　先將鹿角、龜板鋸截刮淨，水浸，桑火熬煉成膠，再將人參、枸杞熬膏和入。每晨酒服三錢。

此足少陰藥也。龜爲介蟲之長，得陰氣最全介蟲陰類；鹿角遇夏至即解，禀純陽之性陰生即解，且不兩月長至一二十斤，骨之速生無過於此者人身惟骨難長，故能峻補氣血。兩者皆用氣血以補氣血，所謂補之以其類也。人參大補元氣，枸杞滋陰助陽，此血氣陰陽交補之劑，氣足則精固不遺，血足則視聽明了，久服可以益壽，豈第已疾而已哉？李時珍曰：龜鹿皆靈而壽。龜首常藏向腹，能通任脈，故取其甲以補心、補腎、補血以養陰也；鹿首常返向尾，能通督脈，故取其角以補命、補精、補氣以養陽也。

補火丸

治冷勞氣血枯竭，肉瘠齒落，肢倦言微。吳鶴皋曰：凡人之身有真火焉，寄於右腎，行於三焦，出入於甲膽，聽命於天君，所以溫百骸、養藏府、充九竅者，皆此火也，爲萬物之父。故曰天非此火不能生物，人非此火不能有生。此火一息，猶萬物無父，故其肉衰而瘠，血衰而枯，骨衰而齒落，筋衰而肢倦，氣衰而言微矣。

石硫黃一斤　豬大腸二尺　將硫黃爲末，實豬腸中，爛煮三時，取出去腸，蒸餅爲丸，如梧子大。每服十丸，日漸加之。凡服硫黃者，忌食諸禽獸血。

此足少陰命門藥也。硫黃火之精也，亦號將軍大黃至寒，亦號將軍，故用之以補火，以其大熱有毒，故用豬腸爛煮以解之。庸俗之人，忌而罕用，蓋不知有其破邪歸正、返滯還清、消陰回陽、化魄生魂之力也。吳鶴皋曰：戴元禮有言曰：諸涼藥皆滯，惟黃連寒而不滯；諸熱藥皆燥，惟硫黃熱而不燥。昔仁和吏早衰，服之，年至九十。他如范文正公之金液丹，《得效》之玉真丸，《和劑》之來復丹、半硫丸、靈砂丹，《百選》之二氣丹，《活人》之返陰丹，楊氏之紫霞丹皆用之，但所主各有攸當耳。昂按：人有真陽虛衰，桂、附所不能補者，非硫黃不能補之。今人以爲燥毒，棄而不用。不知硫黃性雖燥而疏利，與燥澀者不同，本草稱爲救危妙藥，道家以之服食，尊之爲金液丹，固人所可常服者。且硝與磺，一陰一陽，然皆同類之物，今人惟知用芒硝而不敢用硫黃，可見今人之不逮古人矣。

附　金液丹：硫黃十兩　研末，瓷盆盛，水和赤石脂封口，鹽泥固濟，日乾。地內埋一小罐，盛水令滿，安盆在內，用泥固濟。慢火養七日七夜，加頂火一斤煅，取出研末，蒸餅丸。米飲下。治久寒痼冷，勞傷虛損，傷寒陰證，小兒慢驚。

玉真丸：生硫黃二兩　生硝石　石膏　半夏各一兩　薑汁糊丸。薑湯或米飲下，每四十丸。治腎厥頭痛。

來復丹：太陰元精石　舶上硫黃　硝石各一兩硝黃同微炒，不可火大，柳條攪，結成砂子　五靈

脂去砂石　青皮　陳皮各一兩　醋糊丸。米飲下。治伏暑泄瀉，身熱脈弱。《玉機微義》曰：硝石性寒，佐以陳皮，其性疏快。硫黄能利人，若作暖藥止瀉，誤矣。此由啖食生冷，或冒暑熱，中脘閉結，揮霍變亂。此藥通利三焦，分理陰陽，服之甚驗。若因暑火濕熱者勿用。

半硫丸：半夏　硫黄等分　生薑糊丸。治老人虚秘、冷秘。

靈砂丹：水銀三兩　硫黄一兩　煉成研末，糯米糊丸。治諸虚痼冷。

二氣丹：硝石　硫黄等分　爲末，石器炒成砂，再研，糯米糊丸，梧子大。每服四十丸，井水下。治伏暑傷冷，二氣交錯，中脘痞結，或嘔或泄，霍亂厥逆。

返陰丹：治陰毒傷寒，心神煩躁，四肢逆冷。硫黄五兩　硝石　太陰元精石各一兩　附子炮　乾薑炮　桂心各五錢　用鐵銚先鋪元精末一半，次鋪硝石末一半，中間下硫黄末，又著硝石一半蓋硫黄，再以元精末蓋上。用小盞合著炭三斤，燒令得所，勿令煙出。研末，和前藥末，飯丸，梧子大。每服十五至二十丸，艾湯下，汗出爲度。

《本事方》破陰丹：治陰中伏陽，煩躁，六脈沉伏。硫黄　水銀各一兩　陳皮　青皮各五錢　先將硫黄入銚熔開，次下水銀，鐵杖攪勻，令無星，細研糊丸。每服三十丸。如煩躁，冷鹽湯下；陰證，艾湯下。

《傷寒百問》方：硫黄五錢　艾湯調下。治身冷脈微，厥而煩躁。令臥，汗出而愈。

黑錫丹：黑鉛　硫黄各二兩　將錫熔化，漸入硫黄，候結成片，傾地上出火毒，研至無聲爲度。治陰陽不升降，上盛下虚，頭目眩運。

唐鄭相國方

治虚寒喘嗽，腰腳酸痛。肺虚氣乏而痰多則喘嗽，腎虚則腰腳酸痛。

破故紙十兩，酒蒸爲末　胡桃肉二十兩，去皮爛研　蜜調如飴。每晨酒服一大匙，不能飲者，熟水調。忌芸薹、羊肉。芸薹，菜也。

此手太陰、足少陰藥也。破故紙屬火，入心包、命門，能補相火以通君火，暖丹田，壯元陽；胡桃屬木，能通命門，利三焦，溫肺潤腸，補養氣血，有木火相生之妙。氣足則肺不虛寒，血足則腎不枯燥，久服利益甚多，不獨上療喘嗽，下強腰腳而已也。古云：黃柏無知母，破故紙無胡桃，猶水母之無蝦也。李時珍曰：命門在兩腎中央，爲生命之原，相火之主，腎命相通，藏精而惡燥。胡桃狀頗相類，皮汁青黑，故入北方，佐破故紙潤燥而調血，使精氣內充，血脈通調，諸疾自然愈矣。

本方加杜仲一斤，生薑炒蒜四兩，名青娥丸，治腎虛腰痛。經曰：腰者腎之府，轉移不能，腎將憊矣。再加牛膝酒浸　黃柏鹽水炒　川萆薢童便浸　蜜丸，治同。

本方加杜仲、胡蘆巴、小茴香、萆薢，名喝起丸，治小腸氣痛引腰。

二至丸

補腰膝，壯筋骨，強陰腎，烏髭髮。價廉而功大。

冬青子即女貞實。冬至日採，不拘多少，陰乾，蜜酒拌蒸，過一夜，粗袋擦去皮，曬乾爲末，瓦瓶收貯。或先熬旱蓮膏旋配用　旱蓮草夏至日採，不拘多少，搗汁熬膏，和前藥爲丸

臨臥，酒服。一方加桑椹乾爲丸，或桑椹熬膏和入。

此足少陰藥也。女貞甘平，少陰之精，隆冬不凋，其色青黑，益肝補腎；旱蓮甘寒，汁黑入腎補精。故能益下而榮上，強陰而黑髮也。李時珍曰：女貞上品妙藥，古方罕用，何哉？

扶桑丸胡僧

除風濕，起羸尫，駐容顏，烏髭發，卻病延年。

嫩桑葉去蒂洗淨，暴乾，一斤，爲末　巨勝子即黑脂麻，淘淨四兩　白蜜一斤　將脂麻擂碎，熬濃汁，和

蜜煉至滴水成珠，入桑葉末，爲丸。一方桑葉爲末，脂麻蒸搗，等分，蜜丸。早鹽湯、晚酒下。

此足少陰、手足陽明藥也。桑乃箕星之精，其木利關節，養津液故凡熬藥，俱用桑柴，其葉甘寒，入手足陽明，涼血燥濕而除風；巨勝甘平，色黑，益腎補肝，潤府藏，填精髓。陶弘景曰：八穀之中，惟此爲良。夫風濕去則筋骨強，精髓充則容顏澤，卻病烏髭，不亦宜乎？歌曰：扶桑扶桑高入雲，海東日出氣氤氳。滄海變田幾億載，此樹遺根今尚存。結子如丹忽如漆，綠葉英英翠可掬。真人采竊天地氣，留與紅霞共吐吞。濯磨入鼎即靈藥，芝朮區區未可群。餐松已有人仙去，我今朝夕從此君。葉兮葉兮願玉汝，綠陰裏面有桃津。

參苓白朮散

治脾胃虛弱，飲食不消，或吐或瀉。土爲萬物之母，脾土受傷，則失其健運之職，故飲食不消，兼寒則嘔吐，兼濕則濡泄也。飲食既少，眾藏無以稟氣，則虛羸日甚，諸病叢生矣。

人參　白朮土炒　茯苓　甘草炙　山藥炒　扁豆炒　薏仁炒　蓮肉去心，炒

陳皮　砂仁　桔梗　爲末。每三錢，棗湯或米飲調服。

此足太陰、陽明藥也。治脾胃者，補其虛，除其濕，行其滯，調其氣而已。人參、白朮、茯苓、甘草、山藥、薏仁、扁豆、蓮肉皆補脾之藥也，然茯苓、山藥、薏仁理脾而兼能滲濕；砂仁、陳皮調氣行滯之品也，然合參、朮、苓、草，暖胃而又能補中陳皮、砂仁，入補藥則補；桔梗苦甘入肺，能載諸藥上浮，又能通天氣於地道肺和則天氣下降，使氣得升降而益和，且以保肺防燥藥之上僭也。

妙香散王荊公

治夢遺失精，驚悸鬱結。腎主藏精，心主藏神，邪火妄行，心腎不交，上實下虛，則夢中遺失；心虛神擾，故多驚悸；憂思氣滯，則成鬱結。

山藥二兩，薑汁炒　人參　黃芪　遠志炒　茯苓　茯神一兩　桔梗三錢　甘草二錢

木香二錢五分　麝香一錢　辰砂二錢另研　爲末。每服二錢，酒下。

此手足少陰藥也。心，君火也。君火一動，相火隨之，相火寄於肝膽，腎之陰虛則精不藏，肝之陽强，則氣不固陽即邪，火也，故精脱而成夢矣。《準繩》曰：病之初起，亦有不在肝腎而在心肺脾胃之不足者，然必傳於肝腎而精乃走也。又曰：心腎是水火之藏，法天地，施生化成之道，故藏精神，爲五藏之宗主。若由他藏而致腎之泄者，必察四屬以求其治。大抵精自心而泄者，則血脈空虚，本縱不收；自肺而泄者，則皮槁毛焦，喘急不利；自脾而泄者，色黄肉消，四肢懈怠；自肝而泄者，筋痿色青；自腎而泄者，色黑髓空而骨墜。即脈亦可辨也。朱丹溪曰：主閉藏者腎也，司疏泄者肝也，二藏皆有相火，而其系上屬於心。心君火也，爲物所感，則易於動，心動則相火翕然隨之，雖不交會，精亦暗流而滲漏矣。所以聖賢祇是教人收心養性，其旨深矣。山藥益陰清熱，兼能澀精，故以爲君。人參、黄芪所以固其氣，遠志、二茯所以寧其神，神寧氣固，則精自守其位矣。且二茯下行利水，又以泄腎中之邪火也。桔梗清肺散滯，木香疏肝和脾。行氣故疏肝，肝疏則木不尅土而脾和。丹砂鎮心安神，麝香通竅解鬱，二藥又能辟邪，亦所以治其邪感也。加甘草者，用以交和乎中，猶黄婆之媒嬰姹也。黄婆，脾也；嬰兒姹女，心腎也。是方不用固澀之劑，但安神正氣，使精與神氣相依而自固矣。以其安神利氣，故亦治驚悸鬱結。婁全善曰：詳古治夢遺方，屬鬱滯者居大半，庸醫不知其鬱，但用澀劑固脫，愈澀愈鬱，其病反甚矣。

玉屏風散

治自汗不止，氣虛表弱，易感風寒。陽也者，衛外而爲固也，陽虛不能衛外，故津液不固而易泄，且畏風也。此與傷風自汗不同，彼責之邪實，此責之表虛，故補散各異。

黃芪炙　防風一兩　白朮炒二兩

爲末。每服三錢。

此足太陽、手足太陰藥也。黃芪補氣，專固肌表，故以爲君；白朮益脾，脾主肌肉，故以爲臣；防風去風，爲風藥卒徒，而黃芪畏之，故以爲使。以其益衛固表，故曰玉屏風。李東垣曰：黃芪得防風其功益大，取其相畏而相使也。《準繩》曰：卒中偏枯之證，未有不因真氣不週而病者，故黃芪爲必用之君藥，防風爲必用之臣藥。黃芪助真氣者也，防風載黃芪助真氣，以周於身者也，亦有治風之功焉。許胤宗治王太后中風口噤，煎二藥薰之而愈，況服之乎？

前藥等分煎，名黃芪湯，潔古用代桂枝湯，治春夏發熱有汗，脈微弱，惡風寒者。惡風甚，加桂枝。又用川芎、蒼朮、羌活等分，名川芎湯，以代麻黄湯，治秋冬發熱無汗，惡風寒者。惡寒甚，加麻黄。

四君子湯

治一切陽虚氣弱，脾衰肺損，飲食少思，體瘦面黄，皮聚毛落，脈來細軟。脾者萬物之母也，肺者氣之母也，脾胃一虚，肺氣先絕。脾不健运，故飲食少思。飲食減少，則營衛無所滋養。脾主肌肉，故體瘦面黄；肺主皮毛，故皮聚毛落；脾肺皆虚，故脈來細軟也。

人參　白朮土炒　茯苓二錢　甘草一錢　薑三片，棗二枚，煎

此手足太陰、足陽明藥也。人參甘溫，大補元氣，爲君；白朮苦溫，燥脾補氣，爲臣；茯苓甘淡，滲濕瀉熱，爲佐；甘草甘平，和中益土，爲使也。氣足脾運，飲食倍進，則餘藏受蔭，而色澤身強矣。再加陳皮以理氣散逆，半夏以燥濕除痰，名曰六君。以其皆中和之品，故曰君子也。

本方加陳皮，名異功散錢氏，調理脾胃。再加半夏，名六君子湯，治氣虚有痰，脾虚鼓脹。以補劑治脹滿，《内經》所謂塞因塞用也。再加香附、砂仁，名香砂六君子湯，治虚寒胃痛，或腹痛泄瀉。六君子加麥冬、竹瀝，治四肢不舉。脾主四肢。六君子加柴胡、葛根、黄芩、白芍，名十味人参散，治虚熱潮熱，身體倦怠。六君子加烏梅、草菓等分，薑、棗煎，名四獸飲《三因》，和四藏以補脾，故名，治五藏氣虚，七情兼並，結聚痰飲，與衛氣相摶，發爲瘧疾；亦治瘴瘧。本方加黄芪、山藥，亦名六君子湯，爲病後調理助脾進食之劑。本方加生薑、酸棗仁炒，治振悸不得眠胡治居士。本方加竹瀝、薑汁，治半身不遂在右者，屬氣虚，亦治痰厥暴死。本方加木香、藿香、乾葛，名七味白朮散錢氏，治脾虚肌熱，泄瀉，虚熱作渴。人参、白朮、乾葛皆能生津。楊仁齋再加五味子、柴胡，治消渴不能食。本方除人参，加白芍，名三白湯，治虚煩，或泄或渴，爲調理内傷外感之奇方。本方除茯苓，加乾薑，名四順湯，亦可蜜丸，治陰證脈沉無熱，不欲見光，腹痛不和。如陰陽未辨，姑與服之。若陽厥便發熱，若陰證則無熱。本方加山藥、扁豆、薑、棗煎，名六神散陳無擇，治小兒表熱去後又發熱者。世醫到此，盡不能曉，或再用涼藥，或再解表，或謂不治。此表裏俱虛，氣不歸元，而陽浮於外，所以再熱，非熱證也。宜用此湯加粳米煎，和其胃氣，則收陽歸內，而身涼矣。熱甚者，加升麻、知母，名銀白湯。四君合四物名八珍湯，治心肺虛損，氣血兩虛心主血，肺主氣，四君補氣，四物補血及胃損飲食不爲肌膚。血氣充，然後肌肉長。若傷之重者，真陰內竭，虛陽外鼓，諸證蜂起，則於四君四物之中，又加黃芪以助陽固表，加肉桂以引火歸元，名十全大補湯。《金匱》曰：虛者十補，勿一瀉之。此湯是也。十全大補去川芎，加陳皮，名溫經益元散節庵，治汗後頭眩心悸，筋惕肉瞤，或汗出不止，及下後下利不止，身體疼痛。太陽宜汗，汗多則亡陽，故有眩悸瞤惕之證；陽明宜下，下多則亡陰，故有下利身痛之證。十全大補加防風爲君，再加羌活、附子、杜仲、牛膝，名大防風湯，治鶴膝風。

四物湯見血門

補中益氣湯見氣門

升陽益胃湯東垣

治脾胃虚弱，怠惰嗜臥，時值秋燥令行，濕熱方退，體重節痛，口苦舌乾，心不思食，食不知味，大便不調，小便頻數，兼見肺病，灑淅惡寒，慘慘不樂，乃陽氣不升也。陽受氣於胸中。經曰：陽氣者，若天與日。清陽失位，則濁陰上干，脾虚不運，而怠惰嗜臥也；體重節痛，濕盛而陰邪勝也；口苦舌乾，陰火上炎也；不嗜食，不知味，胃氣虚衰也；大便不調，濕勝也；小便頻數，膀胱有熱也；灑淅惡寒，陽虚也；慘慘不樂，膻中陽氣不舒也。

黄芪二兩　人參　甘草炙　半夏一兩，脈濇者用　白芍炒　羌活　獨活　防風五錢，以其秋旺，故以辛溫瀉之　陳皮四錢，留白　白朮土炒　茯苓小便利、不渴者勿用　澤瀉不淋勿用　柴胡三錢　黄連二錢

每三錢，薑、棗煎。又補中益氣湯加炒麯、黄芩，亦名益胃升陽湯東垣，治婦人經候凝結，血塊暴下，脾虚水瀉。

此足太陰、陽明藥也。六君子助陽益胃，補脾胃之上藥也參、朮、苓、草、陳皮、半夏。加黃芪以補肺而固衛，芍藥以斂陰而調榮，羌活、獨活、防風、柴胡以除濕痛羌活除百節之痛而升清陽，茯苓、澤瀉以瀉濕熱而降濁陰，少佐黃連以退陰火，補中有散，發中有收，使氣足陽升，自正旺而邪服矣。東垣曰：此治肺之脾胃虛也。何故秋旺用參、朮、芍藥之類反補脾？爲脾胃虛則肺俱受病，故因時而補，易爲力也。又曰：余病脾胃久衰，一日體重，肢節疼痛，大便泄下，小便閉塞，默思《內經》云，在下者因而竭之，是先利小便也，又治諸瀉小便不利者，先分利之，治濕不利小便，非其治也，當用淡滲之劑。又思聖人之法，雖布在方策，其未盡者，以意求之。今寒濕客邪自外入裏而甚暴，若用淡滲以利之，病雖即已，是降之又降，復益其陰，而重竭其陽也。治以升陽風藥，是爲宜耳。羌活、獨活、升麻、柴胡各一錢，防風、炙甘草各五分，一劑而愈。大法寒濕之勝，風以平之。又曰下者舉之，聖人之法，舉一可知百矣。東垣又曰：藥中但犯澤瀉、豬苓、茯苓、木通、燈草淡味滲泄之類，皆從時令之旺氣，以泄脾胃之外邪，而補金水之不足也。或小便已數，肝腎不受邪者而誤用之，必大瀉真陰，竭絕腎水，先損其兩目也。又曰：《靈樞》云，頭有疾，取之足，謂陽病取陰也；足有疾，取之上，是陰病取陽也；中有疾，旁取之，中者脾胃也，旁者少陽甲膽也，甲膽風木也，東方春也，胃中穀氣者，便是風化也。胃中濕勝而成泄瀉，宜助甲膽風勝以尅之，又是升陽助清氣上行之法也。

補脾胃瀉陰火升陽湯 東垣

治飲食傷胃，勞倦傷脾，火邪乘之而生大熱，右關脈緩弱，或弦，或浮數。右關緩弱，脾虚也；弦，木尅土也；浮數，熱也。東垣曰：濕熱相合，陽氣日虚，不能上升，脾胃之氣，下流肝腎，是有秋冬而無春夏也。惟瀉陰火，伸陽氣，用味薄風藥升發，則陰不病，陽氣生矣。

黄芪　蒼朮泔浸、炒　甘草炙　羌活一兩　升麻八錢　柴胡兩半　黄連酒炒五錢　黄芩炒　人參七錢　石膏少許，長夏微用，過時去之　每服三錢或五錢。

此足太陰、陽明、少陽藥也。柴胡、升麻、羌活助陽益胃以升清氣；人參、蒼朮、黄芪、甘草益氣除濕以補脾胃；黄芩、黄連、石膏涼心清胃以瀉陰火。李東垣曰：胃乃脾之剛，脾乃胃之柔。飲食不節，則胃先病，脾無所禀而後病；勞倦則脾先病，不能爲胃行氣而後病。胃爲十二經之海，脾胃既虚，十二經之邪不一而出。假令不能食而肌肉削，此本病也；右關脈緩而弱，本脈也。或本脈中兼見弦脈，證中或見四肢滿閉、淋溲、便難、轉筋一二證，此肝之脾胃病也，當加風藥以瀉之。脈中兼見洪大，證中或見肌熱、煩熱、面赤、肉消一二證，此心之脾胃病也，當加瀉心火之藥。脈中兼見浮濇，證中或見短氣、氣上喘嗽、痰盛、皮濇一二證，此肺之脾胃病也，當加瀉肺及補氣之藥。脈中兼見沉細，證中或見善欠、善恐一二證，此腎之脾胃病也，當加瀉腎水之浮，及瀉陰火之藥。所以言此者，欲人知百病皆從脾胃生也，處方者當從此法加時令藥。

歸脾湯見血門

養心湯見血門

人參養榮湯見血門

補肺湯

治肺虛咳嗽。有聲無痰曰咳，蓋傷於肺氣；有痰無聲曰嗽，蓋動於脾濕也；有聲有痰曰咳嗽。有因風、因火、因痰、因濕、因食、因虛之異。此爲肺虛不能生腎水，水不制火，虛火上炎而咳嗽也。咳嗽脈浮爲客邪，宜發散；脈實爲內熱，宜清利；脈濡散爲肺虛，宜溫補；久嗽曾經解外，以致肺胃俱虛，飲食不進，宜溫中助胃，兼治嗽藥。

人參　黃芪蜜炙　五味子炒　紫菀一錢　桑白皮蜜炙　熟地黃二錢　入蜜少許，和服。

此手太陰、足少陰藥也。肺虛而用參、芪者，脾爲肺母，氣爲水母也虛則補其母；用熟地者，腎爲肺子，子虛必盜母氣以自養，故用腎藥先滋其水，且熟地亦化痰之妙品也丹溪曰：補水以制相火，其痰自除；咳則氣傷，五味酸溫，能斂肺氣；咳由火盛，桑皮甘寒，能瀉肺火；紫菀辛能潤肺，溫能補虛。合之而名曰補肺，蓋金旺水生，咳嗽自止矣。此治肺虛咳嗽，若實火咳者禁用。劉宗厚曰：因勞而嗽，則非嗽爲本也，故此湯與《金匱》腎氣丸爲少陰例藥。《仁齋直指》曰：肺出氣也，腎納氣也。肺爲氣主，腎爲氣本。凡咳嗽暴重，自覺氣從臍下逆上者，此腎虛不能收氣歸元，當用地黄丸、安腎丸，毋徒從事於肺，此虛則補子之義也。《醫貫》曰：五行惟肺腎二藏，母病而子受邪。何則？肺主氣，肺有熱，氣得熱而上蒸，不能下生於腎，而腎受傷矣，腎傷則肺益病，蓋母藏子宮，子隱母胎，凡人肺金之氣，夜臥則歸藏於腎水之中，因肺受心火之邪，欲下避水中，而腎水乾枯，火無可容之地，因是復上而爲病矣。

補肺阿膠散 錢乙

治肺虛有火，嗽無津液而氣哽者。火盛則津枯，津枯則氣哽。

阿膠蛤粉炒兩半　馬兜鈴焙　甘草炙　牛蒡子炒香一兩　杏仁去皮尖七粒　糯米一兩

此手太陰藥也。馬兜鈴清熱降火兜鈴象肺，故入肺，牛蒡子利膈滑痰潤肺解熱，故治火嗽，杏仁潤燥散風、降氣止咳，阿膠清肺滋腎、益血補陰，氣順則不哽，液補則津生血液阿膠補，火退而嗽寧矣。土爲金母，故加甘草、粳米以益脾胃。李時珍曰：補肺阿膠散用馬兜鈴，非取其補肺，取其清熱降氣而肺自安也。其中阿膠、糯米乃補肺之正藥。昂按：清熱降氣，瀉之即所以補之也。若專一於補，適以助火而益嗽也。

生脈散見暑門

百合固金湯趙蕺庵

治肺傷咽痛，喘嗽痰血。肺金受傷，則腎水之源絶。腎脈挾咽，虚火上炎，故咽痛；火上薰肺，故喘嗽；痰因火生，血因火逼。

生地黄二錢　熟地黄三錢　麥冬錢半　百合　芍藥炒　當歸　貝母　生甘草一錢　玄參　桔梗八分

此手太陰、足少陰藥也。肺腎爲子母之藏，故補肺者多兼滋腎。金不生水，火炎水乾，故以二地助腎滋水退熱爲君；百合保肺安神，麥冬清熱潤燥，玄參助二地以生水，貝母散肺鬱而除痰，歸、芍養血，兼以平肝肝火盛則尅金，甘、桔清金，成功上部載諸藥而上，皆以甘寒培元清本，不欲以苦寒傷生發之氣也。李士材曰：蕺庵此方殊有卓見。然浮土爲金母，清金之後，亟宜顧母，否則金終不可足也。《醫貫》曰：咳嗽吐血，未必成瘵也，服四物、知、柏之類不已，則瘵成矣；胸滿膨脹，悒悒不快，未必成脹也，服山楂、神麯之類不止，則脹成矣；面目浮腫，小便秘澀，未必成水也，服滲利之藥不止，則水成矣；氣滯膈塞，未必成噎也，服青皮、枳殼寬快之藥不止，則噎成矣。

紫菀湯 海藏

治肺傷氣極，勞熱久嗽，吐痰吐血氣極：六極之一也。肺主氣，元氣虛則陰火盛，壯火食氣，故成氣極。火炎肺系，故久嗽不已，甚則逼血上行也，及肺痿變癰。

紫菀洗淨、炒　阿膠蛤粉炒成珠　知母　貝母一錢　桔梗　人參　茯苓　甘草五分　五味子十二粒　食後服。一方加蓮肉。

此手太陰藥也。勞而久嗽，肺虛可知，即有熱證，皆虛火也。海藏以保肺爲君，故用紫菀、阿膠二藥潤肺補虛，消痰止嗽；以清火爲臣，故用知母、貝母二藥辛寒，潤燥消痰；以參、苓爲佐者，扶土所以生金；以甘、桔爲使者，載藥上行脾肺桔梗載諸藥上行，而能清肺，；甘草輔人參補脾五味子滋腎家不足之水，收肺家耗散之金，久嗽者所必收也。

秦艽扶羸湯《直指》

治肺痿骨蒸，或寒或熱成勞，咳嗽聲嗄不出，體虛自汗，四肢倦怠。肺痿，有火熱傷肺而得之者，有肺氣虛寒而得之者。骨蒸，骨裏蒸蒸然熱，陰虛也；咳嗽，陰火乘肺也；或寒或熱，陰陽不和也；聲嗄，火鬱在肺也；自汗倦怠，心脾虛而衛氣不充也。

柴胡二錢　秦艽　人參　當歸　鱉甲炙　地骨皮錢半　紫菀　半夏　甘草炙一錢

加薑、棗，煎。

此手太陰、足少陽藥也。柴胡、秦艽散表邪兼清裏熱柴胡解肌熱，秦艽退骨蒸，鱉甲、地骨滋陰血而退骨蒸地骨皮涼血，退有汗骨蒸，參、草補氣，當歸和血，紫菀理痰嗽潤肺除痰，半夏發音聲肺屬金，聲之所從出也。有物實之，則金不鳴，燥濕除痰，則金清而聲自開矣。有聲嘶而啞者，是肺已損也，難治。表裏交治，氣血兼調，爲扶羸良劑。透肌解熱，柴胡、秦艽、乾葛爲要劑，故骨蒸方中多用之。寇宗奭曰：柴胡，《本經》並無一字治勞，甄權《大明》並言補虛勞，醫家執而用之，貽害無窮。李時珍曰：勞有五，若勞在肝、膽、心、心包有熱，或少陽經寒熱，則柴胡乃手足厥陰、少陽必用之藥；勞在脾胃有熱，或陽氣下陷，則柴胡爲退熱升清必用之藥；惟勞在肺腎者，不可用耳。寇氏一概擯斥，殊非通論。昂按：楊氏此方，用柴胡爲君，則肺勞亦有用之者矣。大抵柴胡能退熱升清，宣暢氣血。昔孫琳治勞瘧，而曰熱有在皮膚、在藏府、在骨髓。在骨髓者，非柴胡不除，則柴胡亦有退骨蒸之力矣，況有滋補之藥以輔之乎？《直指方》又云：柴胡之退熱，不及黄芩。李時珍曰：黄芩之退熱，乃寒能勝熱，折火之本也；柴胡之退熱，乃苦以發之，散火之標也。

黄芪鱉甲散 謙甫

治男女虛勞客熱，五心煩熱，四肢怠惰，咳嗽咽乾，自汗食少，或日晡發熱。五心：心窩、手心，足心也。脾主四肢，五心煩熱，是心火陷於脾土之中，宜升發火鬱。四肢倦怠，脾虛也；咳嗽，肺火也；咽乾，腎水不足，相火上炎也；自汗，陽虛也；食少，脾胃弱也；日西潮熱，肺虛也。

黄芪蜜炙　鱉甲炙　天冬五錢　秦艽　柴胡　地骨皮　茯苓三錢　桑白皮

紫菀　半夏　芍藥　生地黄　知母　甘草炙三錢半　人參　桔梗　肉桂一錢半　每

一兩加薑煎。此即前方減當歸，加黄芪、茯苓、生地、芍藥、天冬、知母、桑皮、桔梗、肉桂。《衛生》減桂、芍、地骨，名人參黄芪散，治同。

此手足太陰、足少陽藥也。鱉甲、天冬、芍、地、知母滋腎水而瀉肺肝之火，以養陰也地黄、知母滋腎水，天冬瀉肺火，鱉甲、芍藥瀉肝火；黄芪、人參、桂、苓、甘草固衛氣而補脾肺之虚，以助陽也；桑皮、桔梗以瀉肺熱；半夏、紫菀以理痰嗽紫菀潤肺止嗽，半夏化痰利咽，故《金匱》治喉痹；咽痛，皆用半夏，蓋辛能散亦能潤也；秦艽、地骨以散内熱而除蒸；柴胡以解肌熱而升陽。此表裏氣血交治之劑也。

秦艽鱉甲散 謙甫

治風勞骨蒸，午後壯熱，咳嗽，肌瘦，頰赤，盜汗，脈來細數。風，陽邪也，在表則表熱，在裏則裏熱，附骨則骨蒸。午後甚者，陰虚也；風火相搏，則咳嗽；蒸久血枯，則肌瘦；虚火上炎，則頰赤；睡而汗出，曰盜汗，陰虚也；脈細爲虚，脈數爲熱。

鱉甲一兩炙　秦艽　知母　當歸五錢　柴胡　地骨皮一兩　烏梅一個　青蒿五葉　汗多倍黃芪。

此足少陽、厥陰藥也。風生熱而熱生風，非柴胡、秦艽不能驅風邪使外出；鱉陰類，用甲者，骨以及骨之義；烏梅酸澀，能引諸藥入骨而斂熱；青蒿苦寒，能從諸藥入肌而解蒸；柴胡、青蒿，皆感少陽生發之氣，凡苦寒之藥，多傷脾胃，惟青蒿清芬入脾，獨宜於血虛有熱之人。知母滋陰，當歸和血，地骨散表邪兼清裏熱，又去汗除蒸之上品也。地骨皮退有汗之骨蒸。

益氣聰明湯東垣

治內障目昏，耳鳴耳聾。五藏皆稟氣於脾胃，以達於九竅。煩勞傷中，使沖和之氣不能上升，故目昏而耳聾也。李東垣曰：醫不理脾胃及養血安神，治標不治本，是不明理也。

黃芪　人參五錢　葛根　蔓荊子三錢　白芍　黃柏二錢，如有熱煩亂，春月漸加，夏倍之，如脾虛去之，熱減少用

升麻錢半　炙甘草一錢　每四錢，臨卧服，五更再服。

此足太陰、陽明、少陰、厥陰藥也。十二經脈清陽之氣，皆上於頭面而走空竅。因飲食勞役，脾胃受傷，心火太盛，則百脈沸騰，邪害空竅矣。參、芪甘溫以補脾胃；甘草甘緩以和脾胃；乾葛、升麻、蔓荆輕揚升發，能入陽明，鼓舞胃氣，上行頭目。中氣既足，清陽上升，則九竅通利，耳聰而目明矣；白芍斂陰和血，黄柏補腎生水，蓋目爲肝竅，耳爲腎竅，故又用二者平肝滋腎也。

羊肉湯韓祇和

治傷寒汗下太過，亡陽失血，惡人踡卧，時戰如瘧，及產脱血虚。韓祇和曰：若止救逆，效必遲矣，與羊肉湯，爲效甚速。病人色雖見陽，是熱客上焦；中下二焦陰氣已盛，若調得下焦有陽，則上焦陽氣下降丹田，知所歸宿矣。

當歸　白芍　牡蠣煅一兩　龍骨煅五錢　生薑二兩　附子炮二兩　桂枝七錢半

每服一兩，羊肉四兩，加葱白煮服。

此足少陰藥也。當歸、芍藥以補其陰，附子、薑、桂以復其陽，龍骨、牡蠣以收其脱，羊肉大補以生其氣血。

發表之劑第二

發者，升之、散之、汗之也。表者，對裹而言也。三陽爲表，三陰爲裹，而太陽爲表之表，陽明爲表之裹，少陽爲半表半裹也。邪之傷人，先中於表，以漸而入於裹，始自太陽，以及陽明、少陽，乃入陰經，由太陰、少陰以及厥陰，六經乃盡也。治病者當及其在表而汗之、散之，使不至於傳經入裹，則病易已矣；若表邪未盡而遽下之，則表邪乘虛入裹；或誤補之，則内邪壅閉不出，變成壞證者多矣。經曰：善治者治皮毛，其次治肌膚，其次治筋脈，其次治六府，其次治五藏。治五藏者，半死半生也。

麻黄湯 仲景

治傷寒太陽證，邪氣在表，發熱，頭痛，身痛，腰痛，骨節痛，項背強，惡寒惡風但有一毫頭痛惡寒，尚爲在表無汗而喘，脈浮而緊。寒邪外束，陽不得越，故鬱而爲熱。經曰：人之傷寒，則爲病熱。寒初中人，必先在表，即足太陽寒水之經。太陽爲諸陽主氣，乃一身綱維，本經之脈，起目眥，上腦下項，循肩，挾脊，抵腰，行於身後，故所過之處無不痛也。惡寒者，雖無風而惡寒；惡風者，當風而始惡之，故惡寒必兼惡風。惡寒有陰陽之分，惡風惟屬陽經，故三陰無惡風之證，風爲陽邪，寒爲陰邪也。《原病式》曰：身熱惡寒，熱在表也。熱在表而淺，邪畏正，故病熱而反惡寒。或言爲寒在表，及熱在皮膚，寒在骨髓者，誤也。凡人之傷風暑濕皆有汗，惟傷寒獨不汗出，寒能澀血，又表實也。氣上逆故喘，邪在表故脈浮。傷寒脈緊而傷風脈緩者，寒勁急而風緩散也。喻嘉言曰：冬傷寒，春傷溫，夏秋傷暑傷濕，此四時正病也。然夏秋亦有傷寒，冬春亦有傷暑傷濕，乃四時之客病，所謂異氣也。冬春正病，有汗爲傷風，無汗爲傷寒；即夏秋正病，有汗爲傷暑濕，無汗仍爲傷寒。

亦治太陽陽明合病，喘而胸滿。表邪壅盛，陽氣不得宣發，故逆而作喘。若心下滿，腹痛爲實，宜下之。此胸中滿，胸中去表猶近，非裏實，雖有陽明，然與太陽合病，尚爲在表，宜汗不宜下。經曰：陽明病脈浮，無汗而喘者，發汗則愈，宜麻黃湯。又曰：陽明病應發汗，反下之，此爲大逆。或問兩經合病，當用兩經之藥，何以偏用麻黃湯耶？蓋邪自太陽而來，仍當提出太陽，不欲其陷入陽明，故不用葛根也。

亦治哮證。哮喘由風寒客於背俞，復感於寒而作，此湯散寒利肺。病哮喘者，雖服麻黃而不作汗。

麻黃去節三兩　桂枝二兩　杏仁七十枚去皮尖　甘草一兩炙用

先煮麻黃數沸，去沫，內諸藥煎，熱服，覆取微汗。中病即止，不必盡劑，無汗再服。凡用麻黃去節，醋湯略泡，曬乾備用，庶免大發。冬月生用。傷寒初感，始於太陽，故以發汗爲先，汗出則愈。《活人》云：凡發汗病證仍在者，三日內可二三汗之，令腰以下周遍爲度。王海藏曰：表證當汗，脈浮急汗之，脈沉緩汗之。裏證當下，脈浮緩下之，脈沉急下之。三陽汗當急而下當緩，三陰汗當緩而下當急。

按：汗有大汗解表、微汗解肌之殊，下有急下、少與、微和、滲利之別。

此足太陽藥也。麻黃中空，辛溫氣薄，肺家專藥而走太陽，能開腠散寒皮腠，肺之所主；寒從此入，仍從此出；桂枝辛溫，能引營分之邪達之肌表桂入營血，能解肌；營衛和，始能作汗；杏仁苦甘，散寒而降氣；甘草甘平，發散而和中。經曰：寒淫於內，治以甘熱，佐以苦辛是已。喻嘉言曰：麻黃發汗，其力最猛，故以桂枝監之，甘草和之，用杏仁潤下以止喘逆，正如馭馬防其放逸耳。李士材曰：古云冬不用麻黃，夏不用桂枝，蓋以冬主閉藏，不應疏泄，夏令炎熱，不宜辛溫，經所謂必先歲氣，毋伐天和是也。又云：夏月不用麻黃，兩説相反何耶？或舍時從證，或舍證從時，臨時變通，存乎其人耳。李時珍曰：仲景治傷寒，無汗用麻黃，有汗用桂枝，未有究其精微者。津液爲汗，汗即血也，在營則爲血，在衛則爲汗。寒傷營，營血內濇，不能外通於衛，衛氣閉固，津液不行，故無汗發熱而惡寒；風傷衛，衛氣外泄，不能內護於營，營氣虛弱，津液不固，故有汗發熱而惡風。然風寒皆由皮毛而入，皮毛肺之合也，證雖屬太陽，然面赤怫鬱，咳嗽有痰，喘而胸滿，非肺病乎？蓋皮毛外閉，則邪熱內攻，故用麻黃、甘草，同桂枝引出營分之邪，達之肌表，佐以杏仁泄肺而利氣。汗後無大熱而喘者，加石膏。《活人書》夏至後加石膏、知母，是皆泄肺火之藥。是麻黃湯雖太陽發汗重劑，實散肺經火鬱之藥。腠理不密，則津液外泄，而肺氣虛，虛則補其母，故用桂枝同甘草外散風邪以救表，內伐肝木以防脾，佐以芍藥瀉木而固脾，使以薑、棗行脾之津液而和營衛。下後微喘者，加厚朴、杏仁以利肺氣也。汗後脈沉遲者，加人參以益肺氣也。《活人書》加黃芩爲陽旦湯，以泄肺熱也。是桂枝湯雖太陽解肌輕劑，實爲理脾救肺之藥也。王履曰：傷寒即病者，謂之傷寒；不即病者，謂之溫暑，其原不殊，故一稱爲傷寒，其類則殊，施治不得相混。仲景之書，專爲即病之傷寒設，不兼爲不即病之溫暑設也。今人或以傷寒法治溫暑，不過借用耳。三陰傷寒，寒證十居七八，若溫暑但一於熱耳。後人誤爲通治，遂疑諸熱劑不敢用，是未悟仲景立麻黃、桂枝湯之有所主、有其時矣。苟知非治溫暑之劑，則群疑冰釋矣。又曰：傷寒即發於冬寒之時，寒邪在表，開其腠理，非辛溫不能散之，此麻黃、桂枝等劑所以必用也。溫病熱病，發於暄熱之時，鬱熱自內達外，無寒在表，故非辛涼苦寒苦酸之劑，不能解之，此桂枝、麻黃等所以不可用，而後人所處水解散、大黃湯、千金湯、防風通聖之類，兼治內外者之所以可用也。夫即病之傷寒，有惡風惡寒之症者，風寒在表，表氣受傷也。後發之溫熱病，有惡風惡寒之症者，必重感風寒，而表氣亦受傷也。若無新中之風寒，則無惡風惡寒之症，故仲景曰：太陽病，發熱而渴，不惡寒者，爲溫病。溫病如此，則知熱病亦如此，而不渴惡寒者，非溫熱病矣。或有不因新中風寒，亦見惡風惡寒之症者，蓋因表虛熱達於表而傷表氣，所謂衛虛則惡風，營虛則惡寒耳，非傷風惡風，傷寒惡寒也。溫病熱病，亦有先見表證而後傳裏者，蓋鬱熱自內達外，外不得泄，還復入裏，而成可攻之證，非如傷寒從表而始也。每見世人治溫熱病，誤攻其裏，亦無大害，誤發其表，變不可言，此足明其熱之自內達外矣。間有誤攻致害者，乃春夏暴寒所中之疫證，邪純在表，未入於裏，不可與溫病熱病同論。夫秋冬傷寒，真傷寒也，春夏傷寒，寒疫也，與溫病熱病自是兩途，豈可同治？況傷寒直中陰經，與太陽雖傷，不及鬱熱，即傳陰經爲寒證而當溫者，又與溫病熱病大不同，其可混治乎？一陽子曰：傷寒傳足不傳手，非窮理之言也。草窗劉子指足經所屬水土木，水遇寒而涸冰，土遇寒而坼裂，木遇寒而凋枯，故寒善傷之；手經所屬金與火，金遇寒而愈堅，火體極熱，寒不能襲，故寒不能傷。昧者奇之，將人身營衛經絡，上下截斷，不相聯絡，失血氣周流，瞬息罔間之旨矣。夫寒邪襲人，必先皮毛灼熱，鼻塞息粗，肺主皮毛，是手太陰肺辛金先受病矣。海藏有傷寒自皮毛入之語，先師有桂、麻、羌、芎之設，雖太陽表之表之劑，然汗法舍皮毛，何自而解？更衣悖常，結閉溏泄，手陽明大腸庚金病矣，先師有硝、黃、朴、實之用，雖兼正陽三陰裏之裏之劑，然下法舍大腸，何自而通？劉子謂金遇寒而愈堅，信乎？陽氣怫鬱，舌胎言妄，手少陰心丁火病矣，先師有瀉心數法。亢極動血，上下煩蒸，手厥陰心胞火，手少陽三焦火病矣，治有三黃、柴、芩數條。小便癃秘，手太陽小腸丙火病矣，治有五苓、導赤之例。劉子謂火熱寒不能傷，信乎？經又云：人之傷寒，則爲病熱，既云病熱，則無水冰土坼木枯之說，而有金爍火亢之徵矣。劉子何人，敢恃管見惑世誣人哉？《機要》云：有厥陰經下利不止，脈沉而遲，手足厥逆，唾涕膿血，此難治，宜麻黃湯、小續命湯汗之，此有表邪縮於內，當瀉表而愈。張子和曰：飧泄以風爲根，風非汗不出。有病此者，腹中雷鳴，水穀不分，小便滯澀，服澀藥、溫藥不效，灸中脘臍下數十，燥熱轉甚，津液枯竭。延余視之，脈浮大而長，身表微熱，用桂枝麻黃湯，加薑、棗煎，連進三大劑，汗出終日，至旦而愈。次以胃風湯和其藏府，食進而安。經曰：春傷於風，夏必飧泄，故可汗而愈。按：風屬木，脾屬土，木尅土，故泄也。附大黃湯：大黃兩半，芒硝、大腹皮、木通、甘草各一兩，桂心七錢半，桃仁二十一枚。治陽毒傷寒未解，熱在內，恍惚如狂。破棺千金湯：苦參一兩。酒煮取吐，治天行熱毒垂死。水解散、防風通聖散，見表裏門。

本方除桂枝，加石膏，名麻黃杏仁甘草石膏湯仲景，治汗下後不可更行桂枝湯，汗出而喘，無大熱者。或問發汗後不可更行桂枝湯，桂枝既不可行，麻黃可行耶？無大熱，石膏可行耶？喻嘉言曰：治傷寒先分營衛，桂麻二湯，斷無混用之理。此證太陽之邪雖從汗解，然肺中熱邪未盡，所以熱雖少止，喘仍不止，故用麻黃發肺邪，杏仁下肺氣，甘草緩肺急，石膏清肺熱，即以治足太陽之藥通治手太陰經也。倘誤行桂枝，寧不壅塞肺氣而吐癰膿乎！亦治溫瘧先熱後寒。本方加白朮，名麻黃加朮湯《金匱》，治濕家身體煩痛，宜發汗。本方去桂枝、杏仁，加附子，名麻黃附子湯《金匱》，治脈沉虛脹者，爲氣水，屬少陰，發其汗即止。本方除桂枝、杏仁，名甘草麻黃湯《金匱》，治裏水一身面目黃腫，脈沉，小便不利，重覆取汗。本方去桂，用麻黃不去節、杏仁不去皮尖、甘草生用，名三拗湯《局方》，治感冒風寒，咳嗽鼻塞。麻黃留節，發中有收；杏仁留尖，取其發；連皮，取其澀；甘草生用，補中有發也。

忌汗諸證：仲景曰：陽盛陰虛，下之則愈，汗之則死；陰盛陽虛，汗之則愈，下之則死。脈浮緊者，當身痛，宜汗之。假令尺脈遲者，不可發汗，以營弱血少故也。咽燥喉乾者，不可發汗，津液不足也。咳而小便利，若失小便者，不可發汗，發汗則四肢厥冷，肺腎虛冷也。下利雖有表證，不可發汗，汗出必脹滿，走津液而胃虛也。淋家不可發汗，發汗必便血，亡耗津液，反增客熱也。衄家、亡血家不可發汗，發汗則陰陽俱虛。《針經》曰：奪血者無汗，奪汗者無血。王海藏曰：仲景言衄家不可發汗，蓋爲脈微也。若浮緊者，麻黄湯；浮緩者，桂枝湯。《活人》云：脈微者，黄芩芍藥湯、犀角地黄湯。瘡家雖傷寒身痛，不可發汗，發汗則痓。表虛熱聚故生瘡，汗之則表益虛，熱愈甚而生風，故變痓。少陰病脈沉細數，病爲在裏，不可發汗。少陰病但厥無汗而強發之，必動其血，或從口鼻，或從目出，是名下厥上竭，難治。脈動數微弱者，不可發汗。脈沉遲爲在裏，反發其汗，則津液越出，大便難，表虛裏實，必譫語。汗家重發汗，必恍惚心亂，汗者心之液，心亡血液故亂。腹中上下左右有動氣者，不可發汗。

傷寒傷風辨：傷寒鬱而後能發熱，傷風即能發熱。傷寒無汗，傷風有汗。傷寒無涕，傷風有涕。傷寒手足微厥，傷風手足背皆温。傷寒脈緊，傷風脈緩。

陰陽表裏辨：陽證之表，發熱惡寒，頭痛，脊強，便清，不渴，手足温和；陰證之表，無熱惡寒，面慘息冷，手足厥逆。陽證之裏，唇焦舌燥，煩渴掀衣，揚手擲足，大便秘結，小便赤澀，爪甲紅活，身輕易於轉側，脈浮洪數；陰證之裏，不渴，踡臥，引衣自蓋，唇紫舌卷，大便滑泄，小便清白，爪甲青黑，身重難於轉側，脈沉細數。惟腹痛與嘔，陰陽裏證皆有之。三陽經又有陰陽表裏之分：太陽以熱在皮膚，頭痛項強，在經爲表，麻黄湯、桂枝湯、九味羌活湯；以口渴尿赤，熱入膀胱，在府爲裏，五苓散。陽明以熱在肌肉，目痛不眠，在經爲表，葛根解肌湯；以口渴背寒爲熱漸入裏，白虎加參湯；若自汗狂譫，熱已入胃府，爲全入裏，調胃承氣湯。少陽以胸脅之間爲半表半裏，表多小柴胡湯；裏多熱盛者，黄芩湯。以上皆發熱，太陽惡寒，陽明自汗，少陽多嘔，皆三陽證也。大抵陽證多得之風寒暑濕，邪生於太陽也；陰證多得之飲食起居七情，邪生於少陰也。故曰：傷寒內傷者，十居八九也。

桂枝湯仲景

治太陽中風，陽浮而陰弱，發熱頭痛，自汗，惡風惡寒，鼻鳴乾嘔。

關前爲陽，衛亦陽，陽以候衛；關後爲陰，營亦陰，陰以候營。陽脈浮者，衛中風也；陰脈弱者，營氣弱也。傷於風者，頭先受之，故頭痛。經曰：陽浮者熱自發，陰弱者汗自出。風並於衛，營弱衛強，故發熱自汗也。衛虛則惡風，營虛則惡寒，自汗則皮腠疏，故惡風復惡寒也。惡寒雖屬表，亦有虛實之分。無汗惡寒爲表實，宜發汗；汗出惡寒爲表虛，宜解肌。鼻鳴乾嘔者，風壅氣逆，故鼻有音而作嘔也。喻嘉言曰：風寒並舉，義重惡風，惡風未有不惡寒者，所以傷寒亦互云惡風。後人謂傷寒惡寒，傷風惡風，誤矣。及陽明病脈遲，汗出多，微惡寒者，表未解也，可發汗。脈遲汗多屬陽明證，以微惡寒尚兼太陽，仍當從外解肌，斷其入胃府之路。

桂枝　芍藥　生薑三兩　甘草二兩炙　大棗十二枚

熱服。須臾啜稀熱粥，以助藥力。温覆取微似汗，不可令如水淋漓。汗出病差，停後服。服一劑盡，病證猶在者，更作服。

此足太陽藥也。仲景以發汗爲重，解肌爲輕。中風不可大汗，汗過則反動營血。雖有表邪，只可解肌，故以桂枝湯少和之也。經曰：風淫所勝，平以辛涼，佐以苦甘，以甘緩之，以酸收之。桂枝辛甘發散爲陽，臣以芍藥之酸收，佐以甘草之甘平，不令走泄陰氣也。薑辛溫能散散寒止嘔，棗甘溫能和。此不專於發散，又以行脾之津液而和營衛者也。麻黃湯專於發散，故不用薑、棗，而津液得通矣。龐安時曰：若無汗，小便數，或手足逆，身冷，不惡寒，反惡熱者，慎不可用。又自汗，小便數者，不可服。自汗爲陽虛，小便數爲下焦虛寒，初病表裏俱虛，病不在表，服此重汗，竭其津液，是虛虛也。經曰：脈浮緊，發熱，汗不出者，不可與。脈緊爲傷寒，與之則表益實而汗愈難出矣。《傷寒例》曰：桂枝下咽，陽盛則斃；承氣入胃，陰盛則亡。周揚俊曰：風既傷衛，則衛氣疏，不能内護於營，而汗自出矣。汗者，血之液也，苟非用血藥，以桂枝和營散邪，以芍藥護營固裏，則不但外邪不出，且入而爲裏患矣。然後知和營則外邪出，邪出則衛自密，更不必用固表之藥，而汗自止矣。仲景曰：病常自汗出者，此爲營氣和，營氣和者外不諧，以衛氣不共營氣和諧故耳。以營行脈中，衛行脈外，復發其汗，營衛和則愈，宜桂枝湯。王好古曰：或問桂枝止煩出汗，仲景治傷寒發汗，數處皆用桂枝湯，又曰無汗不得用桂枝，汗多者桂枝甘草湯，此又能閉汗也，二義相通否乎？曰：仲景云太陽病發熱汗出者，此爲營弱衛強，陰虛陽必湊之，故用桂枝發其汗，此乃調其營氣，則衛氣自和，風邪無所容，遂自汗而解，非若麻黃能開腠理發出其汗也。汗多用桂枝者，以之調和營衛，則邪從汗出，而汗自止，非桂枝能閉汗孔也。李東垣曰：仲景治表虛，製此湯，用桂枝爲君，桂枝辛熱發散，體輕助陽，芍藥、甘草佐之。若腹中急痛，乃製小建中湯，以芍藥爲君，芍藥酸寒主收補中，桂枝、甘草佐之。一治表虛，一治裏虛。又曰：以桂枝易肉桂，治感寒腹痛之神藥。如中熱腹痛，去桂加黃芩。許叔微曰：仲景一百一十三方，桂枝獨冠其首，今人全不用，何也？昂按：仲景治傷寒，用麻黃、桂枝，而全不用羌活、防風，是古人亦有所未備也。故潔古製羌活湯、黃芪湯、川芎湯，海藏製神朮散、白朮湯，皆用羌活、防風以代之。黃芪、川芎湯附補門。神朮、白朮湯見後。

本方加白朮、川芎、羌活、防風、飴糖，名疏邪實表湯節庵，治同。陶氏製此，以白朮爲君，以代桂枝湯。喻嘉言曰：坐令外感内傷混同論治矣。昂按：節庵之君白朮，亦仿潔古之黄芪湯，海藏之白朮湯而來。又按：節庵所著《傷寒六書》，盡易仲景原方，參合後賢治法，以代桂枝、麻黄、葛根、青龍等劑，在後人誠爲便用，故世之嗜節庵者勝於仲景，以節庵爲捷徑，以仲景爲畏途。節庵之書行，而仲景之書晦。如節庵者，可謂潔古、海藏輩之功臣，而在長沙實爲操莽也。本集采節庵方論頗多，然不能無遺議者，以節庵之功罪，不妨互見於世也。本方去芍藥、生薑，名桂枝甘草湯仲景，治發汗過多，叉手冒心，心下悸欲得按者。汗多則亡陽而耗血，故心虛悸而叉手自冒也。桂枝益氣固表，甘草補中助陽。本方加附子，名桂枝加附子湯仲景，治太陽病發汗，遂漏不止，惡風，小便難，四肢微急。汗多亡陽，無以衛外，故惡風；汗多則便自少，兼膀胱無陽，不能化氣，故便難；汗多則無液以養筋，兼有風入而增其勁，故四肢微急。與桂枝湯以和營衛，加附子以助元陽。本方去芍藥，加附子，名桂枝附子湯仲景，治傷寒八九日，風濕相搏，身體痛煩，不能轉側，不嘔不渴，脈浮虛而澀。八九日再經之時，邪多在裏，而復身體痛煩者，風濕相搏也。煩，風也；痛，濕也；不嘔不渴，裏無邪也，故知爲風濕相搏。脈浮，風也；澀，濕也；浮而澀，知寒濕但在經。與桂枝湯以解表風，加附子以散寒濕。本方加芍藥、生薑各一兩，人參三兩，名桂枝新加湯仲景，治傷寒汗後身痛，脈來沉遲。沉遲，汗後血虛也。正氣虛矣，外邪豈能出乎？與桂枝湯以解未盡之邪，加芍藥、人參斂陰以益營血。本方減甘草一半，加芍藥一倍，名桂枝加芍藥湯仲景，治太陽誤下，腹痛，屬太陰證。表證未罷而誤下，表邪乘虛而入裏，當作結胸，則仍屬太陽經。今不胸滿而腹滿，是邪已入太陰經。然但腹滿時痛，尚非大實之痛，故但用桂枝以安太陽，倍芍藥以和太陰。本方加大黃，名桂枝加大黃湯仲景，治表證誤下，大實痛者別見表裏門。本方去桂，加茯苓、白朮，名桂枝去桂加茯苓白朮湯仲景，治服桂枝湯，或下之，仍頭項強痛，發熱無汗，心滿微痛，小便不利。表證未退，復增滿痛便秘，邪已內陷，故去桂枝表藥不用，而用芍藥、甘草以除痛，生薑以散滿祛寒，白朮、茯苓以生津導水，合薑、棗以和胃，安內即所以攘外也。本方加厚朴、杏仁，名桂枝加厚朴杏仁湯仲景，治太陽病下之微喘，表未解也。桂枝湯以解表，杏、朴以下逆氣。本方去芍藥、生薑，加茯苓，名茯苓桂枝甘草大棗湯，甘瀾水煎仲景，治汗後臍下悸，欲作奔豚。汗後臍下悸者，心虛而腎氣發動也。腎積名奔豚，腎氣逆，欲上凌心，故用茯苓伐腎邪，桂枝治奔豚，甘草、大棗助脾而平腎，益土以制水。甘瀾水者，用瓢揚萬遍，水性鹹而重，揚之則甘而輕，取其不助腎氣也。本方合麻黃湯，名桂麻各半湯仲景，治太陽證如瘧狀，熱多寒少。寒多爲病進，熱多爲病退，陽勝陰也。本方二分，合麻黃湯一分，名桂枝二麻黃一湯仲景，治太陽病已大汗，形如瘧，日再發。再發者爲輕。

本方二分，合越婢一分，名桂枝二越婢一湯仲景，治太陽病發熱惡寒，熱多寒少，脈微弱者，此無陽也，不可發汗。喻嘉言曰：此風多寒少之證。無陽二字，仲景言之不一，後人置爲闕疑，不知乃亡津液之通稱也，故以發汗爲戒。然非汗風寒終不解，故服桂枝之二以治風，越婢之一以治寒，方爲合法。方中行曰：此即桂枝、麻黃之合劑，乃大青龍以芍藥易杏仁之變制耳。本方倍芍藥，加飴糖，名小建中湯仲景。再加黃芪，名黃芪建中湯《金匱》並見寒門。除飴糖，名桂枝加黃芪湯《金匱》，昂按：小建中以飴糖爲君，除飴糖即不名建中矣。今人用建中者，絕不用飴糖，何歟？治黃汗發熱，兩脛自冷，身痛身重，腰上有汗，腰下無汗，小便不利。此陽通而陰不通，上下痞隔，故用黃芪以固陽，桂枝以通陰，陰陽通，營衛和，則正汗出，小便利，而諸證悉退矣。小建中加當歸，名當歸建中湯《千金》，治婦人產後虛羸不足，腹中痛引腰背，小腹拘急。寒傷血分。若崩傷不止，加地黃、阿膠。本方除甘草，加黃芪三兩，名桂枝五物湯《金匱》，治血痹。身體不仁，如風痹狀。本方加栝蔞根，名栝蔞桂枝湯《金匱》，治太陽證備，身強几几，脈反沉遲，此爲痙。龐安時曰：栝蔞根不主項強几几，其意以肺熱，不令移於腎也，加於桂枝湯中則可，以徹熱榮筋，調和營衛矣。几字無鉤，音殊，羽短難飛之狀。本方加龍骨、牡蠣，名桂枝加龍骨牡蠣湯《金匱》，治男子失精，女子夢交。桂枝、生薑之辛以潤之，甘草、大棗之甘以補之，芍藥之酸以收之，龍骨、牡蠣之澀以固之。本方加葛根、麻黄，名葛根湯。見後。

大青龍湯 仲景

治太陽中風，脈浮緊，身疼痛，發熱惡寒，不汗出而煩躁。成氏曰：此中風見寒脈也。浮爲風，風傷衛；緊爲寒，寒傷營。營衛俱病，故發熱惡寒、身痛也。煩爲陽爲風，躁爲陰爲寒，風寒兩傷，營衛俱實，故不出汗而煩躁也。仲景又曰：若脈微弱，汗出惡風，不可服此，服之則厥逆，筋惕肉瞤，此爲逆也。按：此即少陰過汗亡陽之證，故仲景更立真武湯以救其誤。又治傷寒脈浮數，身不痛，但重，乍有輕時，無少陰證者。成氏曰：此傷寒見風脈也。傷寒者身痛，此風勝，故不痛；中風者身重，此兼寒，故有輕時。風寒外甚，故不吐利厥逆，無少陰裏證也。昂按：成註非也，此湯必脈浮緊、浮數，煩躁無汗，方可服之。仲景恐少陰煩躁而誤服此則逆，故加無少陰證一句。大法太陽煩躁宜汗，陽明煩躁宜下，陰證煩躁宜溫。

麻黄六兩　桂枝　甘草二兩炙　杏仁四十枚去皮尖　石膏雞子大塊　生薑三兩　大棗十二枚

先煮麻黃去沫，內諸藥，煎一服，汗者，止後服。

此足太陽藥也。成氏曰：桂枝主中風，麻黃主傷寒，今風寒兩傷，欲以桂枝解肌驅風，而不能已其寒；欲以麻黃發汗散寒，而不能去其風。仲景所以處青龍而兩解也。麻黃甘溫，桂枝辛熱。寒傷營，以甘緩之；風傷衛，以辛散之，故以麻黃爲君，桂枝爲臣。甘草甘平，杏仁甘苦，佐麻黃以發表；大棗甘溫，生薑辛溫，佐桂枝以解肌薑、棗又能行脾之津液而和營衛。營衛陰陽俱傷，則非輕劑所能獨解，必須重輕之劑同散之，乃得陰陽之邪俱已，營衛俱和，石膏辛甘微寒，質重而又專達肌表，爲使也。風寒外盛，人身之陽必鬱而爲熱。石膏體重瀉熱，氣輕解肌，故云重輕之劑。足太陽膀胱經表病也，而表有營衛之不同，病有風寒之各異，仲景治分三證，桂枝解肌驅風，麻黃發汗散寒，青龍風寒兩解，各分疆界，鼎足三大綱也。按：大青龍爲發汗之重劑。陶節庵曰：此湯險峻，須風寒俱甚，又加煩躁，乃可與之。喻嘉言曰：解肌兼發汗，義取青龍者，龍興而雲升雨降，鬱熱頓除，煩躁乃解，匪龍之爲靈，何以得此乎？青龍湯爲太陽無汗而設，與麻黃證何異？因兼煩躁一證，煩爲風，躁爲寒，非此法不解也。然不汗出之煩躁，與發汗後之煩躁迥別；下後之煩躁，與未下之煩躁亦殊，若少陰煩躁而誤服此，則有亡陽之變矣。又曰：石膏一物，入甘溫隊中則爲青龍，從清涼同氣則爲白虎。夫風寒皆傷，宜從辛甘發散矣。而表裏又俱熱，則溫熱不可用，欲並風寒表裏之熱而俱解之，故立白虎一法，以輔青龍之不逮也。按：煩躁有在表者，此證不汗出而煩躁是也；有在裏者，不大便而煩躁是也；有陽虛者，汗下後病不去而煩躁是也；有陰盛者，少陰病吐利厥逆，煩躁欲死是也。內熱曰煩，爲有根之火；外熱曰躁，爲無根之火。故但躁不煩，及先躁後煩者，皆不治。

小青龍湯 仲景

治傷寒表不解，心下有水氣，乾嘔，發熱而咳，或噎，或喘，或渴，或利，或小便不利，少腹滿，短氣不得臥。發熱惡寒，頭痛身痛，屬太陽表證。仲景書中，凡有裏證兼表證者，則以表不解三字該之。內有水飲，則水寒相搏，水留胃中，故乾嘔而噎；水寒射肺，故咳而喘；水停則氣不化，津不生，故渴；水漬腸間，故下利；水蓄下焦，故小便不利而少腹滿；短氣者，氣促不能相續，與喘不同，有實有虛、有表有裏，此爲水停心下，亦令短氣；水氣內漬，所傳不一，故有或爲之證。《金匱》云：平人無寒熱，短氣不足以息者，實也。又云：膈上有留飲，其人短氣而渴。丹溪治許白雲脾疼腹痛而短氣，大吐下之，二十日吐膠痰一桶而安。

麻黃去節　桂枝　芍藥酒炒　細辛　甘草炙　乾薑三兩　半夏　五味子半升

渴去半夏，加花粉半夏溫燥，花粉苦寒，去熱生津；喘去麻黃，加杏仁喘爲氣逆，麻黃發陽，杏仁降氣；形腫亦去麻黄喘呼形腫，水氣標本之病，故並去之；噎去麻黄，加附子經曰：水寒相搏則噎，附子溫經散寒；小便秘去麻黄，加茯苓便秘忌發汗，宜滲利。

此足太陽藥也。表不解，故以麻黄發汗爲君；桂枝、甘草佐之解表，爲佐；咳喘，肺氣逆也，故用芍藥酸寒，五味酸溫以收之經曰：肺欲收，急食酸以收之。發汗以散邪水，收斂以固真水；水停心下則腎躁，細辛、乾薑辛溫，能潤腎而行水經曰：腎苦燥，急食辛以潤之。細辛又爲少陰腎經表藥；半夏辛溫，能收逆氣，散水飲，爲使也。外發汗，內行水，則表裏之邪散矣。此證爲水寒相搏而傷肺，若寒從外出，而水不內消，必貽異日之患。《金匱》曰：病溢飲者，當發其汗，大小青龍湯並主之。程郊倩曰：水氣之渴與白虎湯中之渴，不特寒熱有殊，亦且燥濕各異。《金匱》云：先渴後嘔者，水停心下，小青龍湯主之。不治渴而專治水，水去而渴自止矣。李時珍曰：仲景治傷寒太陽證，表未解，心下有水而咳，乾嘔發熱，或喘或利，小青龍湯主之；表已解，有時頭痛惡寒，心下有水，乾嘔，痛引兩脅，或喘或咳，十棗湯主之。蓋青龍散表邪，使水從汗出，《內經》所謂開鬼門也；十棗逐裏邪，使水從二便出，《內經》所謂潔淨府、去陳莝法也。

本方加石膏，名小青龍加石膏湯《金匱》，治肺脹，咳而上氣，煩躁而喘，心下有水，脈浮。此去水飲、散風寒之重劑。

葛根湯 仲景

治太陽病項背几几音殊，無汗惡風。鳥之短羽者，動則引頸几几然，狀病人項背難舒之貌也。無汗惡風，中風而表實也。陽明脈上頸而合於太陽，恐將傳陽明，故加葛根以斷之。此證又名剛痓，乃風寒傷筋，故拘急而強直也。《金匱》治之，亦主此湯。剛痓無汗，柔痓有汗。仲景又曰：太陽發汗不徹，煩躁短氣者，亦宜此湯，更發其汗。經曰：何以知汗出不徹，以脈濇故也。按：傷寒失於汗下而短氣爲實，汗下後短氣者爲虛。表實宜發汗，表虛宜解肌。亦治太陽陽明合病下利。傷寒有並病，有合病。本經未解，傳入他經，有催並之義，爲並病；二經、三經同受邪者，爲合病。合病者，邪氣甚也。太陽陽明合病，其證頭痛腰痛，肌熱鼻乾，目痛，脈浮大而長。頭、腰，太陽也；肌、目、鼻，陽明也。浮大，太陽也；脈長，陽明也。陽經合病，必自下利，邪並於陽，則陽實而陰虛，陽外實而不主裏，則裏虛，故下利。吳鶴皋曰：庸醫便謂傷寒漏底不治，與此湯以散經中表邪，則陽不實而陰氣平，利不治而自止矣。按：葛根能引胃中清陽上行，故凡下利多用之。趙嗣真曰：合病者，二陽經或三陽經同病不傳者也；並病者，一經先受病，又過一經，病之傳者也。如太陽陽明若並而未盡，是傳未過，仲景所謂太陽證不罷，面赤，陽氣怫鬱，在表不得越，煩躁短氣是也，猶當汗之，以各半湯；若並之已盡，是謂傳過，仲景所謂太陽證罷，潮熱，手足汗出，大便鞕而譫語是也，法當下之，以承氣湯。是知傳則入府，不傳則不入府，並病傳變有如此。仲景治太陽陽明合病，主葛根湯；太陽少陽合病，主黄芩湯；少陽陽明合病，主承氣湯。三陰有兩感而無合病。《此事難知》云：足太陽爲諸陽之首，故多傳變。太陽傳陽明，水傳土也，謂之微邪，又謂巡經得度傳；太陽傳少陽，謂之越經傳；太陽傳太陰，謂之誤下傳；太陽傳少陰，謂之表裏傳。水勝火，火勝水，此南北二方之變，頃刻害人，辨之不早，必成不救。太陽傳厥陰，謂之首尾傳，三陰不至於首，唯厥陰與督脈上行，與太陽相接，又名巡經得度傳，災變至重，不爲不多矣。

葛根四兩　麻黃　生薑三兩　桂枝　芍藥　甘草二兩炙　大棗十二枚

此足太陽藥也。成氏曰：輕可去實，葛根、麻黃之屬是也。此以中風表實，故加二物於桂枝湯中。仲景以有汗無汗定傷風傷寒之别。有汗爲傷風，用桂枝加葛根湯，不用麻黃；無汗爲傷寒，用此湯。張元素曰：二湯加葛根，所以斷太陽入陽明之路，非太陽藥也。若太陽初病，便服升、葛，是反引邪氣入陽明也。周揚俊曰：不去麻黃，復加葛根，大開肌肉之藥，不慮大汗無制乎？故以桂枝監之，且以芍藥收之。喻嘉言曰：仲景於太陽帶陽明證，其風傷衛，則桂枝湯中加葛根；寒傷營，則麻黃湯中加葛根。太陽帶少陽證，其風傷衛，則桂枝湯中加柴胡；寒傷營，則麻黃湯中加柴胡。合並之病亦然，則陽明以葛根爲主藥，少陽以柴胡爲主藥矣。乃少陽經專用小柴胡湯，而陽明經全不用葛根湯，何耶？此有二義：太陽而略兼陽明，則以方來之陽明爲重，故加葛根；陽明而尚兼太陽，則以未罷之太陽爲重，故不加葛根，恐葛根大開肌肉，則津液盡從外泄耳。小兒布痘見點之時亦忌之，今人知忌升麻，而恣用葛根，兒命遭枉者多矣。又曰：《金匱》論痓病，於風木主事之時，巳申不可汗下之戒。夫妄下損陰，則筋失所養而痓；妄汗亡陽，則脈失所養而拘急。及遇無汗之剛痓，又不得不用葛根湯取其微汗。至於下法，全不示戒，且云可與大承氣湯。見身内之陰，爲外熱所耗，容有不得不下之證，但十中不得一二，終非可訓之定法，略舉其端，聽用者之裁酌耳。

本方除麻黃，名桂枝加葛根湯仲景，治前證汗出惡風者。本方加半夏，名葛根加半夏湯仲景，治太陽陽明合病，不下利，但嘔。此又以利不利辨傷寒傷風之不同也。寒爲陰，陰性下行，裏氣不和，故利而不嘔；風爲陽，陽性上行，裏氣逆而不下，故嘔而不利，加半夏以下逆氣。

本方加黄芩，名葛根解肌湯，治發熱惡寒，頭痛項強，傷寒溫病。

麻黄附子細辛湯 仲景

治傷寒少陰證，始得之，反發熱，脈沉者。少陰證，脈微細，但欲寐是也。太陽膀胱與少陰腎相爲表裏，腎虚故太陽之邪直入而脈沉，餘邪未盡入裏而表熱。此證謂之表裏相傳，非兩感也。

麻黄　細辛二兩　附子一枚炮　先煮麻黄，去沫，内諸藥煎。

此足少陰藥也。太陽證發熱，脈當浮，今反沉；少陰證脈沉，當無熱，今發熱，故曰反也。熱爲邪在表，當汗；脈沉屬陰，又當溫。故以附子溫少陰之經，以麻黄散太陽之寒而發汗，以細辛腎經表藥，聯屬其間，是汗劑之重者。趙嗣真曰：仲景太陽篇云：病發熱頭痛，脈反沉，身體疼痛，當救其裏，宜四逆湯。少陰篇云：少陰病，始得之，反發熱，脈沉者，麻黄附子細辛湯。均是發熱脈沉，以其頭痛，故屬太陽陽證。脈當浮而反不能浮者，以裏久虚寒，正氣衰微，又身體疼痛，故宜救裏，使正氣内強，逼邪外出，而乾薑、附子亦能出汗而散。假令裏不虚寒而脈浮，則正屬太陽麻黄證矣。均是脈沉發熱，以無頭痛，故名少陰病。

陰病當無熱，今反熱，寒邪在表，未全傳裏，但皮膚鬱閉爲熱，故用麻黄、細辛以發表，熟附子以溫少陰之經。假使寒邪入裏，外必無熱，當見吐利厥逆等證，而正屬少陰四逆湯證矣。由此觀之，表邪浮淺，發熱之反猶輕；正氣衰微，脈沉之反爲重，此四逆湯不爲不重於麻黄附子細辛湯矣。又可見熟附配麻黄，發中有補，生附配乾薑，補中有發，仲景之旨微矣。按：傷寒傳入三陰，尚有在經表證，如太陰有桂枝加芍藥湯，少陰有麻黄附子細辛湯，厥陰有當歸四逆湯之類，皆陰經表藥也。又按：少陰雖有反熱而無頭痛，厥陰雖有頭痛而無身熱，且痛不如陽經之甚。若身熱頭痛全者，則屬陽證。《醫貫》曰：有頭痛連腦者，此係少陰傷寒，宜麻黄附子細辛湯，不可不知。喻嘉言曰：仲景太陽經但有桂枝加附子法，並無麻黄加附子法。太陽無脈微惡寒之證，不當用附子。若見脈微惡寒，吐利煩躁等證，則亡陽已在頃刻，又不當用麻黄矣。又曰：三陰表證與三陽迥異。三陰必以溫經之藥爲表，而少陰尤爲緊關，俾外邪出而真陽不出，方合正法。經又曰：少陰病吐利，手足不逆冷，反發熱者，不死。脈不至者，灸少陰七壯。此又以陽氣爲主。少陰吐利，法當厥逆，以無陽也。發熱爲陽氣猶存，故不死。

本方去細辛，加甘草，名麻黄附子甘草湯仲景，治少陰病得之二三日，無證者，當微發汗。得之二三日，較初得之爲緩。無證，無吐利厥逆裏證也。用此湯微發汗以散之，是汗劑之輕者。周揚俊曰：言無裏證，則亦有反發熱之表在可知也。二方皆治少陰表證，少陰無發汗之法，汗之必至亡陽，惟此二證用之。《金匱》用本方治少陰水證，少氣、脈沉、虚脹。

升麻葛根湯 錢仲陽

治陽明傷寒中風，頭疼身痛，發熱惡寒，無汗口渴，目痛鼻乾，不得臥，及陽明發斑，欲出不出，寒暄不時，人多疾疫。三陽皆有頭痛，故頭痛屬表；六經皆有身痛，在陽經則煩痛拘急；風寒在表，故發熱惡寒；寒外束，故無汗；熱入裏，故口渴；陽明脈絡鼻俠目，故目痛鼻乾；陽明屬胃，胃不和，故臥不安；陽邪入胃，裏實表虛，故發斑，輕如蚊點爲疹，重若錦紋爲斑。

升麻三錢　葛根　芍藥二錢　甘草一錢炙

加薑煎。如頭痛，加川芎、白芷川芎爲通陰陽血氣之使，白芷專治陽明頭痛；身痛背強，加羌活、防風此兼太陽，故加二藥；熱不退，春加柴胡、黄芩、防風少陽司令，柴、芩少陽經藥；夏加黄芩、石膏清降火熱；頭面腫，加防風、荆芥、連翹、白芷、川芎、牛蒡、石膏升散解毒；咽痛，加桔梗清肺利膈咽；斑出不透，加紫草茸音戎。紫草涼血潤腸，用茸者，取其初得陽氣，觸類升發；脈弱，加人參；胃虛食少，加白朮；腹痛，倍芍藥和之。

此足陽明藥也。陽明多氣多血，寒邪傷人，則血氣爲之壅滯，辛能達表，輕可去實，故以升、葛辛輕之品，發散陽明表邪；陽邪盛則陰氣虛，故用芍藥斂陰和血，又用甘草調其衛氣也。雲岐子曰：葛根爲君，升麻爲佐，甘草、芍藥以安其中。升麻、甘草升陽解毒，故又治時疫。時疫感之，必先入胃，故用陽明胃藥。斑疹已出者勿服，恐重虛其表也。麻痘已見紅點，則不可服。陽明爲表之裏，升麻陽明正藥，凡斑疹欲出未出之際，宜服此湯以透其毒，不可妄服寒劑以攻其熱，又不可發汗、攻下，虛其表裏之氣。如内熱甚，加黄連、犀角、青黛、大青、知母、石膏、黄芩、黄柏、玄參之類。若斑熱稍退，潮熱譫語，不大便，可用大柴胡加芒硝、調胃承氣下之。傷寒未入陽明者勿服，恐反引表邪入陽明也。

柴葛解肌湯 節庵製此以代葛根湯

治太陽陽明合病，頭目眼眶痛，鼻乾不眠，惡寒無汗，脈微洪。太陽脈起目内眥，上額交巔，陽明脈上至額顱，絡於目，風寒上干，故頭痛、目痛、眶痛也。惡寒無汗屬太陽，鼻乾不眠屬陽明，脈洪將爲熱也。節庵曰：此陽明在經之邪，若正府病，另有治法。

柴胡　葛根　羌活　白芷　黄芩　芍藥　桔梗　甘草　加薑　棗　石膏一錢

煎服。無汗惡寒甚者，去黄芩；冬月加麻黄，春月少加；夏月加蘇葉。

此足太陽、陽明藥也。寒邪在經，羌活散太陽之邪用此以代麻黃，芷、葛散陽明之邪，柴胡散少陽之邪此邪未入少陽，而節庵加用之；寒將爲熱，故以黃芩、石膏、桔梗清之三藥並泄肺熱，以芍藥、甘草和之也。芍藥酸寒斂陰，散中有收。

柴胡升麻湯《局方》

治少陽陽明合病，傷風壯熱惡風，頭痛體痛，鼻塞咽乾，痰盛咳嗽，唾涕稠黏，及陽氣鬱遏，元氣下陷，時行瘟疫。劉宗厚曰：傷風一證，仲景與傷寒同論，雖有麻黃、桂枝之分，至於傳變之後，亦未嘗悉分之也。諸家皆與感冒四氣並中風條混治，惟陳無擇別立傷風一方，在四淫之首，且依傷寒以太陽爲始，分註六經，可謂詳密。但風本外邪，諸方例用解表發表，然受病之源，亦有不同。若表虛受風，專用發表之藥，必至汗多亡陽之證；若內挾痰熱而受風，亦宜內外交治，不可專於解表也。或曰：此云表虛，與傷寒中風表虛同歟？予曰：不同也。彼以太陽中風，而於有汗無汗分虛實，實者加麻黃，虛者加葛根，俱解表也；此云表虛者，當固守衛氣而散風者也。

柴胡　前胡　黄芩六錢　升麻五錢　葛根　桑白皮四錢　荆芥七錢　赤芍

石膏一兩　加薑三片，豉二十粒，煎。

此足少陽、陽明藥也。陽明而兼少陽，則表裏俱不可攻，衹宜和解。在經宜和。柴胡平少陽之熱，升、葛散陽明之邪三藥皆能升提清陽，前胡消痰下氣而解風寒，桑皮瀉肺利濕而止痰嗽，荆芥疏風熱而清頭目，赤芍調營血而散肝邪，黄芩清火於上中二焦，石膏瀉熱於肺胃之部風壅爲熱，故以石膏辛寒爲君，加薑、豉者，取其辛散而升發也。

九味羌活湯即羌活冲和湯。張元素

治傷寒傷風，憎寒壯熱，頭痛身痛，項痛脊強，嘔吐口渴，太陽無汗，及感冒四時不正之氣，溫病熱病。有物有聲曰嘔，氣逆則嘔；有物無聲曰吐，胃寒則吐，胃熱亦吐。邪熱在表則不渴，傳裏則渴。四時不正之氣，謂時當熱而反大涼，時當寒而反大溫，非時而有其氣也。冬時傷寒不即病者，至春而變爲溫病，至夏而發爲熱病。餘證解見前。

羌活　防風　蒼朮錢半　細辛五分　川芎　白芷　生地黄　黄芩　甘草一錢

加生薑、葱白煎。如風證自汗者，去蒼朮發汗，加白朮、黄芪發表而即實表，譬驅寇者隨關門也；胸滿，去地黄，加枳殼、桔梗；喘加杏仁；夏加石膏、知母；汗下兼行加大黄。

此足太陽例藥，以代桂枝、麻黄、青龍各半等湯也。藥之辛者屬金，於人爲義，故能匡正黜邪，羌、防、蒼、細、芎、芷，皆辛藥也。羌活入足太陽，爲撥亂反正之主藥除關節痛，痛甚無汗者倍之；蒼朮入足太陰，辟惡而去濕能除濕下氣，及安太陽，使邪氣不致傳足太陰脾；白芷入足陽明，治頭痛在額；芎藭入足厥陰，治頭痛在腦；細辛入足少陰，治本經頭痛，皆能驅風散寒，行氣活血。而又加黄芩入手太陰，以泄氣中之熱；生地入手太陰，以泄血中之熱黄芩苦寒，生地寒滯，二味苟用於發熱之後則當，若未發熱，猶當議減也；防風爲風藥卒徒，隨所引而無不至，治一身盡痛，爲使無汗宜倍用；甘草甘平，用以協和諸藥也。藥備六經，治通四時，用者當隨證加減，不可執一。張元素曰：有汗不得用麻黄，無汗不得用桂枝。若未瘥，則其變不可言，故立此方，使不犯三陽禁忌，爲解表神方。冬可治寒，夏可治熱，春可治溫，秋可治濕，是諸路之應兵。代麻黄等誠爲穩當，但陰虚氣弱之人在所禁耳。

十神湯《局方》

治時氣瘟疫，風寒兩感，頭痛發熱，惡寒無汗，咳嗽，鼻塞聲重。感冒四時不正之氣，謂之時氣；天災流行，沿門闔境傳染相似，謂之瘟疫。頭痛發熱，惡寒無汗，邪在表也；咳嗽，鼻塞聲重，風寒兩感，故表實而氣爲之不利也。按：傷風寒而咳嗽者，其感爲輕。

麻黄　葛根　升麻　川芎　白芷　紫蘇　甘草　陳皮　香附　赤芍藥等分。加薑、葱白煎。

此陽經外感之通劑也。吴鶴皋曰：古人治風寒，必分六經見證用藥。然亦有發熱頭痛，惡寒鼻塞，而六經之證不甚顯者昂按：前證亦陽經之可辨者，亦總以疏表利氣之藥主之。是方也，川芎、麻黃、升麻、乾葛、白芷、紫蘇、陳皮、香附，皆辛香利氣之品，故可以解感冒氣塞之證諸藥以散表邪；陳、附以導裏氣；而又加芍藥和陰氣於發汗之中，加甘草和陽氣於疏利之隊也。吳綬曰：此湯用升麻、葛根，能解利陽明瘟疫時氣，非正傷寒之藥，若太陽傷寒發熱用之，則引邪入陽明，傳變發斑矣，慎之。

神朮散 海藏

治內傷冷飲，外感寒邪而無汗者。內傷冷飲，則寒濕停於中。經曰：其寒飲食入胃則肺寒，肺寒則內外合邪，是傷寒亦有由內而得者，不特外感風寒而已也。寒能澀血，故無汗。亦治剛痓。太陽純傷風、傷寒則不發痓，惟先傷風後傷寒，先傷風後傷濕，及太陽過汗，濕家過汗，產後血虛，破傷風，皆發痓。其證頭搖口噤，手足搐搦，項背反張。無汗爲剛痓，有汗爲柔痓，亦有剛柔不分者，不可純作風治。宜清熱化痰、疏風養血，亦有用大承氣者。凡陽痓不厥逆，其厥逆者，皆陰痓也，宜附子湯、附子防風散、桂心白朮湯。

蒼朮製　防風二兩　甘草一兩炙

加生薑、葱白煎。如太陽證發熱惡寒，脈浮緊者，加羌活；浮緊帶洪者，是兼陽明，加黃芩；浮緊帶弦數者，是兼少陽，加柴胡；婦人加當歸。

此足太陽藥也。防風辛溫升浮，除風勝濕，爲太陽主藥；蒼朮甘溫辛烈，散寒發汗，辟惡升陽能升胃中陽氣；加甘草者，發中有緩也。按：神朮、白朮二湯，乃海藏所製，以代桂枝、麻黃二湯者也。喻嘉言曰：此海藏得意之方，蓋不欲無識者輕以麻黃、桂枝之熱傷人也。昌明仲景，不得不表揚海藏之功。

本方除蒼朮，加白朮二兩，薑三片，不用蔥，名白朮湯海藏，治前證有汗者二朮主治略同，第有止汗、發汗之異；亦治柔痙。有汗爲柔痙，風而兼濕，故多汗。

太無神朮散：蒼朮泔浸　厚朴薑汁炒各一錢　陳皮去白二錢　甘草炙　藿香　石菖蒲各錢半

治感山嵐瘴氣，憎寒壯熱，一身盡痛，頭面腫大，瘴瘧時毒。濕熱時毒，感於口鼻，傳入陽明，邪正交爭，陰勝則憎寒，陽勝則壯熱，流於百節，則一身盡痛，上行頭面，則爲腫大，名大頭瘟。蒼朮辛烈，升陽辟惡，燥濕解鬱；厚朴苦溫，除濕散滿，化食厚腸；陳皮理氣，通利三焦；甘草和中，匡正脾土。此即平胃散，而重用陳皮爲君者也。蓋人之一身，以胃氣爲主，胃氣強盛，則客邪不能入，故治外邪必以強胃爲先也。加藿香、菖蒲，取其辛香通竅，亦能辟邪而益胃也。吳鶴皋曰：太無此方，但理脾胃，而解瘴之妙自在其中，不愧爲丹溪之師矣。

《局方》神朮散：蒼朮二兩　川芎　白芷　羌活　藁本　細辛　炙甘草各一兩　每服四錢，加薑、葱煎。治傷風頭痛無汗，鼻塞聲重，及風寒咳嗽，時行泄瀉。頭痛鼻塞咳嗽，是傷風也。傷風應有汗，若無汗，是挾寒也。飧泄下利者，清陽不升，木邪尅土，風兼濕也。蒼、藁、辛、羌、芎、芷，各走一經，祛風發汗而勝濕，散三陽之邪而能升清者也。加甘草者，緩其中也。

許學士神朮散：蒼朮一斤　脂麻五錢研醬　棗五十枚，取肉搗丸。治水飲結成澼囊。水飲結成窠囊，非蒼朮辛烈雄壯不能破之。加脂麻者，潤其燥也。用棗肉者，補土以制水也。

九製蒼朮散：茅山蒼朮，九蒸九曬，爲末。治痰飲腹痛。

葱豉湯《肘後》

治傷寒初覺頭痛身熱，脈洪，便當服此。

葱白一握　豉一升　煎服，取汗出。如無汗，加葛根三兩崔氏同。

此足太陽藥也。葱通陽而發汗葱空中，爲肺菜，散手太陰、陽明之邪，豉升散而發汗。邪初在表，宜先服此以解散之，免用麻黄湯者之多所顧忌，用代麻黄者之多所紛更也。

本方去淡豉，加生薑，名連鬚葱白湯《活人》，治同。

人參敗毒散《活人》

治傷寒頭痛，憎寒壯熱，項強睛暗，鼻塞聲重，風痰咳嗽；及時氣疫癘，嵐瘴鬼瘧，或聲如蛙鳴，赤眼口瘡，濕毒流注，脚腫腮腫，喉痹毒痢，諸瘡斑疹。風寒在表，則惡寒發熱，頭痛項強；風寒在肺，則鼻塞聲重，痰多咳嗽；聲如蛙鳴，俗名蝦蟆瘟，邪氣實也；風寒濕熱之氣，上干則目赤口瘡，下流則足腫，傷於陽明則腮腫，結於少陰則喉痹，壅於腸胃則毒痢，注於皮膚則瘡疹。

人參　羌活　獨活　柴胡　前胡　川芎　枳殼　桔梗　茯苓一兩　甘草

五錢每服一兩，加薑三片、薄荷少許，煎。口乾舌燥，加黃芩；腳氣加大黃、蒼朮；膚癢加蟬蛻。

此足太陽、少陽、手太陰藥也。羌活入太陽而理遊風；獨活入少陰而理伏風，兼能去濕除痛；柴胡散熱升清，協川芎和血平肝，以治頭痛目昏；前胡、枳殼降氣行痰，協桔梗、茯苓以泄肺熱而除濕消腫；甘草和裏而發表；人參輔正以匡邪。疏導經絡，表散邪滯，故曰敗毒。喻嘉言曰：暑濕熱三氣門中，推此方第一。三氣合邪，豈易當哉？其氣互傳，則爲疫矣。方中所用皆辛平，更有人參大力者荷正以袪邪，病者日服二三劑，使疫邪不復留，詎不快哉！奈何俗醫減去人參，曾與他方有別耶？又曰：傷寒宜用人參，其辨不可不明。蓋人受外感之邪，必先汗以驅之。惟元氣旺者，外邪始乘藥勢以出。若素弱之人，藥雖外行，氣從中餒，輕者半出不出，重者反隨元氣縮入，發熱無休矣。所以虛弱之體，必用人參三五七分，入表藥中，少助元氣，以爲驅邪之主，使邪氣得藥一湧而出，全非補養衰弱之意也。即和解藥中，有人參之大力者居間，外邪遇正，自不爭而退舍，否則邪氣之縱悍，安肯聽命和解耶？不知者謂傷寒無補法，邪得補而彌熾，即痘疹瘧痢，以及中風、中痰、中寒、中暑、癰疽、產後，初時概不敢用，而虛人之遇重病，可生之機，悉置不理矣。古方表汗用五積散、參蘇飲、敗毒散，和解用小柴胡、白虎湯、竹葉石膏湯等方，皆用人參領內邪外出，乃得速愈，奈何不察耶？外感體虛之人，汗之熱不退，下之和之熱亦不退，大熱呻吟，津液灼盡，身如枯柴，醫者技窮，正爲元氣已漓，故藥不應手耳。倘元氣未漓，先用人參三五七分，領藥深入驅邪，何至汗和不應耶？東垣治內傷外感，用補中益氣加表藥一二味，熱服而散外邪有功。千古傷寒專科，從仲景至今，明賢方書，無不用參，何爲今日醫家，棄除不用，全失相傳宗旨，使體虛之人，百無一活，曾不悟其害之也。蓋不當用參而殺人者，是與芪、朮、歸、桂、薑、附等藥同行溫補之誤，不謂與羌、獨、柴、前、芎、半、枳、桔、芩、膏等藥同行汗和之法所致也，安得視等砒鴆耶？嘉靖己未，江淮大疫，用敗毒散倍人參，去前胡、獨活，服者盡效。萬曆己卯大疫，用本方復效。崇禎辛巳、壬午，大饑大疫，道殣相望，汗和藥中惟加人參者多活。更有發斑一證最毒，惟加參於消斑藥中，全活甚眾。凡饑饉兵荒之年，飲食起居不節，致患時氣者，宜用此法。

本方除人參，名敗毒散，治同。有風熱，加荊芥、防風，名荊防敗毒散，亦治腸風下血清鮮。（血鮮者爲腸風，隨感而見也；血瘀者爲藏毒，積久而發也。）本方去人參，加連翹、金銀花，名連翹敗毒散，治瘡毒。除人參，加黃芩，名敗毒加黃芩湯，治溫病不惡風寒而渴。除人參，加大黃、芒硝，名硝黃敗毒散，消熱毒壅積。敗毒散合消風散，名消風敗毒散（見風門），治風毒癮疹，及風水、皮水在表，宜從汗解者。本方加陳廩米，名倉廩散，治噤口痢。（乃熱毒冲心，食入則吐。單陳廩米煎湯，治痢後大渴，飲水不止。）

川芎茶調散《局方》

治諸風上攻，正偏頭痛，惡風有汗，憎寒壯熱，鼻塞痰盛，頭暈目眩。正偏頭痛者，風中於腦，作止無時也；中風，故有汗惡風；風邪在表，故憎寒壯熱；風寒傷於皮毛，腠理密緻，不得泄越，氣並於鼻，故鼻塞；火升故痰盛，痰熱上攻，故頭暈目眩。

薄荷八錢　芎藭　荆芥四錢　羌活　白芷　甘草炙一錢　防風錢半　細辛一錢

每三錢，食後茶調服。一方加菊花一錢，僵蠶三分，名菊花茶調散，治頭目風熱。菊花清熱明目，僵蠶消風化痰。

此足三陽藥也。羌活治太陽頭痛，白芷治陽明頭痛，川芎治少陽頭痛，細辛治少陰頭痛，防風爲風藥卒徒，皆能解表散寒，以風熱在上，宜於升散也。頭痛必用風藥者，以巔頂之上，惟風可到也。薄荷、荆芥並能消風散熱，清利頭目，故以爲君辛香輕清，能入肝經氣分而搜風熱，肝風散則頭目清明，同諸藥上行，以升清陽而散鬱火清陽不升，則濁陰上干，故頭痛；加甘草者，以緩中也；用茶調者，茶能上清頭目也。

《湯液》云：茶苦寒下行，如何是清頭目？陳嘉謨曰：火下降則上自清矣。凡頭痛用羌、防、芎、芷辛溫等藥，由風木虛，土寡於畏，壅塞而成痛，故用此助肝以升散之也。若服辛散藥反甚者，則宜用酸澀，收而降之，乃愈。

再造散 節庵

治陽虛不能作汗。陶節庵曰：治頭痛項強，發熱惡寒無汗。服發汗藥一二劑，汗不出者爲陽虛，不能作汗，名曰無陽證。庸醫不識，不論時令，遂以麻黃重藥，劫取其汗，誤人死者多矣。

人參　黃芪　桂枝　甘草　附子炮　細辛　羌活　防風　川芎　煨薑

棗二枚，加炒芍藥一撮，煎。夏加黃芩、石膏。

此足太陽藥也。經曰：陽之汗，以天之雨名之。太陽病汗之無汗，是邪盛而真陽虛也，故以參、芪、甘草、薑、桂、附子大補其陽，而以羌、防、芎、細發其表邪；加芍藥者，於陽中斂陰，散中有收也。昂按：汗即血也，血和而後能汗，故加芎、芍，亦以調營。節庵曰：人第知參、芪能止汗，而不知其能發汗，以在表藥隊中，則助表藥而解散也。東垣、丹溪治虛人感冒，多用補中益氣加表藥，即同此意。

大羌活湯 潔古

治兩感傷寒。《内經》曰：傷寒一日，太陽受之，太陽經脈循腰脊，經頭項，故頭項痛、腰脊強；二日陽明受之，陽明主肉，其脈俠鼻，絡於目，故身熱目痛而鼻乾，不得臥；三日少陽受之，少陽主膽，其脈循脅，絡於耳，故胸脅痛而耳聾；四日太陰受之，太陰脈布胃中，絡於嗌，故腹滿而嗌乾；五日少陰受之，少陰脈貫腎，絡於肺，繫舌本，故口燥舌乾而渴；六日厥陰受之，厥陰脈循陰器，絡於肝，故煩滿而囊縮。兩感者，一日則太陽與少陰俱病，有頭痛項強者，而又口乾煩渴也；二日則陽明與太陰俱病，有身熱譫語，而又腹滿不飲食也；三日則少陽與厥陰俱病，有脅痛耳聾，而又囊縮厥逆也。此陰陽表裏俱病，欲汗之則有裏證，欲下之則有表證，故《内經》、仲景皆云必死。吳鶴皋曰：易老製此方，意謂傳經者皆爲陽邪，一於升陽散熱，滋陰養藏，則感之淺者，尚或可平也。

羌活　獨活　防風　細辛　防己　黄芩　黄連　蒼朮　白朮　甘草炙三錢　知母　川芎　生地黄一兩　每服五錢，熱飲。

此陰陽兩解之藥也。氣薄則發泄，故用羌、獨、蒼、防、芎、細祛風發表，升散傳經之邪；寒能勝熱，故用芩、連、知母、生地、防己清熱利濕，滋培受傷之陰；又用白朮、甘草以固中州，而和表裏之氣。升不至峻，寒不至凝，間能回九死於一生也。仲景書兩感無治法。又云：兩感病俱作，治有先後，如表證急，當先救表；裏證急者，當先救裏。李梃曰：表裏俱急者，大羌活湯。陽證體痛而不下利者爲表急，先以葛根、麻黄解表，後以調胃承氣攻裏；陰證身痛而下利不止者爲裏急，先用四逆救裏，後以桂枝救表；陰陽未分者，陶氏冲和湯探之。古法一日太陽少陰，五苓散主之，頭痛加羌活、防風，口渴加黄柏、知母；二日陽明太陰，大柴胡湯；三日少陽厥陰，危甚，大承氣加川芎、柴胡救之。劉宗厚曰：傷有兼風兼濕不同，表裏俱實俱虚之異，大抵俱虚爲多，脈從陽者可治，從陰者難治。

桂枝羌活湯《機要》

治瘧疾發在處暑以前，頭項痛，脈浮，有汗，惡風。

桂枝　羌活　防風　甘草等分　每服五錢，迎其發而服之。或吐，加半夏麯；無汗，桂枝易麻黄，名麻黄防風湯。按：二湯《機要》以之治瘧，實發表通用之劑。

此足太陽藥也。瘧分六經，故仿仲景傷寒例，以防風、羌活散太陽之邪，而以桂枝、麻黄分主有汗、無汗也。朱丹溪曰：凡治瘧無汗要有汗，散邪爲主，帶補；有汗要無汗，扶正爲主，帶散。河間曰：瘧發，寒熱大作，此太陽陽明合病，汗出不止，知爲熱也，陽盛陰虚之證，不治必傳入陰經，桂枝芍藥湯主之，桂枝三錢，芍藥、黄芪、知母、石膏各一兩。如寒熱轉大者，桂枝黄芩湯和之，小柴胡加桂枝、知母、石膏。外邪已罷，内邪未已，大柴胡、大承氣等下之。

湧吐之劑第三

邪在表宜汗，在上焦宜吐，在中下宜下，此汗吐下三法也。若邪在上焦而反下之，則逆其性矣。經曰：其高者因而越之；又曰：在上者湧之，是也。先賢用此法者最多，今人惟知汗下，而吐法絕置不用，遇當吐者而不行湧越，使邪氣壅結而不散，輕病致重，重病致死者多矣。朱丹溪曰：吐中就有發散之義。張子和曰：諸汗法古方多有之，惟以吐發汗者世罕知之。故予嘗曰吐法兼汗，以此夫。

瓜蒂散 仲景

治卒中痰迷，涎潮壅盛，顛狂煩亂，人事昏沈，五癇痰壅；及火氣上衝，喉不得息，食填太陰，欲吐不出。痰壅上膈，火氣上衝，食停上脘，並當用吐法。傷寒如桂枝證，頭不痛，項不強，寸脈微浮，胸中痞鞕，氣上衝喉不得息者，胸有寒也，當吐之。汗出惡風，頭痛項強，爲桂枝證，俱爲邪在表。今無頭痛項強，而脈微浮，胸痞鞕，則不在表而未入裏，爲邪在胸中，胸中與表相應，故宜吐。亦治諸黃急黃。卒然發黃，心滿氣喘，命在須臾，曰急黃。或服此散，或搐鼻，或加丁香。

甜瓜蒂炒黄　赤小豆　共爲末，熟水或酸齏水調下，量人虛實服之。吐時須令閉目，緊束肚皮。吐不止者，葱白湯解之。良久不出者，含砂糖一塊即吐。諸亡血虛家、老人、產婦、血虛脈微者，俱不可服。非尺脈絶者，不宜便服此，恐損胃氣。若止胸中窒塞悶亂，以物探之，得吐即止。如探不出，方以此湯吐之。如頭額兩太陽痛者，令病人噙水一口，以此散一字吹入鼻中，出黄水，即愈。

此足太陽、陽明藥也。胸中痰食與虛煩者不同，越以瓜蒂之苦，湧以赤小豆之酸，吐去上焦有形之物，則木得舒暢，天地交而萬物通矣。當吐而胃弱者，改用參蘆。《十劑》曰：燥可去濕，桑白皮、赤小豆之屬是也。赤豆、瓜蒂並能行水濕痰涎，頭痛胸滿，寒熱脈緊不大者，並宜此散吐之。或問：何謂木鬱？曰：厥陰少陽屬木，於令爲春，乃人身生發之氣也。食者陰物也，脾胃者坤土也，飲食填塞太陰，則土盛而反侮木，生氣不得上升而木鬱矣。吐去上焦有形之物，則木得條達，而遂其升生之性矣。

本方除赤豆，名獨聖散，治太陽中暍音謁，暑也，身重痛而脈微弱。夏月傷冷水，水漬皮膚中，鬱遏其外出之陽，反中入內，故身熱重痛，以瓜蒂搐去胸中之水，則皮中之水自行。本方除赤豆，加防風、藜蘆，名三聖散子和。本方除赤豆，加鬱金、韭汁，鵝翎探吐，亦名三聖散，治中風風癇，痰厥頭痛。本方除赤豆，加全蠍五分，吐風痰。本方加淡豉，治傷寒煩悶。瓜蒂、梔豉皆吐劑，要知瓜蒂吐痰食宿寒，梔豉吐虛煩客熱。如未經汗下，邪鬱胸膈而痞滿者，謂之實，宜瓜蒂散，此重劑也。已經汗吐下，邪乘虛客胸中而懊憹者，爲虛煩，宜梔豉湯，此輕劑也。丹溪用瓜蒂、梔子、苦參、藜蘆等劑累吐許白雲先生不透，後以附子尖和漿水與之，始得大吐也。

參蘆散

治虛弱人痰涎壅盛。

人參蘆研爲末。水調下一二錢。或加竹瀝和服竹瀝滑痰。

此手太陰、足太陽藥也。經曰：在上者因而越之。痰涎上壅，法當湧之，病人虛羸，故以參蘆代藜蘆、瓜蒂，宣猶帶補，不致耗傷元氣也。朱丹溪曰：人參補陽中之陰，蘆反瀉太陰之陽，亦猶麻黄根節不同。

梔子豉湯仲景

治傷寒汗吐下後，虛煩不眠，劇者反覆顛倒，心下懊憹；及大下後身熱不退，心下結痛，或痰在膈中。汗吐下後，正氣不足，邪氣乘虛結於胸中，故煩熱懊憹。煩熱者，熱而煩擾；懊憹者，懊惱憹悶也。晝動爲陽，夜臥主陰，陽熱未散，陰氣未復，故不得眠。身熱去而心結痛者，熱盡入裏，則爲結胸，熱不去而結痛者，客熱散漫爲虛煩，熱仍在表，故當越之。

梔子十四枚　淡豉四合　服令微吐。仲景曰：病人糞微溏者，不可與服。

此足太陽、陽明藥也。煩爲熱勝，梔子苦寒，色赤入心，故以爲君。淡豉苦能發熱，腐能勝焦腎氣爲熱，心氣爲焦。豉蒸窨而成，故爲腐，助梔子以吐虛煩，故以爲臣。酸苦湧泄爲陰也。此吐無形之虛煩，若膈有實邪，當用瓜蒂散。王海藏曰：煩，氣也，躁，血也。煩出於肺，躁出於腎，故用梔子治肺煩，香豉治腎躁。亦用作吐藥，以邪在上焦，吐之則邪散，經所謂在上者因而越之也。或問：煩躁皆心爲之，何謂煩出於肺，躁出於腎？曰：熱則煩，熱甚則躁。煩爲陽，躁爲陰，大抵皆心火爲病，火旺則金燥而水虧，惟火獨在，故肺腎合而爲煩躁。按：大便軟者爲吐證，大便秘者爲下證。若大便微溏者，不可服，以裏虛寒在下，雖煩非蘊熱也。若宿食而煩躁者，梔子大黃湯主之。

本方加甘草，名梔子甘草豉湯仲景，治前證兼少氣者甘以補之。本方加生薑，名梔子生薑豉湯仲景，治前證兼嘔者。辛以散之。本方除淡豉，加乾薑，名梔子乾薑湯仲景，治傷寒誤下，身熱不去，微煩者。梔子以解熱煩，乾薑以溫誤下。本方除淡豉，加厚朴、枳實，名梔子厚朴湯仲景，治傷寒下後，心煩腹滿。梔子湧虛煩，枳、朴泄腹滿，亦表裏兩解之法。本方加大黃、枳實，名梔子大黃湯仲景，治酒疸發黃，心中懊憹，或熱痛；亦治傷寒食復。輕則消導，重乃吐下。本方加枳實，名枳實梔子豉湯仲景，治傷寒勞復。傷寒新瘥，血氣未平，餘熱未盡，作勞動病者爲勞復，傷食者爲食復。本方加薤白，名豉薤湯張文仲，治傷寒下利如爛肉汁，赤滯下，伏氣腹痛，諸熱證。滯下，痢也。梔豉苦寒，能升能散；薤白辛溫，能開胸痹，及大腸氣滯。本方加犀角、大青，名犀角大青湯，治斑毒熱甚頭痛。

稀涎散

治中風暴仆，痰涎壅盛，氣閉不通，先開其關，令微吐稀涎，續進他藥不可令大吐，醒後不可大投藥餌，緩緩調治，過恐傷人；亦治喉痹不能進食。

皂角四挺去皮弦，炙　白礬一兩　爲末。溫水調下五分。或加藜蘆藜蘆能吐風痰，善通頂，令人嚏。

此足太陰、厥陰藥也。吳鶴皋曰：清陽在上，濁陰在下，天冠地履，無暴仆也。若濁邪逆上，則清陽失位而倒置矣，故令人暴仆。所以痰涎壅塞者，風盛氣湧使然也。經曰：病發於不足，標而本之。先治其標，後治其本，故不與疏風補虛，而先吐其痰涎。白礬酸苦能湧泄，鹹能軟頑痰，故以爲君；皂角辛能通竅，鹹能去垢，專制風木，故以爲使，固奪門之兵也。師曰：凡吐中風之痰，使咽喉疏通，能進湯藥便止。若盡攻其痰，則無液以養筋，令人攣急偏枯，此其禁也。按：痰不可盡攻，不獨中風也。朱丹溪曰：胃氣亦賴痰以養，不可盡攻，攻盡則虛而愈劇。

張子和加藜蘆、常山、甘草，名常山散[二]，吐瘧痰。甘草合常山必吐。本方加雄黃、藜蘆，名如聖散，爲末搐鼻，治纏喉急痹，牙關緊閉。

[二] 張子和《儒門事親》卷十二常山散仅有常山二兩、甘草二兩半組成。

乾霍亂吐方《三因》[一]

治乾霍亂欲吐不得吐，欲瀉不得瀉，腹中大痛者。霍亂，揮霍撩亂也。外有所感，內有所傷，陰陽乖隔，邪正交爭，故上吐下瀉，而中絞痛也。邪在上焦則吐，在下焦則瀉，在中焦則吐瀉交作，此濕霍亂，證輕易治。若不能吐利，邪不得出，壅遏正氣，關格陰陽，其死甚速，俗名攪腸痧，切勿與穀食，即米湯下喉亦死。

燒鹽　熱童便　三飲而三吐之。

此足太陰、陽明藥也。吐瀉不得，邪結中焦，鹹能軟堅，可破頑痰宿食，炒之則苦，故能湧吐。童便本人身下降之氣，引火下行，乃歸舊路，味又鹹寒，故降火甚速。此由脾土鬱極而不得發，以致火熱內擾，陰陽不交而然。鹽湧於上，溺泄於下，則中通矣。方極簡易，而有回生之功，不可忽視。《準繩》曰：鹽調童便，非獨用以降陰之不通也，陰既不通，血亦不行，兼用行血藥也。

本方單用燒鹽，熟水調飲，以指探吐，名燒鹽探吐法，治傷食，痛連胸膈，痞悶不通，手足逆冷，尺脈全無。食填太陰，抑遏肝膽之氣，不得上升，兩實相搏，故痛連胸膈；陽氣不舒，故手足逆冷；下焦隔絕，故尺脈不至。鹹潤下而軟堅，能破積聚，又能宣湧，使不化之食，從上而出，則塞者通矣，亦木鬱達之也。昂按：此即中食之證。有忽然厥逆，口不能言，肢不能舉者，名曰食厥。若作中風中氣治之，死可立

[一]《三因極一病證方論》查無此方。另有一方，名鹽湯，方中不用童便，用治乾霍亂及蠱毒。

待。宜先以鹽吐之，再行消食導氣之藥。經曰：上部有脈，下部無脈，其人當吐，不吐者死。或曰：食填太陰，胸中痞亂，兩尺脈當用事，今反尺脈不見，其理安在？曰：獨陽不生，獨陰不長。天之用在於地下，則萬物生長，地之用在於天上，則萬物收藏，此乃天地交而萬物通也。故陽火之根，本於地下，陰水之源，本於天上。五藏主有形之物，物者陰也，陰者水也，食塞於上，是絕五藏之源，源絕則水不下流，兩尺之絕，此其理也。

《千金》用此法三飲三吐，通治霍亂蠱毒，宿食腹痛，冷氣鬼氣。且曰：此法大勝用藥，凡有此疾，宜先用之。

攻裏之劑第四

邪在表宜汗，邪入裏宜下。人之一身，元氣週流，不能容纖芥之邪，稍有滯礙，則壅塞經絡，隔遏陰陽而爲病矣。或寒或熱，或氣或血，或痰或食，爲證不一。輕則消而導之，重必攻而下之，使垢瘀盡去，而後正氣可復，譬之寇盜不剿，境内終不得安平也。然攻下之劑，須適事爲宜，如邪盛而劑輕，則邪不服，邪輕而劑重，則傷元氣，不可不審也。其攻而不峻者，別見消導門。

大承氣湯 仲景

治傷寒陽明府證，陽邪入裏，胃實不大便，發熱譫語，自汗出，不惡寒，痞滿燥實堅全見；雜病三焦大熱，脈沉實者。陽明外證，身熱汗出，不惡寒反惡熱是也。此爲在經，仍當汗散。若熱邪已入胃府，痞滿燥實堅全見者，爲當下。實則譫語，亂言無次也；虛則鄭聲，一語頻言也。陽明多血多氣，法多自汗，過汗亡液，無水以制火，胃有燥糞，結而不下，故妄見妄言也。燥糞在大腸不在於胃，傷寒傳胃不傳大腸，然治病必求其本，且胃與大腸同爲陽明燥金也。經曰：何緣得陽明病？曰：太陽病若下若汗若利小便，此亡津液，胃中乾燥，因轉屬陽明，胃實大便難也。又曰：太陽初病發其汗，汗先出不徹，因轉屬陽明。陽明證能食爲中風，風陽邪，能消穀；不能食，爲中寒，寒陰邪，不能消穀，以此爲辨。胸悶不食爲痞，胸腹膨脹爲滿，大便枯少爲燥，腹滿痛不大便爲實，按之鞕硬爲堅。亦治陽明剛痓。此太陽兼陽明證，其症胸滿口噤，臥不著席，攣足齘齒而無汗，謂之剛痓。宜下之者，以陽明主潤宗筋，風寒濕熱傷陽明胃，津液不行，筋失所養，故以此湯下濕熱，行津液。喻嘉言曰：傷寒腹滿可下，胸滿不可下，謂熱邪尚在表也。此證入裏之熱，極深極重，陽熱既極，陰血立至消亡，小小下之，尚不能勝，必大下之，以承領其一線之陰，陰氣不盡，爲陽所劫，因而得生者多矣。既有下多亡陰之大戒，復有急下救陰之活法，學者深造，端在斯矣。胃爲水穀之海，四旁有病，皆傳入胃，已入胃府，則不復傳他經。如太陽傳入胃，則不更傳陽明；陽明傳入胃，則不傳少陽；少陽傳入胃，則不傳三陰。經曰：陽明居中土也，萬物所歸，無所復傳。

大黃四兩酒洗。王海藏曰：邪氣居高，非酒不到。大黃若用生者，則遺高分之邪熱，病愈後變生目赤、喉痹、頭腫，膈上熱疾也　芒硝三合　厚朴半斤

枳實五枚　先煎朴、實，將熟，內大黃，煮二三沸，傾碗內，和芒硝服，得利則止。陶節庵曰：去實熱用大黃，無枳實不通；溫經用附子，無乾薑不熱；發表用麻黃，無葱白不發；吐痰用瓜蒂，無淡豉不湧；竹瀝無薑汁，不能行經絡；蜜導無皂角，不能通秘結。

此正陽陽明藥也東垣曰：太陽、陽明藥。熱淫於內，治以鹹寒。氣堅者以鹹軟之，熱盛者以寒消之，故用芒硝之鹹寒，以潤燥軟堅；大黃之苦寒，以瀉熱去瘀，下燥結，泄胃強；枳實、厚朴之苦降，瀉痞滿實滿，經所謂土鬱奪之也。陽明屬土，大黃治大實，芒硝治大燥大堅，二味治有形血藥；厚朴治大滿，枳實治痞，二味治無形氣藥。然非大實大滿，不可輕投，恐有寒中結

胸痞氣之變。此大小陷胸湯之所由作也。承，順也。《十劑》曰：通可去滯，泄可去閉。使塞者利而閉者通，正氣得舒，故曰承氣。仲景曰：欲行大承氣，先與小承氣。若腹中轉矢氣者，有燥屎也，可以大承氣攻之；若不轉矢氣者，此但初鞭後溏，不可攻之，攻之必脹滿不能食也。又曰：陽明病脈遲，汗出多，微惡寒者，表未解也，可發汗，宜桂枝湯；陽明病，脈浮無汗而喘者，發汗則愈，宜麻黃湯。此斷其入陽明之路，仍從外解，則不內攻也。又曰：陽明病應發汗，醫反下之，此爲大逆。皆仲景慎於攻下之意也。喻嘉言曰：陽明以胃實爲正，則皆下證也。陽明之邪，其來路則由太陽，凡陽明證見八九，而太陽證有一二未罷，仍從太陽而不從陽明，可汗而不可下也；其去路則趨少陽，凡陽明證雖見八九，而少陽證略見一二，即從少陽而不從陽明，汗下兩不可用也。惟風寒之邪，已離太陽，未接少陽，恰在陽明界內，亟爲攻下，則不再傳他經，津液元氣兩無虧損矣。庸愚無識，必待七日傳經已盡，方敢議下，不知太陽有十餘日不解者，若不辨經，而但計日，其誤下仍在太陽。至陽明二三日內即顯下證，反以計日當面錯過。及陽明已入少陽，又以計日妄行攻下，輕者反重，而重者死矣。仲景法，日數雖多，但有表證而脈浮者，猶宜發汗，日數雖少，若有裏證而脈沉者，即宜下之。昂按：陽明必已入府，方敢議下，非云界內便屬可下。嘉言之言，尚有未當。古人有治惡寒戰慄，用大承氣下燥屎而愈者。此陽邪入裏，熱結於裏，表虛無陽，故惡寒戰慄，此陽盛格陰，乃熱病，非寒證，誤投熱藥則死矣。朱丹溪曰：初下痢腹痛，不可用參、朮，然氣虛胃虛者可用。初得之亦可用大承氣、調胃承氣下之，看其氣病血病，然後加減用藥。嘗治葉先生患滯下，後甚逼迫，正合承氣證。但氣口虛，形雖實而面黃白，此必平昔過食傷胃，寧忍二三日辛苦，遂與參、朮、陳、芍藥十餘帖。至三日後，胃氣稍完，與承氣二帖而安。苟不先補，完胃氣之傷，而遽行承氣，寧免後患乎？此先補後下例之變者也。

本方加甘草等分，名三一承氣湯，治大承氣證腹滿實痛，調胃證譫語下利，小承氣證內熱不便，一切傷寒雜病，蓄熱內甚，燥實堅脹。謂合三承氣爲一方也。成無己曰：若大承氣證，反用小承氣，則邪不服；若小承氣證，反用大承氣，則過傷元氣，而腹滿不能食。仲景所以分而治之。後人以三藥合而爲一，云通治三藥之證，及傷寒雜病，內外一切所傷，與仲景之方甚相違戾，失軒岐緩急之旨，使病人暗受其弊，將誰咎哉？本方加柴胡、黄芩、甘草，入鐵銹水三匙，墜熱開結，名六一順氣湯節庵謂合三承氣、三一承氣、大柴胡、大陷胸六方而爲一方也，治潮熱自汗，發渴，譫語狂妄，斑黄，腹滿便實，正陽明府病。本方加人參、甘草、當歸、桔梗、薑、棗煎，名黄龍湯，治熱邪傳裏，胃有燥屎，心下硬痛，身熱口渴，譫語，下利純清水。有燥屎，何以又下清水？陶節庵曰：此非內寒而利，乃日飲湯藥而下滲也，名熱結利。庸醫妄謂漏底傷寒，以熱藥止之，殺人多矣。年老氣血虛者去芒硝。本方去芒硝，加麻仁、杏仁、芍藥，蜜丸，名麻仁丸仲景，治趺陽脈浮而濇，浮則胃氣強，濇則小便數，浮濇相搏，大便則難，其脾爲約。趺陽，胃脈也。經曰：飲食入胃，游溢精氣，上輸於脾，脾氣散精，上歸於肺，通調水道，下輸膀胱，水精四布，五經並行，是脾主爲胃行其津液者也。今胃火乘脾，約束精液，但輸膀胱，致小便數而大便難，故名脾約，與此湯潤燥通腸。此太陽傳入陽明之證，故仲景曰：太陽陽明，脾約是也。按：成氏釋此證，謂脾弱胃強。然本文但云脾約，未嘗云脾弱也。喻嘉言曰：脾弱即當補矣，何爲反用大黄、朴、實乎？此脾土過燥，使腸胃津液枯槁，致中消便難。使脾果弱，非溏則瀉，焉能反約少胃中之穀食乎？陽明證中凡宜攻下者，惟恐邪未入胃，大便弗鞕，又恐初鞕後溏，未可妄攻，故先與小承氣試其轉矢氣，方可攻之，皆是慮夫脾氣之弱也。若脾約證在太陽，即當下矣，何待陽明耶？朱丹溪曰：此由久病大汗大下之後，陰血枯槁，内火燔灼，熱傷元氣，又傷于脾而成。肺金受火，氣無所攝，肺爲脾子，肺耗則液虧，金耗則木寡於畏，土欲不傷，其可得乎？肺失傳送，脾失轉輸，故大便秘而小便數也，理宜滋養陰血，使火不熾而金化行，木有制而脾土運，津液乃能入胃腸，潤而通矣。此方施之熱盛而氣實者則安，若熱盛而氣血不實者，勿膠柱而鼓瑟也。

當下諸證：發汗不解，腹滿痛者，急下之。下利，三部脈皆平，按之心下鞭者，急下之。脈滑而數者，有宿食也，宜下之。《脈經》曰：滑爲食病。仲景曰：滑則穀氣實。又曰：寸脈浮大，按之反濇，尺中亦微而濇，知有宿食，宜下之。傷寒六七日，目中不了了，睛不和，無表裏證，大便難，身微熱者，此爲實也，急下之。《内經》曰：諸脈皆屬於目。《針經》曰：熱病目不明。熱不已者，此腎水將絶，不能照物也。陽明病發熱汗多者，急下之。汗多則亡津液而内燥，宜急下以存津液。少陰病得之二三日，口燥咽乾者，急下之。邪入未深，便作口燥，此腎水將乾，宜急下以救欲絶之水。少陰證六七日，腹脹不大便者，急下之。此少陰邪熱入胃府也，土勝則水乾，宜急下以救腎水。少陰病自利清水，色純清，心中必痛，口中燥者，急下之。青爲肝色，肝邪乘腎故下利，陽邪上攻故口燥，此亦少陰傳入陽明府證也。厥陰證舌卷囊縮，宜急下之。此證仲景無治法。按：舌卷囊縮，有寒極而縮者，宜附子四逆加吳茱萸湯，並灸關元、氣海，葱熨等法。又有陽明之熱，陷入厥陰經，陽明主潤宗筋，宗筋爲熱所攻，弗榮而急，引舌與睾丸，故舌卷囊縮，此爲熱極，當瀉陽以救陰。以上皆大承氣證也。張兼善曰：胃爲水穀之海，四旁有病，皆能傳入胃。土燥則腎水乾，故陽明與少陰皆有急下之條。證雖不同，其入府之理則一，故皆用大承氣。有病循衣摸床，兩手撮空者，此胃熱也。錢仲陽《小兒直訣》云：此肝熱也，亦承氣湯主之。婁全善曰：嘗治循衣摸床數人，皆用大補氣血之劑，惟一人兼振瞤，脈代，遂於補劑中加桂二分，亦振止脈和而愈。按：譫語亦有因氣虚陽脱而然者，皆當用參附補劑。

忌下諸證：太陽病外證未解，不可下。脈浮大，不可下，浮大爲在表。惡寒，不可下，惡寒爲邪在表。嘔多雖有陽明證，不可下，嘔爲邪在上焦。陽明病不能食，攻其熱必噦，胃中虛冷故也。陽明病應發汗反下之，此爲大逆。太陽陽明合病，喘而胸滿，不可下，宜麻黄湯，肺氣清則胃邪自散。少陰病陽虛，尺脈弱澀者，不可下。脈數不可下，數爲血虛，爲熱，下之則熱邪入裏，血虛爲亡陰。惡水者，不可下，下之則裏冷，不嗜食，完穀出。頭痛目黄者，不可下。虛家不可下。陽微不可下，下之痞鞕。諸四逆厥者，不可下。

小承氣湯 仲景。一名三物厚朴湯

治傷寒陽明證，譫語便鞕，潮熱而喘，及雜病上焦痞滿不通。

大黄四兩　厚朴二兩，薑炒　枳實三枚，麩炒

此少陽、陽明藥也。邪在上焦則滿，在中焦則脹，胃實則潮熱猶潮水之潮，其來有時。陽明燥金主於申酉，故日晡潮熱。傷寒潮熱爲胃實，無虛證，陽邪乘心則狂故譫語，胃熱干肺則喘，故以枳、朴去上焦之痞滿，以大黄去胃中之實熱。此痞滿燥實堅未全者，故除芒硝，欲其無傷下焦真陰也。大承氣通治三焦，小承氣不犯下焦，調胃承氣不犯上焦。按：陽明證有正陽陽明，有太陽陽明，有少陽陽明。自陽明經傳入胃府，不惡寒，腹滿便鞕者，宜大承氣下之；若汗多發熱微惡寒者，爲外未解，其熱不潮，未可與承氣湯；若腹大滿不通者，可與小承氣微和胃氣，勿令大泄下。謂陽明有在經者，未全入府，尤宜審慎。陽明、少陽病，多由太陽傳入。成無己曰：自

太陽、少陽傳入者，衆所共知，自三陰傳入者，鮮或能識，三陰有急下之證多矣，豈非仲景之微旨歟？經曰：傷寒脈浮緩，手足溫者，繫在太陰，當發黃。若小便利者，不能發黃。至七八日，大便鞕者，陽明病也。程郊倩曰：此證謂之太陰陽明。陽明爲病，本之胃實，不特三陽受邪，能轉屬陽明，三陰亦能轉屬陽明。推之少陰三大承氣，厥陰一小承氣，何非轉屬陽明之病哉？

《金匱》用本方治支飲胸滿，更名厚朴大黃湯。本方加羌活，名三化湯《機要》，治中風邪氣作實，二便不通。三化者，使三焦通利，復其傳化之常也。加羌活者，證本於風也。然中風多虛，氣上逆，無用承氣之理，非堅實之體，不可輕投。

調胃承氣湯 仲景

治傷寒陽明證，不惡寒，反惡熱，口渴，便秘，譫語，腹滿，中焦燥實；及傷寒吐後腹脹滿者；邪在表，則身熱汗出而惡寒；邪已入裏，則表證罷，故不惡寒，身熱汗出而反惡熱也；汗多亡津，熱又入裏，故口渴便秘；無水以制火，內有燥屎，故妄見妄言而譫語；吐後不解，腹脹滿者，熱入胃也，然滿而不痛，不宜急下，少與調胃和之。陽明病不吐不下而心煩者；吐後煩爲內煩，下後煩爲虛煩，不吐不下心煩者，胃有鬱熱也。亦治渴證中消，善食而溲。

大黄酒浸　芒硝一兩　甘草炙五錢　少少溫服。

此足太陽、陽明藥也。東垣曰：正陽陽明藥。大黄苦寒，除熱蕩實；芒硝鹹寒，潤燥軟堅；二物下行甚速，故用甘草甘平以緩之，不致傷胃，故曰調胃承氣。去枳、朴者，不欲其犯上焦氣分也。《準繩》曰：陽明一證，分爲太陽、正陽、少陽三等。按：本草大黄酒浸入太陽經，酒洗入陽明經，浸久於洗，故能引於至高之分。仲景以調胃承氣收入太陽門，而大黄註曰酒浸，湯後曰少少溫服，曰當和胃氣。又本湯治不吐不下心煩者，及發汗不解，蒸蒸發熱者，吐後腹脹滿者，是太陽陽明去表未遠，其病在上，不當攻下，故宜緩劑調和之也。至正陽陽明，則曰急下之，而大承氣湯大黄下註曰酒洗，洗輕於浸，是微升其走下之性，以治其中也。至少陽陽明，則去正陽而逼太陰，其分爲下，故小承氣湯大黄不用酒製，少陽不宜下，故去芒硝，又曰少與，曰微溏之，勿令大泄下，此仲景之妙法也。

本方加當歸，薑、棗煎，名當歸承氣湯河間，治裏熱火鬱，或皮膚枯燥，或咽燥鼻乾，或便溺秘結，或瘀血發狂。加當歸，入血分以潤燥調營，亦與桃仁承氣同意。加薑、棗，引入胃也。本方除芒硝，名大黄甘草湯，《金匱》用治食已即吐，《外臺》用治吐水。《準繩》曰：仲景云欲吐者不可下，又以大黄甘草治食已即吐，何也？曰：欲吐者，其病在上，因而越之可也，而逆之使下，則必抑塞憒亂而益甚。若已吐不止，有升無降，則當逆而折之，引令下行，無速於大黄者矣，故不禁。丹溪泥之，而曰凡嘔吐切不可下，固矣夫。本方用大黄二兩半，芒硝、甘草各二兩，又名破棺丹，治多汗大渴，便閉譫語，陽結之證，及諸瘡腫熱。

桃仁承氣湯

仲景。見血門

大陷胸湯

仲景

治傷寒下之早，表邪入裏，心下滿而鞕痛，或重汗而復下之，不大便五六日，舌上燥渴，日晡潮熱，從心至小腹鞕滿，痛不可近，或無大熱，但頭微汗出，脈沉，爲水結胸。按之鞕痛者爲結胸，鞕而不痛者爲痞氣，不鞕不痛，心下滿悶爲支結。結胸最重，痞次之，支結又次之。結胸由於下之太早，裏之正氣爲邪所損，表邪乘虛入結於心胸之間，故石鞕而痛。重汗復下，內外皆亡津液，邪熱內結，故不大便，而舌上燥渴。邪入陽明，則日晡潮熱。或水飲結於胸脅，但頭微汗，餘處無汗，水飲不得外泄，非熱結也，名水結胸。亦有熱已入裏，久不攻之，失下而成結胸者。又有心下鞕痛，無熱證者，爲寒實結胸，小陷胸及白散主之。結胸固當下，然脈浮大者，下之則死，猶帶表邪，下之重虛，結而又結，故死。喻嘉言曰：太陽誤下之脈，主病皆在陽在表，即有沉緊、沉滑之殊，皆不得以裏陰名之。按：仲景曰：病發於陽而反下之，熱入因作結胸；病發於陰而反下之，因作痞。皆以下之太早故也。成無己曰：發熱惡寒者，發於陽也，陽邪入裏爲結胸；無熱惡寒者，發於陰也，陰邪入裏爲痞。喻嘉言曰：風爲陽，衛亦陽，故病起於陽；寒爲陰，營亦陰，故病起於陰。周揚俊曰：發陽、發陰，二千年來未有知其解者。果如原註，無熱惡寒則中寒矣，下之有不立斃者乎？如嘉言以寒傷營血爲陰，則仲景痞論中中風傷寒每每互言，未嘗分屬也。不知發於陰者，洵是陰證，但是陽經傳入之邪，非中陰之謂也。陽經傳入，原爲熱證，至於陰經，未有不熱深於內者，此所以去熱入二字，而成千載之疑也。熱證由三陰傳於胃，已入府者爲可下，若在經而下則爲誤下，與三陽在經無異。故曰：陽邪結於陽位，則結在胸，陰邪結於陰位，則在心下或邊旁也。陰經誤下，何以止成痞？以所結只在陰位，不若陽邪勢甚也。按：仲景治痞多用寒藥，則痞之屬熱邪可知。《六書》云：胸膈滿者，胸間氣塞滿悶也，非心下滿；脅滿者，脅肋脹滿也，非腹中滿。蓋表邪傳裏，必先胸以至心腹入胃，是以胸滿多帶表證，宜微汗；脅滿多帶半表半裏，宜和；胸中痰實者，宜湧之；如結實燥渴便秘，宜以此湯下之。附白散：巴豆一分，去心皮，炒黑，研，貝母、桔梗各三分。治寒實結胸。巴豆辛熱以散寒結，貝母苦辛以散痰實，結在胸，故以桔梗浮而上之，利膈清表。故病在膈上必吐，病在膈下必利也。

大黃二兩　芒硝一升　甘遂一錢爲末　先煮大黃，去滓，內芒硝，煮一二沸，內甘遂末，溫服。

此足太陽藥也。表邪入裏，結於高位，以致三焦俱實，手不可近。證爲危急，非常藥所能平。故以甘遂苦寒行水直達，爲君；芒硝鹹寒軟堅爲臣；大黃苦寒蕩滌爲使。三藥至峻，而有起死之功。《準繩》曰：邪結胸中，處至高之分，宜若可吐。然邪氣與胸中陽氣相結，不能分解，壅於心下，爲鞭爲痛，非虛煩膈實者所可同，故須攻下之。低者舉之，高者陷之，以平爲正，故曰陷胸也。經又曰：太陽病脈浮而動數，浮則爲風，數則爲熱，動則爲痛，數則爲虛。頭痛，發熱微，盜汗出而反惡寒者，表未解也，醫反下之，動數變遲，膈內拒痛，胃中空虛，客氣動膈，短氣躁煩，心中懊憹，陽氣內陷，心下因鞭，則爲結胸，大陷胸湯主之。朱丹溪曰：太陽病在表而攻裏，可謂虛矣。原文曰：太陽病脈浮而動數，今得誤下，動數變遲矣。又曰胃中空虛，又曰短氣躁煩，虛之甚矣。借曰陽氣內陷，心下因鞭，而可迅攻之乎？豈陷胸之力，反緩於承氣？一下再下，寧不畏其虛乎？前文曰結胸脈浮大者，下之死，又曰結胸證悉具煩躁者死，今曰脈浮，又曰煩躁，大陷胸果可用乎？若胃中空虛，客氣動膈，心中懊憹者，當以梔子豉湯吐去胸中之邪。陶節庵曰：結胸乃下早而成，未曾經下者，非結胸也，乃表邪傳入胸中，證雖滿悶，尚爲在表，正屬少陽部分，半表半裏之間，只須小柴胡加枳、桔以治，未效則以小柴胡對小陷胸，一服豁然。若因下早而成者，方用陷胸湯，以分淺深，從緩治之，不宜太峻。上焦乃清道至高之分，過下則傷元氣也。崔行功曰：傷寒結胸欲絕，心膈高起，手不可近，用大陷胸湯。不瘥者，此下後虛逆，氣已不理，毒復上攻，當用枳實理中丸，先理其氣，次調諸疾，用之如神。《活人》云：誤下未成結胸者，急頻與理中湯，自然解了，蓋理中治中焦故也。胃中雖和，傷寒未退者，宜候日數足，卻以承氣再下之，蓋前藥之下未是也。其水結胸者，用小半夏加茯苓湯、小柴胡去棗加牡蠣主之。又有血結胸證，手不可近，漱水不欲咽，善忘如狂，大便黑，小便利，宜犀角地黃湯。劉心山曰：結胸痞滿，多由痰飲凝結心胸，故陷胸、瀉心用甘遂、半夏、栝蔞、枳實、旋覆之類，皆爲痰飲而設也。

小陷胸湯 仲景

治傷寒誤下，小結胸正在心下，按之則痛，脈浮滑者，及痰熱塞胸。前證上下俱鞕，此則正在心下；前證痛不可近，此則按之則痛。結胸，脈沉緊，或寸浮關沉，或脈浮滑，知熱未深，與此湯以除膈上結熱。

黄連一兩　半夏半升　栝蔞大者一枚

此足少陽藥也。黄連之苦寒以泄熱，栝蔞之寒潤以滌垢，半夏之辛溫以散結。結胸多由痰熱結聚，故用三物以除痰去熱也。王海藏曰：大陷胸湯，太陽本藥也；大陷胸丸，陽明藥也；小陷胸湯，少陽藥也。大陷胸湯治熱實，大陷胸丸兼喘，小陷胸湯治痞。

大陷胸丸 仲景

治傷寒結胸，項強如柔痓狀。有汗爲柔痓。胸膈實滿，故項強而不能俯。項屬太陽部位。

大黄八兩　芒硝　葶藶炒　杏仁去皮尖各半升　合研，取如彈丸一枚。別搗甘遂末一錢，白蜜二合，煮服。

此足太陽、陽明藥也。大黄之苦寒以泄熱，芒硝之鹹寒以軟堅，杏仁之苦甘以降氣，葶藶、甘遂取其行水而直達，白蜜取其潤滑而甘緩。

十棗湯 仲景

治太陽中風，下利嘔逆，表解者乃可攻之，其人漐漐汗出，頭痛，心下痞鞕，引脅下痛，乾嘔短氣，汗出，不惡寒，表解而裏未和，邪熱內蓄，有伏飲者。下利嘔逆，裏受邪也；汗出，不惡寒，表已解也；頭痛痞鞕，引脅下痛，乾嘔短氣，邪熱內蓄而有伏飲也。此爲水氣上逆，嘔逆頭痛，與表證頭痛稍別。周揚俊曰：此證與結胸頗同，故湯亦與陷胸相仿，表解後攻，與結胸之戒不殊也。

芫花炒黑　甘遂　大戟等分　大棗十枚　先煮棗，去滓，內前藥末，強人服一錢，虛人五分。或棗肉爲丸。病不除者，再服，得快下後，糜粥自養。

此足太陽藥也。芫花、大戟之辛苦以逐水飲；甘遂苦寒，能直達水氣所結之處，以攻決爲用；三藥過峻，故用大棗之甘以緩之，益土所以勝水，使邪從二便而出也。十棗湯、小青龍湯主水氣乾嘔；桂枝湯主太陽汗出乾嘔；薑附湯主少陰下利乾嘔；吳茱萸湯主厥陰吐涎沫乾嘔。王海藏曰：表有水，用小青龍；裏有水，用十棗。或問：十棗湯、桂枝去桂加茯苓白朮湯，皆屬飲家，俱有頭痛項強之證，何也？張兼善曰：太陽經多血少氣，病人表熱微渴，恣飲水漿，爲水多氣弱，不能施化，本經血氣因而凝滯，致有頭痛項強之患，不須攻表，但宜逐飲，飲盡則自安。杜壬曰：裏未和者，蓋痰與燥氣壅於中焦，故頭痛乾嘔，汗出短氣，是痰膈也，非十棗不能除。但此湯不宜輕用，恐損人於倏忽。

本方除大棗，加大黃、黑丑、輕粉，水丸，名三花神佑丸河間，治壯實人風痰鬱熱，肢體麻痹，走注疼痛，濕熱腫滿，氣血壅滯，不得宣通，及積痰翻胃。服二丸後，轉加痛悶，此痰涎壅塞，頓攻不開，再加二丸，快利則止。加牽牛、大黃，大瀉氣血之濕；加輕粉，無竅不入，以去痰積。虛人不可輕用。本方各五錢，加黃柏三兩酒炒，大黃煨兩半，粥丸，名小胃丹丹溪，治胸膈腸胃熱痰濕痰。

三物備急丸《千金》

治食停腸胃，冷熱不調，腹脹氣急，痛滿欲死；及中惡客忤，卒暴諸病。食滯腸胃，上焦不行，下脘不通，故痛脹欲死。內實者，法宜下之。

巴豆霜　大黃　乾薑　等分。蜜丸，小豆大。每服二三丸。中惡口噤者，折齒灌之。崔氏乾薑易桂枝，名備急散。

此手足陽明藥也。大黃苦寒以下熱結，巴霜辛熱以下寒結，加乾薑辛散以宣通之。乾薑辛溫，開五藏六府，通四肢關節。三藥峻厲，非急莫施，故曰備急。

硇砂丸《本事》

治一切積聚痰飲，心脅引痛。

硇砂　巴豆去油　三棱　乾薑　白芷五錢　木香　青皮　胡椒二錢半　大黃　乾漆炒一兩　檳榔　肉豆蔻一個　爲末，釅醋二升，煮巴豆五七沸，再下三棱、大黃末，同煎五七沸，入硇砂熬成膏，和諸藥杵丸，綠豆大。每五丸，薑湯下。

此治肉積、氣積、血積通劑也。硇砂化肉食硇砂性大熱，能爛五金，本草言其能化人心爲血，故治膈噎、癥瘕、肉積有殊功，乾漆散瘀血，木香、青皮行滯氣，三棱破血而行氣，肉蔻暖胃而和中，白芷散風而除濕，乾薑、胡椒除沉寒痼冷，大黄、巴豆能斬關奪門。方内多辛熱有毒之品，用之以破冷攻堅。惟大黄苦寒，假之以蕩熱去實，蓋積聚既深，攻治不得不峻。用醋者，酸以收之也。《玉機微義》曰：方中因白芷散水行氣，故更言治痰飲也。潔古曰：壯人無積，虚人則有之，皆由脾胃怯弱，氣血兩衰，四時有感，皆能成積。若遽以磨堅破結之藥治之，疾似去而人已衰矣。乾漆、硇砂、三棱、大黄、牽牛之類，得藥則暫快，藥過則依然，氣愈消，疾愈大，竟何益哉？故善治者，當先補其虚，使氣血旺，積自消，如滿座皆君子，則小人自無容地也。不問何藏，先調其中，使能飲食，是其本也。

木香檳榔丸子和

治胸腹積滯，痞滿結痛，二便不通，或瀉泄下痢，裏急後重，食瘧實積。胸腹痞滿瀉痢，由於飲食留滯，濕熱鬱積而成；二便不通，由於熱結；裏急後重，由於氣滯。按：裏急後重，有因火熱者，火燥物而性急也；有因氣滯者，大腸氣壅不得宣通也；有因積滯者，腸胃有物結墜也；有氣虛者，中氣陷下不能升也；有血虛者，津枯腸燥，虛坐努責是也。當分證論治。脈洪大而實爲裏實，宜下；若脈浮大，慎不可下。

木香　檳榔　青皮醋炒　陳皮去白　枳殼炒　黃柏酒炒　黃連茱萸湯炒　三棱醋煮　莪朮醋煮五錢　大黃酒浸一兩　香附　黑牽牛二兩　芒硝水丸。量人虛實服。一方加當歸酒洗。張子和《儒門事親》無三棱、枳殼，只十味。《紺珠》無三棱、陳皮，名木香導氣丸。

此手足陽明藥也。濕熱在三焦氣分，木香、香附行氣之藥，能通三焦，解六鬱，陳皮理上焦肺氣，青皮平下焦肝氣瀉痢多由肝木尅脾土，枳殼寬腸而利氣，而黑丑、檳榔又下氣之最速者也，氣行則無痞滿後重之患矣。瘧痢由於濕熱鬱積，氣血不和，黃柏、黃連燥濕清熱之藥，三棱能破血中氣滯，莪朮能破氣中血滯，大黃、芒硝血分之藥，能除血中伏熱，通行積滯，並爲摧堅化痞之峻品，濕熱積滯去，則二便調而三焦通泰矣。蓋宿垢不淨，清陽終不得升，故必假此以推蕩之，亦通因通用之意。然非實積，不可輕投。加當歸者，潤燥以和其血也。《綱目》曰：此戴人經驗方也。善治下虛上實，抑火升水，流濕潤燥，推陳致新，散鬱破結，活血通經，及肺痿喘嗽，胸膈不利，脾濕黄疸，宿食不消，婦人調和氣血，小兒驚疳積熱，皆可量輕重用之。滑伯仁曰：腸胃陽明燥金也，下焦少陽相火也。後重之用木香、檳榔，行燥金之鬱也；癃秘之用知母、黄柏，散相火之熾也。

枳實導滯丸 東垣

治傷濕熱之物，不得施化，痞悶不安，腹内硬痛，積滯泄瀉。

大黄一兩　枳實麸炒　黄芩酒炒　黄連酒炒　神麯炒五錢　白朮土炒　茯苓三錢　澤瀉二錢　蒸餅爲丸。多寡量服。

此足太陰、陽明藥也。飲食傷滯，作痛成積，非有以推蕩之則不行，積滯不盡，病終不除，故以大黄、枳實攻而下之，而痛瀉反止，經所謂通因通用也；傷由濕熱，黄芩、黄連佐之以清熱，茯苓、澤瀉佐以利濕；積由酒食，神麯蒸窨（遏合切）之物，化食解酒，因其同類，溫而消之；芩、連、大黃，苦寒太甚，恐其傷胃，故又以白朮之甘溫，補土而固中也。

倒倉法（丹溪）

黄牡牛肉（肥嫩者二三十斤。）切碎洗淨，用長流水、桑柴火煮糜爛，濾去滓，取淨汁，再入鍋中，文武火熬至琥珀色則成矣。擇一靜室明快不通風者，令病人先一夜不食，坐其中，每飲一鍾，少時又飲，積數十鍾，病在上者必吐，病在下者必利，病在中者吐而且利，視所出物可盡，病根乃止。（連進之，急則逆上而吐多，緩則順下而利多，視病之上下而爲緩急。）吐利後必渴，不得與湯，其小便必長，取以飲之，名輪迴酒，非惟止渴，兼滌餘垢。行後倦臥覺饑，先與米飲，次與稀粥，三日後方與厚粥、軟飯、菜羹，調養半月一月，精神煥發，沉疴悉痊矣。須戒色慾半年一年，戒牛肉數年。

霞天膏：即照前法，每肉十二斤，可熬膏一斤，磁罐盛之。夏月水浸，可留三日；寒天久留生霉音梅，用重湯煮。入煎劑，調服；入丸劑，每三分加麴一分，煮糊，或同蜜煉。

此足太陰、手足陽明藥也。朱丹溪曰：牛，坤土也；黄，土之色也。以順爲德而法健爲功者，牡之用也。肉，胃之藥也；液，無形之物也。積聚久則形質成，依附腸胃迴薄曲折之處，以爲窠臼，豈銖兩之丸散所能窺其藩牖乎？肉液充滿流行，無處不到，如洪水泛漲，浮莝陳朽，皆順流而下，不得停留，凡屬滯礙，一洗而空，澤枯潤槁，補虚益損，寧無精神煥發之樂乎？其方傳於西域異人，中年後行一二次，亦卻疾養壽之一助也。王綸曰：牛肉補中，非吐下藥，借補爲瀉，以瀉爲補，亦奇方也。

蜜煎導法 仲景

治陽明證，自汗，小便利，大便秘者。胃實自汗，小便復利，此爲津液内竭，非熱結也。若與下藥，則液愈耗矣，雖大便鞕，不可攻之，宜用外導之法。

蜂蜜　用銅器微火熬，頻攪勿令焦，候凝如飴，捻作挺子，頭鋭如指，糝皂角末少許，乘熱納穀道中，用手抱住，欲大便時去之。加鹽少許亦可，鹽能潤燥軟堅。

此手陽明藥也。蜜能潤腸，熱能行氣，皂能通竅。經曰：表解無證者，胃雖實忌攻，故外導而通之，不欲以苦寒傷胃也。徐忠可曰：此爲大便不行，而別無所苦者設也。結胸痞滿藏結，胃有燥屎，皆有見證，今但自汗，且小便利，是津耗熱鬱而乾燥也。

豬膽導法 仲景

治證同前。

豬膽一枚　取汁，入醋少許，用竹筒長三四寸，以一半納穀道中，將膽汁灌入肛中，頃當大便。

此手陽明藥也。便秘者，屬燥屬熱。自汗者，爲亡津液，當小便不利，今反利，是熱猶未實，故不可攻。豬膽汁寒勝熱，滑潤燥，苦能降，醋酸善入，故能引入大腸而通之也。津液枯者宜蜜導，熱邪盛者宜膽導，如冷秘者，削醬薑亦能導之。海藏法用蜜煎鹽相合，或草烏末相合亦可，蓋鹹能軟堅潤燥，草烏能化寒消結，可隨證陰陽所宜而用之。

表裏之劑第五

病在表者，宜汗宜散；病在裏者，宜攻宜清。至於表證未除，裏證又急者，仲景復立大柴胡、葛根黄芩等法，合表裏而兼治之。後人師其意，則有防風通聖、參蘇、五積諸劑。姑採數方以概其餘，善用者審證而消息之可也。

大柴胡湯 仲景

治傷寒發熱，汗出不解，陽邪入裏，熱結在裏裏非三陰之裏，乃胃府也。此爲少陽陽明。三陰亦有轉入陽明者，如太陰有桂枝加大黄湯，少陰有三大承氣，厥陰一小承氣，皆兼陽明證也，心下痞鞕，嘔而下利，或往來寒熱，煩渴譫語，腹滿便秘，表證未除，裏證又急，脈洪或沉實弦數者。表證未除者，發熱、頭痛、脅痛、寒熱仍在也；裏證又急者，痞鞕、燥渴、譫狂、便秘也。脈沉實爲在裏，弦數者邪在少陽也，洪者邪在陽明也。其嘔而下利者，何亦用之？張兼善曰：裏虚者便雖難而勿攻，裏實者雖吐利而可下。心煩喜嘔，裏熱已甚，結於胃中，故下之則愈。

柴胡八兩　半夏半升　黄芩　芍藥三兩　生薑五兩　大棗十二枚擘　枳實四枚　大黄二兩，酒浸。一方無大黄，下註云：若不加大黄，恐不爲大柴胡湯也。崔氏去柴胡，加前胡，名大前胡湯。胡洽云：亦出仲景方，治同。

此足少陽、陽明藥也。表證未除，故用柴胡以解表；裏證燥實，故用大黄、枳實以攻裏；芍藥安脾斂陰能瀉肝火，使木不尅土；黄芩退熱解渴；半夏和胃止嘔；薑辛散而棗甘緩，以調營衛而行津液。此表裏交治，下劑之緩者也。

周揚俊曰：仲景於太陽入膀胱府證，則有五苓散；少陽兼陽明府證，則有大柴胡湯，皆表裏兩解之法也。昂按：此乃少陽陽明，故加減小柴胡、小承氣而爲一方。少陽固不可下，然兼陽明府證則當下，宜小承氣湯，輕則大柴胡湯。或問：大柴胡湯瀉也，桂枝人參湯補也，何爲皆治下利心下痞鞕？張兼善曰：下之早，因作痞者，裏虛協熱而利也，以表裏不解，故用桂枝人參解表和裏；若傷寒發熱，汗出不解，心下痞鞕，嘔吐而下利者，此爲實，故當以大柴胡下之。陶節庵曰：傷寒邪熱傳裏，須看熱氣淺深用藥。三焦俱傷，則痞滿燥實堅全見，宜大承氣湯；邪在中焦，則有燥實堅三證，宜調胃承氣湯，加甘草和中，去枳、朴者，恐傷上焦氤氲之氣也；邪在上焦，則痞而實，宜小承氣湯，去芒硝者，恐傷下焦真陰也。若表證未除，裏證又急，不得不下者，則用大柴胡湯通表裏而緩治之。大承氣最緊，小承氣次之，調胃又次之，大柴胡又次之。蓋恐硝性燥急，故不輕用。

柴胡加芒硝湯仲景

治傷寒十三日不解，胸脅滿而嘔，日晡潮熱，已而微利。此本柴胡證，知醫以圓藥下之，非其治也。潮熱者，實也，先以小柴胡湯以解外，後以加芒硝湯主之。傷寒十三日，爲再傳經盡當解之時。脅滿而嘔，少陽也；胸滿而日晡潮熱，陽明也，邪氣猶在表裏之間也。

小柴胡湯見和解門 加芒硝六兩

此少陽、陽明藥也。表證誤下，邪熱乘虛入胃，以致下利而滿嘔，潮熱之證猶在傷寒潮熱，爲胃實，故宜下，故仍與柴胡湯以解少陽，加芒硝以蕩胃熱，亦與大柴胡兩解同意。

桂枝加大黄湯仲景

治太陽誤下，轉屬太陰，腹滿大實痛者。腹脹雖屬太陰，若裏證尚淺，腹滿時痛，猶宜和之，以桂枝加芍藥湯；惟滿痛便秘，口燥咽乾者，方可以此湯下之。

桂枝湯見發表門　加大黄一兩　芍藥三兩

此足太陽、太陰藥也。誤下而作結胸，則邪在上，仍屬太陽，今腹滿而大實痛，則邪已入太陰。經曰：諸痛爲實，痛隨利減，故用桂枝以解未盡之表邪，加大黄以下内陷之邪熱。經又曰：太陰病脈弱，其人續自便利，設當行大黄、芍藥者，宜減之，以胃氣弱易動故也。仲景之慎於用下也如是。王海藏曰：腹痛，桂枝加芍藥；大實痛，桂枝加大黄。何爲不只用芍藥、大黄，而於桂枝内加之？要從太陽中來，以太陽爲本也。趙嗣真曰：太陰腹痛有三，有次第傳經之邪，有直入本經之邪，有下後内陷之邪。此腹滿時痛，爲下後内陷之邪，宜桂枝加芍藥湯。大實痛者，桂枝加大黄湯。設遇本經直入陰邪，腹滿實痛，脈沉細者，用此下之，豈不貽結胸之悔耶？周揚俊曰：大實痛者，有宿食也，非大黄不能除，亦通因通用之意也。

水解散《肘後》

治天行一二日，頭痛壯熱。

麻黄四兩　桂心　甘草炙　白芍二兩　大黄　黄芩三兩

此足太陽、陽明藥也。麻黄能開腠發汗，桂心能引血化汗，黄芩以清上中之熱，大黄以瀉中下之熱，甘草、白芍能調胃而和中。蓋天行溫疫，鬱熱自内達外，與傷寒由表傳裏者不同，故雖一二日之淺，可以汗下兼行，不必同於傷寒之治法也。

防風通聖散 河間

治一切風寒暑濕，饑飽勞役，内外諸邪所傷，氣血怫鬱，表裏三焦俱實，憎寒壯熱，頭目昏運，目赤睛痛，耳鳴鼻塞，口苦舌乾，咽喉不利，唾涕稠黏，咳嗽上氣，大便秘結，小便赤澀，瘡瘍音羊腫毒，折跌損傷，瘀血便血，腸風痔漏，手足瘈瘲，驚狂譫妄，丹斑癮疹。憎寒壯熱，邪在表也；頭眩目赤，風熱上攻也；耳鳴口苦，邪在少陽也；便秘痔漏，熱結大府也；小便赤澀，熱蓄膀胱也；瘡瘍癰腫，氣血怫鬱也；丹斑癮疹，風熱在胃也；手足瘈瘲，驚狂譫妄，肝風胃火也。

防風　荆芥　連翹　麻黄　薄荷　川芎　當歸　白芍（炒）　白朮　山梔（炒黑）　大黄（酒蒸）　芒硝（五錢）　黄芩　石膏　桔梗（一兩）　甘草（二兩）　滑石（三兩）　加生薑、葱白煎。自利去硝、黄；自汗去麻黄，加桂枝；涎嗽加薑製半夏。

此足太陽、陽明表裏血氣藥也。防風、荆芥、薄荷、麻黄輕浮升散，解表散寒，使風熱從汗出而散之於上；大黄、芒硝破結通幽，梔子、滑石降火利水，使風熱從便出而泄之於下；風淫於內，肺胃受邪，桔梗、石膏清肺瀉胃；風之爲患，肝木受之，川芎、歸、芍和血補肝；黄芩清中上之火；連翹散氣聚血凝；甘草緩峻而和中（重用甘草、滑石，亦猶六一利水瀉火之意）；白朮健脾而燥濕。上下分消，表裏交治，而能散瀉之中，猶寓溫養之意，所以汗不傷表，下不傷裏也。

本方再加人參補氣，熟地益血，黄柏、黄連除熱，羌活、獨活、天麻、細辛、全蠍祛風，蜜丸，彈子大，每服一丸，茶酒任下，名祛風至寶丹。

喻嘉言曰：此中風門中不易之專方也。本方除大黄、芒硝，名雙解散。麻黄、防風、荆芥、薄荷、川芎以解表，黄芩、梔子、連翹、石膏、滑石以解裏，復有當歸、芍藥以和血，桔梗、甘草、白朮以調氣，故曰雙解。

葛根黄連黄芩湯 仲景

治太陽病桂枝證，醫反下之，利遂不止，脈促者，表未解也，喘而汗出者，此湯主之。發熱頭痛，惡風自汗，所謂桂枝證也。此邪在表而反下之，虛其腸胃，表邪乘虛入裏，遂協熱而利不止也。促爲陽盛，雖下利而脈促，知表未解，前證仍在也。汗出而喘，爲邪氣外甚所致，喘而汗出，爲裏熱氣逆所致，與此湯散表邪清裏熱。脈數而止曰促。

葛根半斤　甘草炙　黄芩二兩　黄連二兩　先煮葛根，内諸藥煎。或加薑、棗。

此足太陽、陽明藥也。表證尚在，醫反誤下，邪入陽明之府，其汗外越，氣上奔則喘，下陷則利，故舍桂枝而用葛根，專治陽明之表葛根能升陽明清氣，又爲治瀉聖藥，加芩、連以清裏熱，甘草以調胃氣，不治利而利自止，不治喘而喘自止矣。又太陽表裏兩解之變法也。

三黃石膏湯

治傷寒溫毒表裏俱熱，狂叫欲走，煩躁大渴，面赤鼻乾，兩目如火，身形拘急，而不得汗；或已經汗下，過經不解，三焦大熱，譫狂鼻衄，身目俱黃，六脈洪數；及陽毒發斑。陶節庵曰：此因熱在三焦，閉塞經絡，津液營衛不通，遂成此證。

石膏兩半　黃芩　黃連　黃柏七錢　梔子三十個　麻黃　淡豉二合　每服一兩，薑三片，棗二枚，細茶一撮煎，熱服。

此足太陽、手少陽藥也。表裏之邪俱盛，欲治內則表未除，欲發表則裏又急，故以黃芩瀉上焦之火，黃連瀉中焦之火，黃柏瀉下焦之火，梔子通瀉三焦之火，而以麻黃、淡豉發散表邪，石膏體重，瀉胃火，能解肌，亦表裏分消之藥也。

五積散《局方》

治少陰傷寒及外感風寒，內傷生冷，身熱無汗，頭痛身痛，項背拘急，胸滿惡食，嘔吐腹痛，寒熱往來，腳氣腫痛，冷秘寒疝，寒瘧惡寒無汗，婦人經水不調。上證皆寒濕爲病也。

白芷　陳皮　厚朴六分　當歸　川芎　芍藥　茯苓　桔梗八分　蒼朮　枳殼七分　半夏　麻黃四分　乾薑　肉桂重表者用桂枝　甘草三分　加薑、葱煎。又法：除桂、芷、枳殼、陳皮，餘藥慢火炒，攤冷，入桂、芷同煎，名熟料五積散。用炒者，助其溫散也。有汗去蒼朮、麻黃；氣虛去枳、桔，加人參、白朮；腹痛挾氣，加吳茱萸；胃寒加煨薑；陰證傷寒，肢冷虛汗加附子；婦人調經加醋艾。

此陰陽表裏通用之劑也。麻黄、桂枝所以解表散寒，甘草、芍藥所以和裏止痛，蒼朮、厚朴平胃土而散滿，陳皮、半夏行逆氣而除痰，芎、歸、薑、芷入血分而祛寒濕，枳殻、桔梗利胸膈而清寒熱，茯苓瀉熱利水，寧心益脾。所以爲解表溫中除濕之劑，去痰消痞調經之方也。一方統治多病，惟活法者變而通之。本方能散寒積、食積、氣積、血積、痰積，故名五積。王海藏曰：桂枝、麻黄、芍藥、甘草，即各半湯也；蒼、朴、陳、草，即平胃也；枳、梗、陳、茯、半，即枳桔半夏等湯也；加芎、歸治血，又加乾薑爲厚朴散。此數藥相合，爲解表溫中之劑，消痞調經之方。雖爲內寒外感表裏之分所製，實非仲景表裏桂枝、麻黄、薑、附之的方也，惟在活法變而通之。陶節庵曰：夫病不身熱頭痛，初起怕寒腹痛，嘔吐泄瀉，踡臥，沉默不渴，脈沉遲無力，人皆知爲陰證矣。至於發熱面赤，煩躁，揭去衣被，脈大，人皆不識，認作陽證，誤投寒藥，死者多矣。不知陰證不分熱與不熱，不論脈之浮沉大小，但指下無力，重按全無，便是浮陰，急與五積散一服，通解表裏之寒。若內有沉寒，必須薑、附溫之，若作熱治而用涼藥，則渴愈甚而躁愈急，豈得生乎？此取脈不取證也。按：傷寒有舍證取脈者，又有舍脈取證者。

本方合人參敗毒散，名五積交加散，治寒濕身體重痛，腰腳酸疼。

麻黄白术湯 東垣

治大便不通，小便赤澀，身面俱腫，色黄，麻木，身重如山，喘促無力，吐痰唾沫，發熱時躁，躁已振寒，項額如冰，目中溜火，鼻不聞香，臍有動氣，小腹急痛。東垣曰：此宿有濕熱伏於榮血之中，木火乘於陽道，爲上盛。短氣喘促，爲陰火傷氣。四肢痿弱，爲腎水不足。冬時寒水得令，乘其旺水，尅火凌木，大勝必有大復，故見諸證。

青皮　陳皮　黄連酒炒　黄柏酒炒　甘草炙　升麻二分　柴胡　桂枝　人參　黄芪　蒼术泔浸　白术土炒　厚朴　豬苓三分　茯苓　澤瀉　吴茱萸四分　白豆蔻　炒麯五分　麻黄不去節六分　杏仁四粒研　分二服。

此足三陽、三陰通治之劑也。前證蓋因表裏俱傷，陽氣抑不得升，故風火濕熱鬱而爲病也。桂枝、麻黄解表祛風，升麻、柴胡升陽散火，黄連、黄柏燥濕清熱，而黄柏又能補腎滋陰，蔻、朴、青、陳利氣散滿，而青、柴又能平肝，蔻、朴又能溫胃，杏仁利肺下氣，神麯化滯調中，吳萸暖腎溫肝，參、芪、甘草、蒼白二朮補脾益氣，二苓、澤瀉通利小便，使濕去而熱亦行。方內未嘗有通大便之藥，蓋清陽升則濁陰自降矣。昂按：此方蓋合四君、五苓、補中、平胃、麻黃、吳萸、解毒而爲一方者也。治證既多，故所用表裏寒熱補瀉之藥俱備，但皆氣藥而無血藥，與五積不同，然乃東垣之方，錄之以見治療之中又有此一種也。

參蘇飲《元戎》

治外感內傷，發熱頭痛，嘔逆咳嗽，痰塞中焦，眩運嘈煩，傷風泄瀉；及傷寒已汗，發熱不止。發熱頭痛，外感也；咳嗽痰壅，嘔逆泄瀉，內傷也；已汗而熱不止，陰虛也。

人參　紫蘇　乾葛　前胡　半夏薑汁炒　茯苓七錢半　陳皮去白　甘草　枳殼麩炒　桔梗　木香二錢

每五錢，加薑、棗煎。外感多者去棗，加葱白；肺中有火，去人參，加杏仁、桑白皮瀉肺；泄瀉加白朮、扁豆、蓮肉炒，燥濕健脾。

此手足太陰藥也。風寒宜解表，故用蘇、葛、前胡；勞傷宜補中，故用參、苓、甘草；橘、半除痰止嘔，枳、桔利膈寬腸，木香行氣破滯。使內外俱和，則邪散矣。溢飲身重注痛者，亦宜此方和解之。劉宗厚曰：此出少陽柴胡例藥，治感冒異氣挾痰飲之病。本方云：前胡、葛根自能解肌，枳殼、橘紅輩自能寬中快膈，毋以性涼爲疑。愚觀藥性非涼，亦是辛平之劑。《元戎》謂參蘇飲治一切發熱皆效，謂有風藥解表，有氣藥和中，則外感風寒，內積痰飲，並可用也。合四物名茯苓補心湯，尤能治虛熱及吐衄便血，乃虛實表裏兼治之劑，然不可過。

本方去人參、前胡，加川芎、柴胡，薑、棗煎，名芎蘇飲《澹寮》，治傷風寒，外有發熱頭痛惡寒，內有咳嗽吐痰氣湧。此或肺有實熱，故去人參，加川芎，爲通陰陽血氣之使。

香蘇飲《局方》

治四時感冒，頭痛發熱，或兼內傷，胸膈滿悶，噯氣惡食。《內經》曰：卑下之地，春氣常在。故東南卑濕之區，風氣柔弱，易傷風寒，俗稱感冒，受邪膚淺之名也。由鼻而入，在於上部，客於皮膚，故無六經形證，惟發熱頭痛而已。胸滿噯氣惡食，則兼內傷也。輕爲感冒，重者爲傷，又重者爲中。

香附炒　紫蘇二錢　陳皮去白一錢　甘草七分　加薑、葱煎。傷食加消導藥；咳嗽加杏仁、桑皮；有痰加半夏；頭痛加川芎、白芷；傷風自汗加桂枝；傷寒無汗加麻黄、乾薑；傷風鼻塞頭昏，加羌活、荆芥；心中卒痛，加延胡索酒一杯。

此手太陰藥也。紫蘇疏表氣而散外寒，香附行裏氣而消内壅，橘紅能兼行表裏以佐之橘紅利氣，兼能發表散寒，蓋氣行則寒散，而食亦消矣　甘草和中，亦能解表爲使也。

茵陳丸《外臺》

治時氣，瘴氣，黄病，痎瘧，赤白痢等證。

茵陳　梔子　鱉甲炙　芒硝二兩　大黄五兩　常山　杏仁炒三兩　巴豆一兩去心皮炒　豉五合　蜜丸，梧子大。每服一丸，或吐，或利，或汗。如不應，再服一丸。不應，則以熱湯投之。老幼以意加減。

此足太陽、太陰、陽明、厥陰藥也。梔子、淡豉，梔豉湯也，合常山可以湧吐，合杏仁可以解肌；大黃、芒硝，承氣湯也，可以蕩熱去實，合茵陳可以利濕退黃三藥名茵陳湯，治黃正藥；加巴豆大熱以祛藏府積寒，加鱉甲滋陰以退血分寒熱。此方備汗吐下三法，故能統治諸病，居平當預合之，以備緩急，雖云劫劑，實佳方也。

和解之劑第六

邪在表宜汗，在上宜吐，在裏宜下，若在半表半裏，則從中治，宜和解。故仲景於少陽證，而以汗吐下三者爲戒也。昔賢云：或熱病脈躁盛而不得汗者，陽脈之極也，死。然有當和解之證，汗之不得汗，和解之力到，汗自出而解，慎勿錯認作死證也。由是觀之，和解之劑，用以分理陰陽，調和營衛，顧不重歟？

小柴胡湯 仲景

治傷寒中風少陽證，往來寒熱，胸脅痞滿，默默不欲食，心煩喜嘔，或腹中痛，或脅下痛，或渴，或咳，或利，或悸，小便不利，口苦耳聾，脈弦；或汗後餘熱不解，及春月時嗽，瘧發寒熱，婦人傷寒熱入血室。寒爲陰，熱爲陽；裏爲陰，表爲陽。邪客於半表半裏，陰出與陽爭，陰勝則寒；陽入與陰爭，陽勝則熱。陽不足則先寒，陰不足則先熱。又曰：太陽行身之後，屬膀胱寒水，爲表；陽明行身之前，屬胃燥金，爲表之裏。邪在於中，近後膀胱水則寒，近前陽明燥則熱也。寒熱有定時者爲瘧，無定時者爲往來寒熱。以熱在表而淺，邪惡正故畏寒，寒已復熱，此邪未並於表裏，故寒熱微而無定時也。半表半裏，屬足少陽膽脈，行於兩脅。手少陽三焦之脈絡心包，風邪干之，心氣不得宣暢，故煩滿，或攻胸脅，故又胸脅痛也。邪在表則呻吟不安，在裏則煩而悶亂，邪自表而方傳裏，故默默靜也。經曰：陽入之陰則靜。邪在表則能食，入裏則不能食，今在表裏之間，故但不欲食，未至於不能食也。邪在表則不煩不嘔，在裏則煩嘔，表方傳裏，故心煩喜嘔也。裏虛協熱，故或渴或利，或腹中痛。裏有停飲，故悸而小便不利。少陽膽脈絡於耳，故耳聾。膽氣上溢，故口苦。膽與肝皆屬木，故脈弦。春月時嗽，少陽當令之時也。血室，衝脈也，男女皆有之。婦人傷寒七八日，邪當傳裏，值經水適來，則邪不入府，乘虛而入血室。或經水適斷，表邪乘虛亦入血室，熱與血搏結而不行，致有寒熱如瘧，暮則譫語，如見鬼狀，在男子則下血譫語，皆爲熱入血室。婦人傷寒與男子無異，惟熱入血室、妊娠傷寒爲不同也。小柴胡在經主氣，在藏主血，故更能入血室。經曰：傷寒中風，有柴胡證，但見一證便是，不必悉具。又曰：傷寒五六日，發熱而嘔，醫以他藥下之，柴胡證仍在者，復與柴胡湯，必蒸蒸而振，發熱汗出而愈。或濕熱在半表半裏而發黃者，仍與小柴胡湯和其表裏，雖雜證不能外也。亦治傷寒五六日，頭汗出，微惡寒，手足冷，心下滿，不欲食，大便鞕，脈細者，爲陽微結。仲景曰：汗出爲陽微。假令純陰結，不得復有外證，脈雖沉緊，不得爲少陰病。所以然者，陰不得有汗，今頭有汗，故知非少陰也。按：三陰脈皆至頸胸中而還，不上循頭。程郊倩曰：熱雖結而不甚也，以有微惡寒之半表在。至於脈沉，雖似裏陰，則又有頭汗出之證以別之。凡脈細，脈沉，脈緊，皆陽熱鬱結之證，無關少陰也。可見陽氣一結，不但陽證似陰，陽脈亦似陰矣。

柴胡八兩　半夏半升　人參　甘草　黃芩　生薑三兩　大棗十二枚　嘔逆加生薑、陳皮生薑散逆，陳皮順氣；煩而不嘔去半夏、人參，加栝蔞以蕩鬱熱；渴者去半夏，加花粉生津；若不渴，外有微熱，去人參，加桂枝，覆取微汗解肌；咳嗽去參、棗、生薑，加五味子、乾薑咳爲氣逆肺寒，五味斂肺，乾薑散寒。戴元禮曰：少陽有嗽無喘，有喘非少陽也；陽明有喘無嗽，有嗽非正陽明也；虚煩加竹葉、粳米竹葉涼心，粳米和胃；齒燥無津加石膏齒燥屬陽明火，石膏清胃止渴；痰多加栝蔞、貝母能去熱痰；腹痛去黄芩，加芍藥黄芩寒中，芍藥合甘草和裏；脅下痞鞕，去大棗，加牡蠣大棗甘令人滿，牡蠣鹹能軟堅；脅下痛加青皮、芍藥脅爲肝膽之部，痛屬肝火，二藥平肝；心下悸，小便不利，去黄芩，加茯苓經曰：太陽證飲水多，心下必悸。水停心下，故悸。水蓄不行，故小便不利。黄芩苦，反堅腎，茯苓淡能利水；本經頭痛加川芎入肝活血，散鬱除風；發黄加茵陳利濕。

此足少陽藥也。膽爲清淨之府，無出無入，其經在半表半裏，不可汗吐下，法宜和解。仲景曰：少陽中風，耳聾目赤，胸滿而煩，不可吐下，吐下則悸而驚。釋曰：邪在半表半裏，以吐除煩，吐則傷氣，氣虚者悸；以下除滿，下則亡血，血虚者驚。又曰：傷寒脈弦細，頭痛發熱者，屬少陽，不可汗，汗之則譫語。釋曰：汗之亡津液，少陽之邪，因之入胃，故譫語。邪入本經，乃由表而將至裏，當徹熱發表，迎而奪之，勿令傳太陰。柴胡味苦微寒，少陽主藥，以升陽達表爲君；黄芩苦寒，以養陰退熱爲臣陽不足則陰湊之，故發寒，用黄芩降陰氣，使不陷入陽中，則不寒；陰不足則陽湊之，故發熱，用柴胡升陽氣，使不陷入陰中，則不熱。又曰：柴胡、黄芩之苦寒以退熱，半夏、生薑之辛溫以退寒，人參、大棗、甘草之甘溫以助正氣。；**半夏辛溫，能健脾和胃，以散逆氣而止嘔；人參、甘草以補正氣而和中，使邪不得復傳入裏爲佐**二藥固太陰，使木邪不致尅土，然必虚人方可用參**；邪在半表半裏，則營衛爭**表屬衛，裏屬營**，故用薑、棗之辛甘以和營衛，爲使也。**李時珍曰：少陽證雖在半表半裏，而胸膈痞滿，實兼心肺上焦之邪，心煩喜嘔，默默不欲食，又兼脾胃中焦之證，故用黄芩以治手足少陽相火，黄芩亦少陽藥也。昂按：半夏止嘔和胃健脾，亦通治煩嘔不欲食。寒熱間作，脾亦有之，不獨少陽也。小柴胡之用半夏，以邪在半表半裏則陰陽爭，用半夏和胃而通陰陽也。《靈樞經》用治不眠，亦同此意。而仲景治喉痺咽痛及大小便秘，皆用半夏，取其辛能潤燥，又能散也。丹溪謂半夏能使大便潤而小便長，今人專以半夏爲除痰之藥，稍涉燥證，輒不敢用，而半夏之功用不復見知於世矣。徐忠可曰：小柴胡能引清氣而行陽道，能引胃氣上行而行春令，能散諸經血凝氣聚，故凡邪之表裏混雜者，俱藉之以提出少陽，俾循經而散，以柴、甘、生薑爲定藥，餘則加減隨證耳。陶節庵曰：本經證心下飽悶，未經下者，非結胸也。乃表邪傳至胸中，未入於府，尚爲在表，只須小柴胡加枳、桔，不效，就以本方對小陷胸加枳、桔，一服豁然，其效如神。喻嘉言曰：傷寒分表裏中三治，表裏之邪俱盛，則從中而和之，故有小柴胡之和法，用人參、甘草、半夏、生薑、大棗助脾和中，但帶柴胡一味透表，黄芩一味透裏。飲入胃中，聽胃氣之升者，帶柴胡出表；胃氣之降者，帶黄芩入裏。一和而表裏之邪盡，服未盡者加工治之，不相扞格矣。又曰：虚勞發寒熱者，乃衛虚則惡寒，營虚則發熱耳，緩調營衛，俾不亢戰，寒熱自止。若誤用小柴胡，俾汗多而衛傷於外，便溏而營傷於內，虚熱轉加，病益甚矣。吳綬曰：小柴胡爲半表半裏之劑，太陽經之表熱，陽明經之標熱，皆不能解也。若夫陽氣虚寒，面赤發熱，脈沉足冷者，服之立見危殆。及內有虚寒，大便不實，婦人新產發熱，皆不可用也。李士材曰：今人治傷寒，不分陰陽表裏，概用此方去參投之，以爲平穩，殺人多矣，不獨峻劑也。李東垣曰：若血受病，亦先調氣，謂氣不調則血不行，氣夫血婦也。如婦人經病，先柴胡以行經之表，次四物以行經之裏，亦先氣而後血也。

本方以前胡代柴胡，名小前胡湯崔氏，治同。胡洽云：亦仲景方。本方加陳皮、芍藥，名柴胡雙解散節庵，治同。本方加芒硝，名柴胡加芒硝湯仲景。見表裏門。本方加桂枝，名柴胡加桂枝湯仲景，治傷寒六七日，發熱微惡寒，支節煩痛，微嘔，心下支結，外證未去者。傷寒六七日，邪當傳裏。支結者，胸中支撑而結也。喻嘉言曰：謂結於心之邊旁也。嘔而支結，爲將傳裏。發熱惡寒，骨節煩痛，爲外證未除，宜和解。昂按：此兼太陽，故加桂枝。《脈經》曰：發汗多亡陽譫語，不可下。宜此湯和其營衛以通津液，自愈。本方除黄芩、甘草，加桂枝、茯苓、龍骨、牡蠣、鉛丹、大黄，名柴胡加龍骨牡蠣湯仲景，治傷寒八九日，下之，腹滿煩驚，小便不利，譫語，身重不可轉側。傷寒八九日，過經然後下之，可謂慎矣。孰知外邪未盡，乘虚入裏，煩滿者，陽熱入胸也；驚者，心惡熱而神不守也；煩驚雖係乎心，亦因膽虚，爲將軍之官失榮而多畏也；小便不利，裏虚而津液不行也；譫語，胃熱也；身重不可轉側，陽氣不營於表也；與柴胡湯以除煩滿，加茯苓、龍骨、牡蠣、鉛丹，收斂神氣而鎮驚，而茯苓、牡蠣又能行津液、利小便；加大黄以逐胃熱，止譫語；加桂枝以行陽氣；合柴胡以散表邪而解身重；因滿故去甘草。按：傷寒傳足不傳手，其實原無界限。此證邪熱干心，神明内亂，故致煩驚譫語，仲景加入心藥數種，不專以足經之治治之也。本方去半夏、人參、薑、棗，加桂枝、乾薑、花粉、牡蠣，名柴胡桂枝乾薑湯仲景，治傷寒汗下後，胸脅滿，微結，小便不利，渴而不嘔，但頭汗出，往來寒熱，心煩者。頭汗寒熱而兼滿渴，表裏皆有邪，故除人參、半夏，而加桂枝以解太陽，乾薑以散滿，花粉以生津，牡蠣以軟堅，以此和解，復津液而助陽。亦治瘧發寒多熱少，或但寒不熱。喻嘉言曰：小柴胡本陰陽兩停之方，可從寒熱以爲進退。此方加薑、桂則進而從陽，其加芩、連以退而從陰，可以類推。李梃曰：傷寒餘熱未盡，重感六淫之氣，變而爲瘧，治法與雜病不同。寒多熱少，或單寒者，太陽邪變也，柴胡桂枝湯；熱多寒少，或單熱，骨節煩痛者，陽明邪變也，白虎湯加桂；寒熱相等，或先熱者，少陽邪變也，小柴胡湯，渴者去半夏，加花粉、知母；寒熱大作，戰慄，汗出不散者，太陽陽明合病也，桂枝石膏湯。服此後瘧愈甚者，三陽合病也，恐傳入陰經，從卯至午，發而嘔吐，大便閉者，大柴胡湯下之；從午至酉，發而腹滿便閉者，大承氣湯下之；從酉至寅，發而欲狂，喜忘便黑者，桃仁承氣湯微利之；不敢下者，梔子升麻湯；若挾痰食瘴氣，治法與雜病略同。附桂枝石膏湯：桂枝一錢，黃芩二錢，石膏、知母各三錢。桂枝黃芩湯：即小柴胡加石膏二錢，知母二錢，桂枝五分。李梃曰：二方以桂枝治太陽，白虎治陽明，柴胡治少陽，意甚明顯。挾痰合二陳，食積合平胃，溺澀合五苓，便閉合大柴胡，無汗加葛根、蒼朮，有汗加黃芪、白朮，夜發加白芍、桃仁，日久加常山、檳榔吐之，治瘧之法盡矣。本方去半夏，加花粉，名柴胡去半夏加栝蔞根湯《金匱》，治往來寒熱而渴，及勞瘧。花粉潤燥生津。太陽小便不利而渴，宜五苓；陽明大便不利而渴，宜調胃承氣、大柴胡；已利而渴，宜白虎；少陽寒熱往來而渴，宜此湯。遇勞即發，名勞瘧。本方去柴胡、黃芩，加厚朴，名厚朴生薑半夏甘草人參湯仲景，治發汗後腹脹滿者。凡吐下後脹滿者，乃當汗不汗，誤與吐下，表邪乘虛入裏，邪氣盛則實之證也。

汗後表已解而脹滿者，知非裏實，緣脾胃氣虛，陰氣內壅而爲脹也，法當補虛散滯。本方除半夏，加當歸、白芍、大黃，名柴胡飲子子和，治肌熱、蒸熱、積熱，汗後餘熱，脈洪實弦數表爲肌熱，裏爲蒸熱，壅爲積熱，亦治瘧疾。喻嘉言曰：子和法中略施攻補，深中肯綮。本方加羌活、防風，名柴胡羌活湯，治溫疫少陽證。本方加桔梗，名柴胡桔梗湯，治春嗽。本方合平胃散，名柴平湯，治濕瘧身痛身重。本方加青黛，薑汁糊丸，名清鎮丸潔古，治嘔吐脈弦，頭痛及熱嗽。本方一分，加四物二分，名柴胡四物湯，治婦人日久虛勞，微有寒熱。本方與四物各半，名調經湯。

黃連湯仲景

治傷寒胸中有熱而欲嘔，胃中有寒而腹痛。成氏曰：濕家下後，舌上有胎者，是丹田有熱，胸中有寒，是邪氣入裏而爲下熱上寒也。此傷寒邪氣傳裏而爲下寒上熱也。胃中有邪氣，使陰不得升而獨治於下，爲下寒，腹中痛；陽不得降而獨治於上，爲胸中熱，欲嘔吐，與此湯以升降陰陽。

黃連炒　乾薑炒　桂枝　甘草三兩　人參二兩　半夏半升　大棗十二枚

此足陽明藥也。黃連苦寒泄熱以降陽，薑、桂辛溫除寒以升陰，人參助正祛邪，半夏和胃止嘔，甘草、大棗調中止痛。上中二焦寒熱交戰，以此和解之。喻嘉言曰：濕家下之，舌上有胎者，丹田有熱，胸中有寒也，仲景亦用此湯，何耶？蓋傷寒分表裏中三治，表裏之邪俱盛，則從中而和之，故有小柴胡之和法。至於丹田胸中之邪，在上下而不在表裏，即變柴胡爲黃連湯，以桂枝代柴胡，以黃連代黃芩，以乾薑代生薑，飲入胃中，聽胃氣之上下敷布，故不問下寒上熱，上寒下熱，皆可治之也。夫表裏之邪，則用柴、芩，用生薑之辛以散之；上下之邪，則用桂、連，用乾薑之辣以開之。仲景聖法灼然矣。昂按：上下未有不分表裏者，大概上焦屬表，中下屬裏，胸中與太陽爲近，故用桂枝。嘉言著眼雖高，而立言尚有未盡。

黃芩湯仲景

治太陽少陽合病自下利者。合病者，謂有太陽之證，身熱頭痛脊強，又有少陽之證，耳聾脅痛，嘔而口苦，寒熱往來也。自利者，不因攻下而泄瀉也。自利固多可溫，然腸胃有積結，與下焦客熱，又非溫劑所能止，或分利之，或攻泄之可也。成氏曰：太陽陽明合病下利爲在表，與葛根湯以汗之；少陽陽明合病下利爲陽邪入裏，與承氣湯以下之；此太陽少陽合病下利，爲在半表半裏，與黃芩湯以和解之。

黄芩三兩　芍藥　甘草二兩　大棗十二枚

此足太陽、少陽藥也。成氏曰：盛而不實者，苦以堅之，酸以收之，黄芩、芍藥之苦酸以堅斂腸胃之氣；弱而不足者，甘以補之，甘草、大棗之甘以補腸胃之弱。昂按：二經合病，何以不用二經之藥？蓋合病而兼下利，是陽邪入裏，則所重者在裏，故用黄芩以徹其熱，而以甘、芍、大棗和其太陰，使裏氣和則外證自解，和解之法，非一端也。仲景之書，一字不苟，此證單言下利，故此方亦單治下利。《機要》用之治熱痢腹痛，更名黄芩芍藥湯。潔古因之加木香、檳榔、大黄、黄連、歸尾、官桂，更名芍藥湯，治下痢。仲景此方，遂爲萬世治痢之祖矣。

本方加半夏半升、生薑三兩，名黄芩加半夏生薑湯仲景，治前證兼嘔者嘔，胃氣逆也，加半夏、生薑以散逆氣。《千金》曰：生薑嘔家聖藥，是散其逆氣也。《金匱》曰：嘔家用半夏以去其水，水去則嘔止，是下其痰飲也；亦治膽府發咳，嘔苦水如膽汁。胃氣逆則嘔苦，膽液溢則口苦。本方除大棗，名黄芩芍藥湯，治火升鼻衄及熱痢。《外臺》黄芩湯，黄芩、人參、乾薑各三兩，桂枝一兩，半夏半升，大棗十二枚，治乾嘔下痢。

芍藥甘草湯

治腹中不和而痛。此陰陽氣血不和，肝木乘脾之故也。腹痛有寒有熱，有虚有實，有食積，有濕痰，有死血，有蟲。寒痛者，痛無增減，或兼吐利；熱痛者，時痛時止，腹滿堅結；實痛者，痛甚脹滿，手不可按；虚痛者，按之即止；食痛者，痛甚則利，利後痛減；死血痛者，痛有常處；濕痰痛者，脈滑，痰氣阻礙，不得升降；蟲痛者，時作時止，面白唇紅。大抵胃脘下大腹痛者，多屬食積外邪；繞臍痛者，屬痰火積熱；臍下小腹痛者，屬寒，或瘀血，或溺澀。仲景用治誤表發厥，脚攣吐逆，與乾薑甘草湯以復其陽，厥愈足溫者，更作此湯以和其陰，其脚即伸。酸甘相合，用補陰血。王海藏曰：稼穡作甘，甘者己也；曲直作酸，酸者甲也。甲己化土，此仲景妙方也。

白芍藥　甘草炙各四兩

脈緩傷水，加桂枝、生薑；脈洪傷金，加黄芩、大棗；脈澀傷血，加當歸；脈弦傷氣，加芍藥；脈遲傷寒，加乾薑。

此足太陰、陽明藥也。氣血不和，故腹痛。白芍酸收而苦泄，能行營氣；炙草溫散而甘緩，能和逆氣。又痛爲木盛尅土諸痛皆屬肝木，白芍能瀉肝，甘草能緩肝和脾也。虞天民曰：白芍不惟治血虚，大能行氣。腹痛者，營氣不和，逆於肉裏，得白芍行其營氣，又以甘草之甘緩和其逆氣，此不治之治，乃所以深治之也。

本方去芍藥，加乾薑二兩，炮，名甘草乾薑湯仲景。別見寒門，《金匱》用此治肺痿肺冷，吐涎沫，小便數。以此溫之。本方加附子，名芍藥甘草附子湯仲景。別見寒門。本方加黃芩，名黃芩芍藥湯《機要》，治熱痢，腹痛後重，身熱，膿血稠黏，及鼻衄不止，脈洪數。此即仲景之黃芩湯除大棗。本方加白朮，名白朮芍藥湯《機要》，治脾濕水瀉，身重困弱。《保命集》曰：瀉痢不止，或暴下者，皆太陰受病，故不可離芍藥；人不受濕則不痢，故須白朮。四時下痢，於白芍、白朮內，春加防風，夏加黃芩，秋加厚朴，冬加桂、附。更詳外證治之，如身睏倦加白朮；自汗逆冷，氣息微，加桂、附以溫之；如裏急後重，膿血稠黏，雖在盛冬，於溫藥內亦加大黃。

栝蔞薤白白酒湯《金匱》

治胸痹，喘息咳唾，胸背痛，短氣。胸中者，心肺之分，故喘息而咳唾。諸陽受氣於胸中，轉行於背，氣痹不行，故胸背爲痛而短氣。

栝蔞一枚　薤白三兩　白酒四升

此上焦膻中藥也。膻中，兩乳中間。經曰：膻中者，臣使之官，喜樂出焉。喻嘉言曰：胸中陽氣如離照當空，曠然無外，設地氣一上，則窒塞有加，故知胸痹者，陰氣上逆之候也。仲景微則用薤白、白酒以益其陽，甚則用附子、乾薑以消其陰。世醫不知胸痹爲何病，習用豆蔻、木香、訶子、三棱、神麯、麥芽等藥，坐耗其胸中之陽，亦相懸矣。薤葉光滑，露亦難竚，故曰薤露。其性滑泄，能通氣滯，故胸痹、下重並用之。

本方加半夏，名栝蔞薤白半夏湯《金匱》，治胸痹不得臥，心痛徹背。以不得臥，故加半夏。

本方除白酒，加枳實、厚朴、桂枝，名枳實薤白桂枝湯《金匱》，治胸痹氣結在胸，胸滿，脅下逆搶心。

溫膽湯《集驗》

治膽虛痰熱不眠，虛煩驚悸，口苦嘔涎。膽以溫爲候，虛則寒，寒則不眠；驚悸亦由於膽虛；虛火上溢故口苦；嘔吐多屬半表半裏少陽膽經之邪；膽虛氣鬱，致脾生痰涎而煩嘔，傷寒病後多有此證。

陳皮去白　半夏薑製　茯苓或用茯神　甘草　枳實麩炒　竹茹　加薑煎，或加棗。《局方》無茯苓。如心虛加人參、棗仁；心內煩熱加黃連、麥冬；口燥舌乾去半夏半夏行水耗津，加麥冬、五味、花粉；表熱未清加柴胡；內虛，大便自利去枳實，加白朮；內實心煩加黑梔子。

此足少陽、陽明藥也。橘、半、生薑之辛溫，以之導痰止嘔，即以之溫膽戴氏云：痰在膽經，神不歸舍，亦令人不寐；枳實破滯，茯苓滲濕，甘草和中，竹茹開胃土之鬱，清肺金之燥，涼肺金即所以平甲木也膽爲甲木，金能平木，如是則不寒不燥而膽常溫矣。經又曰：胃不和則臥不安。又曰：陽氣滿不得入於陰，陰氣虛故目不得瞑。半夏能和胃而通陰陽，故《內經》用治不眠。二陳非特溫膽，亦以和胃也。

溫膽湯，即二陳加枳實、竹茹。《三因》云：心虛膽怯，氣鬱生涎，涎與氣搏，變生諸證，觸事易驚，或夢寐不祥，或短氣悸乏，或自汗，並溫膽湯主之。嘔則以人參代竹茹。《內經》半夏湯治痰盛不眠：半夏五合，糯米一升，用清水揚萬遍，煮服，汗出即已。半夏除痰而利小便，糯米益陰而利大腸，使上下通則陰陽和矣。經又曰：諸水病者，故不得臥，臥則驚，驚則咳甚。《準繩》云：《內經》半夏湯，皆去飲之劑，無飲者勿服。《金匱》治虚勞虚煩不眠，用酸棗仁湯：棗仁二升，甘草一兩，知母、茯苓、芎藭各二兩。《深師》加生薑二兩，此補肝之劑。經曰：臥則血歸於肝。昂按：本草云，棗仁炒用治膽虚不眠，生用治膽熱好眠，竊謂膽熱必有心煩口苦之證，何以反能好眠乎？溫膽湯治不眠，用二陳加竹茹、枳實，二味皆涼藥，乃以涼肺經之熱，非以溫膽經之寒也。其以溫膽名湯者，以膽欲不寒不燥常溫爲候耳。膽熱好眠四字，不能無疑也。

本方加人參、遠志、棗仁、熟地，名十味溫膽湯，治夢遺驚惕。

逍遥散《局方》

治血虚肝燥，骨蒸勞熱，咳嗽潮熱，往來寒熱，口乾便澀，月經不調。骨蒸潮熱，肝血虚也；肝火乘肺故咳嗽；邪在少陽故往來寒熱；火盛爍金，不能生水，故口渴便秘；肝藏血，肝病故經水不調。

柴胡　當歸酒拌　白芍酒炒　白朮土炒　茯苓一錢　甘草炙五分　加煨薑、薄荷煎。

此足少陽、厥陰藥也。肝虚則血病，當歸、芍藥養血而斂陰；木盛則土衰，甘草、白朮和中而補土（補土生金，亦以平木）；柴胡升陽散熱，合芍藥以平肝，而使木得條達（木喜條達，故以瀉爲補，取疏通之義）；茯苓清熱利濕，助甘、朮以益土，而令心氣安寧（茯苓能通心腎）；生薑暖胃祛痰，調中解鬱；薄荷搜肝瀉肺，理血消風，疏逆和中。諸證自已，所以有逍遥之名。（有乾咳嗽者，丹溪曰：極爲難治。此係火鬱之證，乃痰鬱其火邪在中，用逍遥散以開之，下用補陰之劑可愈。昂按：此即後條《醫貫》所言之旨也。）

本方加丹皮、梔子，名八味逍遥散（薛己），治怒氣傷肝，血少目暗。（目爲肝竅。經曰：目得血而能視。肝傷血少則目昏。丹皮能瀉血中伏火，梔子能瀉三焦鬱火，故薛氏加之以抑肝氣，兼以調經也。《醫貫》曰：古方逍遥散，柴胡、薄荷、當歸、芍藥、陳皮、甘草、白朮、茯神。其加味者，則丹皮、梔子。余以山梔屈曲下行泄水，改用吳茱炒連。其論五鬱，曰：東方先生木，木者生生之氣，即火氣也。火附木中，木鬱則火亦鬱矣，火鬱則土自鬱，土鬱則金鬱，金鬱則水鬱，五行相因，自然之理也。余以一方治木鬱，而諸鬱皆愈，逍遥散是也。方中柴胡、薄荷二味最妙。蓋膽乃甲木少陽之氣，其氣柔嫩，像草穿地而未伸，此時若被寒風一鬱，即軟萎遏抑，不能上伸，不上伸則下尅脾土，而金水並病矣。惟得溫風一吹，鬱氣始得暢達也。蓋木喜風搖，寒即摧萎，溫即發生。柴胡、薄荷辛能發散，溫能入少陽，古人立方之妙如此。其甚者，方中加吳茱炒連，即左金丸。黄連清心火，吳茱氣臊，肝氣亦臊，同氣相求，以平肝木，木平則不生心火，火不刑金而金能制木，不直伐木，而佐金以制木，此左金所以得名也。此法之巧者，然猶未也，繼用六味地黄加柴胡、芍藥以滋腎水，俾能生木。逍遥散風以散之也，地黄飲雨以潤之也，木有不得其天者乎？此法一立，木火之鬱既舒，木不下尅土，土亦得滋潤，無燥熇之患，金水自能相生。余謂一法可通五法者如此。推而廣之，凡寒熱往來，惡寒惡熱，嘔吐，吞酸嘈雜，胸痛，脅痛，小腹脹，頭暈，盜汗，黄疸，溫疫，疝氣，飧泄等證，皆對證之方。推而傷寒、傷風、傷濕，除直中外，凡外感者，皆作鬱看，以逍遥散加減出入，無不獲效。如小柴胡湯、四逆散、羌活湯，大同小異，然不若此方之響應也。倘一服即愈，少頃復發，或頻發而愈甚，此必下寒上熱之假證，此湯不可復投，當改用溫補之劑，如陽虛以四君子湯加溫熱藥，陰虛以六味湯加溫熱藥，玄機之士，不須余贅矣。又曰：余於冬月正傷寒麻黄、桂枝證作寒鬱治，不惡寒者作火鬱治，此余創論也。既曰寒邪，何故入内而反爲熱？不知即是本身之火爲寒所鬱，一步返歸一步，久則純熱矣。三黄解毒解其火也，葛根、升麻火鬱發之也，三承氣土鬱奪之也，小柴胡木鬱達之也，此理甚簡易。劉守真謂用麻黄、桂枝必加涼藥，子和六神通解加石膏於麻黄、蒼朮中，陶氏謂九味羌活可代三方，皆非也。不若逍遥散，真可一方代三方也。火爲寒鬱，熬煎腎水，至木旺時，無生發滋潤之本，故發熱而渴，非外感也。余以六味湯滋其水，以柴胡舒其木，活人多矣。

六和湯《局方》

治夏月飲食不調，内傷生冷，外傷暑氣，寒熱交作，霍亂吐瀉；及伏暑煩悶，倦怠嗜臥，口渴便赤，中酒等證。風寒暑濕之邪，傷脾則瀉，傷胃則吐，傷肺則渴，傷膀胱則溺赤。陰陽相爭則寒熱交作，或霍亂轉筋。脾主四肢，傷則倦怠。傷酒亦以溫散爲治。

砂仁　藿香　厚朴　杏仁　半夏　扁豆　木瓜　人參　白朮　赤茯苓

甘草　加薑、棗煎。傷暑加香薷，傷冷加紫蘇。一方無白朮，一方有蒼朮。

此足太陰、陽明藥也。藿香、砂仁、杏仁、厚朴香能舒脾，辛能行氣，而砂仁、厚朴兼能化食；木瓜酸能平肝舒筋肝木乘脾故轉筋，木瓜酸能斂肺，助肺金以平肝邪，故治霍亂轉筋，扁豆、赤茯淡能滲濕清熱，而扁豆又能散暑和脾；半夏辛溫，散逆而止嘔；參、朮甘溫，補正以匡邪；甘草補中，協和諸藥，薑、棗發散而調榮衛，皆所以和之也。或加香薷者，用以祛暑；加紫蘇者，用以發表散寒也。吳鶴皋曰：六和者，和六府也。脾胃爲六府之總司，先調脾胃，則水精四布，五經並行，百骸九竅皆太和矣。昂按：六和者，和六氣也。若云和六府，則五藏又不當和乎？蓋風寒暑濕燥火之氣，夏月感之爲多，故用諸藥匡正脾胃，以拒諸邪而平調之也。

藿香正氣散《局方》

治外感風寒，內傷飲食，憎寒壯熱，頭痛嘔逆，胸膈滿悶，咳嗽氣喘，及傷冷傷濕，瘧疾，中暑，霍亂吐瀉。凡感嵐瘴不正之氣者，並宜增減用之。元氣虛弱之人慎用。

藿香　紫蘇　白芷　大腹皮　茯苓三兩　白朮土炒　陳皮　半夏麯　厚朴薑製　桔梗二兩　甘草一兩　每服五錢，加薑、棗煎。一方加木瓜。氣脫能收，氣滯能和。傷食重者，加消食藥。

此手太陰、足陽明藥也。藿香辛溫，理氣和中，辟惡止嘔，兼治表裏爲君；蘇、芷、桔梗散寒利膈，佐之以發表邪；厚朴、大腹行水消滿，橘皮、半夏散逆除痰，佐之以疏裏滯；苓、朮、甘草益脾去濕，以輔正氣爲臣使也。正氣通暢，則邪逆自除矣。吳綬曰：若太陽傷寒，頭痛發熱，骨節痛者，此方全無相干，如妄用之，雖汗出亦不解，變成壞證者多矣。凡傷寒發熱脈沉，元氣虛人，並夾陰傷寒發熱者，皆不可用。戴元禮曰：肥人多中，以氣盛於外而歉於內也。肺爲氣出入之道，人肥者必氣急，氣急必肺邪盛，肺金尅肝木，膽爲肝之府，故痰涎壅盛，治之必先理氣。中後氣未盡順，痰未盡降，調理之劑，當以藿香正氣散和星香散。服此藥非特治中風之證，中氣、中惡、霍亂尤宜。

本方合三味香薷飲（香薷、扁豆、黃連），名藿薷湯，治伏暑吐瀉轉筋。

三解湯

治時行瘧之通劑。此三陽經瘧也。《機要》曰：瘧有中三陽者，有中三陰者，其證各殊，同傷寒也。在太陽謂之寒瘧，治多汗之；在陽明謂之熱瘧，治多下之；在少陽謂之風瘧，宜和之。此三陽受病，謂之暴瘧，發在夏至後處暑前，此傷之淺者也。在三陰經，總謂之濕瘧，當從太陰經論之，發在處暑後冬至前，此傷之重者。遠而爲痎，痎者老也，居西方，宜毒藥療之。李梴曰：凡瘧須分陰陽：氣虛屬陽，血虛屬陰；發於春夏屬陽，發於秋冬屬陰；自子至巳屬陽，自午至亥屬陰；邪淺在府爲陽，與營衛並行，故一日發；邪深在藏爲陰，橫連膜原，不能與衛氣並行，故間日發，或三四日一發。衛虛則先寒，營虛則先熱。喻嘉言曰：瘧發必有寒有熱。蓋外邪伏於半表半裏，適在少陽所主之界，出與陽爭，陰勝則寒，入與陰爭，陽勝則熱。即純熱無寒爲癉瘧、溫瘧，純寒無熱爲牝瘧，要皆自少陽而造其極偏，補偏救弊，亦必還返少陽之界，使陰陽協和而後愈也。謂少陽而兼他經則有之，謂他經而不涉少陽則不成其爲瘧矣。脈縱屢遷，而弦之一字實貫徹之也。昂按：瘧之不離少陽，猶咳之不離於肺，故經曰五藏六府皆令人咳，然必傳以與肺也。

柴胡　麻黃（去節）　澤瀉（各三錢）

此足少陽藥也。吳鶴皋曰：病有三在，在表、在裏及在半表半裏也。瘧邪藏於分肉之間，邪正分爭，並於表則在表，並於裏則在裏，未有所並，則在半表半裏。麻黃之辛，能散表邪由汗而泄；澤瀉味鹹，能引裏邪由溺而泄；柴胡升陽發熱，居表裏之間而和解之。此但可以治實瘧，虛者當辨其氣血而加補劑。晝發屬氣，夜發屬血。

清脾飲 嚴用和

治瘧疾熱多寒少，口苦嗌乾，小便赤澀，脈來弦數。熱多，陽勝也；口苦嗌乾，肝膽火也；熱盛故便赤；瘧邪居於半表半裏，屬少陽甲膽之分，肝膽屬木，故脈弦。

青皮　厚朴醋炒　柴胡　黃芩炒　半夏薑製　茯苓　白朮土炒　甘草炙　草菓

加薑煎。一方加檳榔。大渴加麥冬、知母；瘧不止加酒炒常山一錢，烏梅二個。常山劫痰截瘧，烏梅斂陰清熱。

此足少陽、太陰藥也。瘧爲肝膽之邪，然多因脾胃受傷而起。脾屬濕土，重感於濕，濕生熱，熱生痰，故見前證也。脾既受病，木又尅之，故用青皮、柴胡以破滯而伐肝（柴胡疏上焦肝氣，青皮疏下焦肝氣）；半夏、厚朴以行痰而平胃（厚朴平胃，半夏燥痰。古云無痰不作瘧）；茯苓用以滲濕；黄芩用以清熱；草菓辛熱，能散太陰之積寒，除痰而截瘧（能清膏粱之痰），蓋先去其害脾者；而以白术、甘草調而補之也。

此即小柴胡湯加減，從溫脾諸方而一變也。虛瘧忌用。吳鶴皐曰：清脾非清涼之謂，乃攻去其邪，而脾部爲之一清也。劉宗厚因草菓之辛熱而譏焉，是未達嚴用和氏之精矣。張子和曰：世醫以瘧爲脾寒，甚者歸之祟怪，良可笑也。劉宗厚曰：暑盛陽極，伏陰在內，人或納涼澡浴，寒客肌肉之間，或饑飽勞役，內傷而病作。肌肉屬脾，發則惡寒戰慄，乃謂之脾寒耳，實由風寒濕暍，邪鬱腠理。夏時毛竅疏通，而不爲病，至秋氣收斂之際，表邪不能發越，故進退不已，往來寒熱，熱如淩虐人之狀，所以名瘧，即四時之傷寒也。十二經皆能爲病。古方多兼理內傷取效，由脾胃和，精氣通，陰陽和解，諸邪悉散，實非脾病也。世用發表解肌、溫經散寒等法，亦未嘗執於燥脾刼劑也。昂按：脾虛惡寒，胃虛惡熱，寒熱間作，脾亦有之，不獨少陽也。雖十二經藏皆能爲瘧，而脾胃受傷者實多，故仲景小柴胡湯，人參、甘草、半夏、薑、棗，皆脾胃藥，其治少陽，獨柴胡一味而已。嚴氏宗之，故以小柴胡加減而立清脾飲，是明從脾胃論治矣。劉氏之論，亦主脾胃內傷，乃不敢翻子和之案，以爲非脾病，恐不然也。又古方用辟邪丹、雄硃丸治鬼瘧，蓋雜病多有挾鬼疰者，何獨於瘧必云無此也。

痛瀉要方 劉草窗

治痛瀉不止。脾虛故瀉，肝實故痛。吳鶴皋曰：此與傷食不同，傷食腹痛，得瀉便減，今瀉而痛不止，故責之土敗木賊也。戴氏曰：水瀉腹不痛者，濕也；痛甚而瀉，瀉而痛減者，食積也；瀉水腹痛腸鳴，痛一陣，瀉一陣，火也；或瀉或不瀉，或多或少者，痰也；完穀不化者，氣虛也。

白朮土炒三兩　白芍炒二兩　陳皮炒兩半　防風一兩　或煎、或丸。久瀉，加升麻。

此足太陰、厥陰藥也。白朮苦燥濕，甘補脾，溫和中；芍藥寒瀉肝火，酸斂逆氣，緩中止痛；防風辛能散肝，香能舒脾，風能勝濕，爲理脾引經要藥；東垣曰：若補脾胃，非此引用不能行。陳皮辛能利氣，炒香尤能燥濕醒脾，使氣行則痛止。數者皆以瀉木而益土也。

黄連阿膠丸《局方》

治冷熱不調，下痢赤白，裏急後重，臍腹疼痛，口燥煩渴，小便不利。濕熱鬱於腸胃，故腹痛口渴而便秘。

黄連三兩　茯苓二兩　阿膠炒一兩　爲末，水熬阿膠爲丸，空心米湯下。《延年》除茯苓，加乾薑、當歸，名駐車丸，治同。

此手足陽明藥也。黄連瀉火燥濕，開鬱消瘀，以平其痛熱；阿膠補陰益血，潤燥利腸，以和其裏急；茯苓能令肺氣下降，通於膀胱，清熱利水，止渴除煩，爲清解之平劑。黄連退熱，茯苓除濕，阿膠潤燥補虚。

仲景黄連阿膠湯：黄連四兩　黄芩一兩　芍藥二兩　阿膠三兩　雞子黄二枚生用

治傷寒少陰病得之二三日以上，心煩不得卧。二三日以上，寒變熱之時也，少陰多寐，此傳經之陽邪，陰氣爲陽熱所灼，故心煩不得卧。芩、連之苦以除熱，雞子、阿膠之甘以益血，芍藥之酸以收陰氣，用苦寒甘潤酸斂之劑，收攝其欲亡之微陰，較之四逆，一水一火，爲不同矣。

海藏黃連阿膠湯：黃連炒四兩　黃柏　阿膠炒，各一兩　山梔五錢　每服四錢。

治傷寒熱毒入胃，下利膿血。血虛加芎、歸，腹痛加芍藥，血不止加地榆。

薑茶飲東垣

治赤白痢，及寒熱瘧。

生薑　陳細茶　每味約三錢，濃煎服，或微炒煎。

此足太陰、陽明藥也。茶助陰，薑助陽，使寒熱平調，並能消暑，解酒食毒，此方用之屢效，勿以藥之平淺而忽之也。

本方除生薑，加陳白梅，蜜水煎，名梅蜜飲，治熱痢。除茶，加木香、肉蔻，治冷痢。蜜最能治痢。

蘆根湯《千金》

治傷寒病後，嘔噦不下食。此由初病時熱盛，多服冷藥、飲冷水，熱勢既退，冷氣便發，故脾胃虛寒而不和，噫噦食臭，腹內雷鳴而瀉利也。

蘆根一升　竹茹一升　生薑二兩　粳米一合

此足太陰、陽明藥也。蘆根甘寒，降伏火，利小水；竹茹甘寒，除胃熱，清燥金；生薑辛溫，祛寒飲，散逆氣，三者皆能和胃，胃和則嘔止；加粳米者，亦藉以調中州也。

陰陽水

治霍亂吐瀉有神功。按：藥中治霍亂者最多，然有寒熱二證，而本草主治未嘗分別言之，萬一誤用，立死不救。倉卒患此，脈侯未審，切勿輕投偏熱偏寒之劑，惟飲陰陽水爲最穩。張子和曰：霍亂吐瀉，乃風濕暍三氣合邪也。濕土爲風木所尅，鬱則生熱，心火上炎故吐，吐者暍也；脾濕下注故瀉，瀉者濕也；風急甚則轉筋，轉筋者風也。又邪在上焦則吐，在下焦則瀉，在中焦則吐瀉交作。

沸湯　井水　各半鍾，和服。故又名生熟水。

此中焦分理陰陽之藥也。陰陽不和而交爭，故上吐下瀉而霍亂，飲此輒定者，分其陰陽使和平也。

甘草黑豆湯

解百藥毒，兼治筋疝。筋疝者，莖中掣痛，挺脹不堪，此由用春方邪術而得之。用此方者，亦取其解毒。

甘草二兩　黑豆半升

此足陽明藥也。甘草和中以解毒，黑豆散熱以解毒。蘇頌曰：古稱大豆解百藥毒，試之不然，又加甘草，其驗乃奇。若治筋疝，當用甘草梢，以梢能徑達莖中也。

本方加大黄，名大黄甘草湯，治上中下三焦消渴。

理氣之劑第七

經曰：諸氣膹鬱，皆屬於肺。又曰：怒則氣上，喜則氣緩，悲則氣消，恐則氣下，寒則氣收，熱則氣泄，驚則氣亂，勞則氣耗，思則氣結。九氣不同，百病多生於氣也。夫人身之所恃以生者，此氣耳。源出中焦，總統於肺，外護於表，内行於裏，周流一身，頃刻無間，出入升降，晝夜有常，曷嘗病於人哉？及至七情交攻，五志妄發，乖戾失常，清者化而爲濁，行者阻而不通，表失護衛而不和，裏失營運而弗順。氣本屬陽，及勝則爲火矣。河間所謂五志過極皆爲火，丹溪所謂氣有餘便是火也。人身有宗氣、營氣、衛氣、中氣、元氣、胃氣、冲和之氣、上升之氣，而宗氣尤爲主。及其爲病，則爲冷氣、泄氣、上氣、逆氣、氣虚諸變證矣。無病之時，宜保之養之，和之順之。病作之時，當審其何經何證，寒熱虚實而補瀉之。

補中益氣湯 東垣

治煩勞内傷，身熱心煩，頭痛惡寒，懶言惡食，脈洪大而虚，或喘或渴，或陽虚自汗宜本湯加麻黄根、浮小麥、升、柴，俱宜蜜水炒過，欲其引參、芪至表，故又不可缺，或氣虚不能攝血，或瘧痢脾虚，久不能愈，一切清陽下陷，中氣不足之證。中者，脾胃也。藏府肢體，皆稟氣於脾胃，饑飽勞役，傷其脾胃，則眾體無以稟氣而皆病矣。陽氣下陷，則陰火上乘，故熱而煩，非實熱也；頭者諸陽之會，清陽不升，則濁氣上逆，故頭痛，其痛或作或止，非如外感頭痛不休也；陽虛不能衛外，故惡寒自汗；氣虛故懶言；脾虛故惡食；脾胃虛則火上干肺，故喘；金受火尅，不能生水，故渴；脾虛不能統血，則血妄行而吐下；清陽下陷，則爲瀉痢；氣血兩虛，則瘧不止，名痎瘧。痎，老也。李東垣《內傷外感辨》：傷於飲食勞役、七情六慾爲內傷，傷於風寒暑濕爲外感。內傷發熱，時熱時止；外感發熱，熱甚不休。內傷惡寒，得暖便解；外感惡寒，雖厚衣烈火不除。內傷惡風，不畏甚風，反畏隙風；外感惡風，見風便惡。內傷頭痛，乍痛乍止；外感頭痛，連痛不休，直待表邪傳裏方罷。內傷有濕，或不作渴，或心火乘肺，亦作燥渴；外感須二三日外，表熱傳裏，口方作渴。內傷則熱傷氣，四肢沉困無力，倦怠嗜臥；外感則風傷筋，寒傷骨，一身筋骨疼痛。內傷則短氣不足以息；外感則喘壅氣盛有餘。內傷則手心熱；外感則手背熱。天氣通於肺，鼻者肺之外候，外感傷寒則鼻塞，傷風則流涕，然能飲食，口知味，腹中和，二便如常；地氣通於脾，口者脾之外候，內傷則懶言惡食，口不知味，小便黃赤，大便或秘或溏。左人迎脈主表，外感則人迎大於氣口；右氣口脈主裏，內傷則氣口大於人迎。內傷證屬不足，宜溫、宜補、宜和；外感證屬有餘，宜汗、宜吐、宜下。若內傷之證，誤作外感，妄發其表，重虛元氣，禍如反掌，故立補中益氣湯主之。又有內傷外感兼病者，若內傷重者，宜補養爲先，外感重者，宜發散爲急。此湯惟上焦痰嘔，中焦濕熱，傷食膈滿者不宜服。

黃芪蜜炙錢半　人參　甘草炙一錢　白朮土炒　陳皮留白　當歸五分　升麻三分

柴胡三分　薑三片，棗二枚煎。如血不足加當歸；精神短少加人參、五味；肺熱咳嗽去人參；咽乾加葛根風藥多燥，葛根獨能止渴者，以其能升胃中清氣，入肺而生水耳；頭痛加蔓荊子，痛甚加川芎；腦痛加藁本、細辛；風濕相搏，一身盡痛，加羌活、防風；有痰加半夏、生薑；胃寒氣滯加青皮、蔻仁、木香、益智；腹脹加枳實、厚朴、木香、砂仁；腹痛加白芍、甘草；熱痛加黃連；能食而心下痞，加黃連；咽痛加桔梗；有寒加肉桂；濕勝加蒼朮；陰火加黃柏、知母；陰虛去升、柴，加熟地、山茱、山藥；大便秘加酒煨大黃；咳嗽，春加旋覆、款冬，夏加麥冬、五味，秋加麻黃、黃芩，冬加不去根節麻黃，天寒加乾薑；泄瀉去當歸，加茯苓、蒼朮、益智。

此足太陰、陽明藥也。肺者氣之本，黃芪補肺固表爲君；脾者肺之本土能生金，脾胃一虛，肺氣先絕，人參、甘草補脾益氣，和中瀉火爲臣東垣曰：參、芪、甘草，瀉火之聖藥，蓋煩勞則虛而生熱，得甘溫以補元氣，而虛熱自退，故亦謂之瀉；白朮燥濕強脾，當歸和血養陰爲佐補陽必兼和陰，不然則已亢；升麻以升陽明清氣右升而復其本位，柴胡以升少陽清氣左旋而上行，陽升則萬物生，清升則陰濁降；加陳皮者，以通利其氣陳皮同補藥則補，獨用則瀉脾，生薑性溫，大棗甘溫，用以和營衛，開腠理，致津液。諸虛不足，先建其中。中者何？脾胃是也。

李東垣曰：脾胃虛者，因飲食勞倦，心火亢甚，而乘其土位，其次肺氣受邪，須多用黃芪，而人參、甘草次之。脾胃一虛，肺氣先絕，故用黃芪以益皮毛而固腠理，不令自汗；上喘氣短，故以人參補之；心火乘脾，用炙草甘溫以瀉火熱而補脾元，若脾胃急痛並大虛，腹中急縮，宜多用之；中滿者減之；白朮苦甘溫，除胃中之熱，利腰臍間血；胃中清氣在下，必加升麻、柴胡以升之，引參、芪、甘草甘溫之氣味上升，以補胃氣之散而實其表，又緩帶脈之縮急；氣亂於中，清濁相干，用去白陳皮以理之，又助陽氣上升以散滯氣；脾胃氣虛，爲陰火傷其生發之氣，營血大虧，血減則心無所養，致令心滿而煩，病名曰悗，故加甘辛微溫之劑生陽氣。仲景之法，血虛以人參補之，陽旺則能生陰血，更以當歸和之。少加黃柏以救腎水，瀉陰中伏火。如煩猶不止，少加生地黃補腎水，水旺則心火自降。李士材曰：虛人感冒，不任發散者，此方可以代之。東垣曰：肌熱者，表熱也，服此湯一二服，得微汗則已，非正發汗，乃陰陽氣和，自然汗出也。《準繩》曰：凡四時傷寒，通宜補散。故丹溪治傷寒，多用補中益氣湯。氣虛者，四君子加發散藥，血虛者，四物湯加發散藥。東垣治風濕，用補中益氣加羌活、防風、升麻、藁本、蒼朮。海藏治風濕，無汗者用神朮湯；有汗者用白朮湯。治剛痙，神朮湯加羌活、麻黃；治柔痙，白朮湯加芪、朮、桂心。治中暍，脈弦細芤遲者，用黃芪湯。此皆仲景所謂辛苦之人觸冒之病，傷寒是也。《明醫雜著》云：發熱有數種，治各不同。仲景論傷寒傷風，此外感也，故宜發表以解散之，此麻黃、桂枝之義也。感於寒冷之月，即時發病，故用辛熱以勝寒。如春溫之月，則當變以辛涼之藥；夏暑之月，則當變以甘苦寒之劑。又有冬溫，此天時不正，陽氣反泄，用藥不可溫熱；又有寒疫，卻在溫熱之時，此陰氣反逆，用藥不可寒涼；又有瘟疫，沿門闔境相似者，此天地之厲氣，當隨時令參氣運而治，宜辛涼甘苦寒之藥以清熱解毒。若夫飲食勞倦，爲內傷元氣，則真陽下陷，內生虛熱，故東垣發補中益氣之論，用甘溫之藥，大補其氣而提其下陷，此用氣藥以補氣之不足也；又有勞心好色，內傷真陰，陰血既傷，則陽氣偏勝而變爲火，是謂陰虛火旺勞瘵之證，故丹溪發陽有餘陰不足之論，用四物加黃柏、知母，補其陰而火自降，此用血藥以補血之不足者也。又有夏月傷暑之病，雖屬外感，卻類內傷，東垣所謂清暑益氣是也；又有因暑熱而過食冷物以傷其內，或過取風涼以傷其外，此則非暑傷人，乃因暑而致之病，治宜辛熱解表，辛溫理中之藥，卻與傷寒治法相類者也。外感之與內傷，寒病之與熱病，氣虛之與血虛，如冰炭相反，治之若差，則輕病必重，重病必死矣。《醫貫》曰：讀傷寒書而不讀東垣書，則內傷不明，而殺人多矣；讀東垣書而不讀丹溪書，則陰虛不明，而殺人多矣。東垣《脾胃論》深明饑飽勞役發熱等證，俱是內傷，悉類傷寒，切戒汗下。以爲內傷多而外感少，只須溫補，不必發散；如外感多內傷少，溫補中少加發散，以補中益氣爲主。如內傷兼寒者，加麻黃；兼風者，加桂枝；兼暑者，加黃連；兼濕者，加羌活，實萬世無疆之利，此東垣特發陽虛發熱之一門也。然陰虛發熱者，十之六七亦類傷寒。今人一見發熱，則曰傷寒，須用發散，發散而斃，則曰傷寒之法已窮。余嘗於陰虛發熱者，見其大熱面赤，口渴煩躁，與六味地黃丸一大劑即愈。如下部惡寒足冷，上部渴甚躁極，或飲而反吐，即加肉桂、五味，甚則加附子冷飲，以此活人多矣。此丹溪發明陰虛發熱之外，尚遺未盡之意也。

本方除當歸、白朮，加木香、蒼朮，名調中益氣湯東垣，治脾胃不調，胸滿肢倦，食少短氣，口不知味心和則舌知味，及食入反出。本方加白芍、五味子，亦名調中益氣湯東垣，治氣虛多汗，餘治同前。補中湯純用甘溫，所謂勞者溫之，損者溫之。此加白芍、五味之酸，以收耗散之氣，有發有收，此東垣別開一路，以廣補中之妙者乎。本方加蒼朮倍分，半夏、黃芩各三分，名參朮益胃湯東垣，治內傷勞倦，燥熱短氣，口渴無味，大便溏黃。本方去白朮，加草蔻、神麴、半夏、黃柏，名升陽順氣湯東垣，治飲食勞倦所傷，滿悶短氣，不思食，不知味，時惡寒。吳鶴皋曰：升、柴辛甘升其清，清升則陽氣順矣；柏皮苦寒降其濁，濁降則陰氣順矣；參、芪、甘草、當歸補其虛，虛補則正氣順矣；半夏、陳皮利其膈，膈利則痰氣順矣；豆蔻、神麯消其食，食消則穀氣順矣。東垣曰：升麻、柴胡，味薄性陽，引脾胃清氣行於陽道，以滋春氣之和，又引參、芪、甘草上行，充實腠理，使衛外爲固。凡補脾胃之藥，多以升陽補氣名之者此也。又曰：但言補之以辛甘溫熱之劑，及味之薄者，諸風藥是也，此助春夏之升浮者也，此便是瀉秋收冬藏之藥也，在人之身乃肝心也；但言瀉之以酸苦寒涼之劑，並淡味滲泄之藥，此助秋冬之沉降者也，在人之身是肺腎也。本方加炒芩、神麯，名益胃升陽湯東垣，治婦人經水不調，或脫血後食少水瀉。東垣曰：脫血益氣，古聖之法也。故先補胃氣，以助生發之氣。本方加黃柏、生地，名補中益氣加黃柏生地湯，治陰火乘陽，發熱晝甚，自汗短氣，口渴無味。本方加白芍、細辛、川芎、蔓荊，名順氣和中湯《寶鑑》，治清陽不升，頭痛惡風，脈弦微細。本方加羌活、防風、細辛、川芎，名調榮養衛湯節庵，治勞力傷寒，身痛體熱，惡寒微渴，汗出身痛，脈浮無力。

[二] 嚴用和《濟生方》查無此方。《三因極一病證方論》有此方，但藥物劑量不同。

烏藥順氣散 嚴用和[二]

治中風遍身頑麻，骨節疼痛，步履艱難，語言蹇澀，口眼喎邪，喉中氣急有痰。風勝則氣壅，壅於皮膚則頑麻，壅於骨節則煩痛，壅於經絡則語澀行難，壅於口面則喎邪，壅於胸喉則痰喘。

烏藥 橘紅二錢 麻黃去節 川芎 白芷 桔梗 枳殼炒一錢 僵蠶去絲嘴炒 炮薑 甘草炙五分 加薑、蔥煎。虛汗者去麻黃，加黃芪；手足不能舉動，加防風、續斷、威靈仙；拘攣加木瓜；腳氣加牛膝、五加皮、獨活。

此手太陰、足厥陰藥也。風盛則火熾，故有痰火衝逆而上，此裏氣逆也；然中風必由外感風寒而發，內虛而外邪乘之，此表氣逆也。麻黃、桔梗肺家之藥，發汗而祛寒；川芎、白芷頭面之藥，散風而活血血活則風散；枳、橘利氣行痰順氣正以行痰，橘紅兼能發表；僵蠶清化散結蠶病風則僵，得清化之氣，故因以治風，能散相火逆結之痰；黑薑溫經通陽；甘草和中瀉火；烏藥能通行邪滯諸氣。此乃先解表氣而兼順裏氣者，氣順則風散。風邪卒中，當先治標，若氣虚病久者，非所宜也。厥逆痰壅，口噤脈伏，身溫爲中風，身冷爲中氣。中風多痰涎，中氣無痰涎，以此爲辨。中氣因怒而得者尤多，《局方》用此治之。許學士云：暴怒傷陰，暴喜傷陽，憂愁不已，氣多厥逆，往往得中氣之證，不可作中風治。喻嘉言曰：中風證多挾中氣。嚴用和曰：人之元氣強壯，外邪焉能爲害？必真氣先虚，榮衛空疏，邪乃乘虚而入。若內因七情得者，法當調氣，不當治風；外因六淫得者，亦先當治氣，後依所感六氣治之，此良法也。宜八味順氣散，方用人參、白朮、茯苓、甘草、陳皮、青皮、白芷、烏藥，並不用前方枳、梗、麻黄、僵蠶風藥，正先治氣後治風之妙旨。後人或謂不當，雜入白芷，不知白芷香而不燥，正和榮衛之善藥也。《局方》合兩方，用人參、白朮、陳皮、甘草、乾薑、川芎、厚朴、桔梗、麻黄、白芷，更加葛根治感風頭痛，鼻塞聲重，尚爲合宜。《玉機微義》曰：嚴氏此論，逈出前人，其用藥則未也，何也？四君子補脾胃藥，更加白芷去手陽明經風，烏藥通腎胃間氣，陳皮理肺氣，青皮泄肝氣，若風果在於手陽明、肺、肝、胃、腎，而氣實者，可用。但經有十二，五藏之氣，互有勝負，此方安能盡其變乎？況真氣先虚之人亦難用也。

蘇子降氣湯《局方》

治虚陽上攻，氣不升降，上盛下虚，痰涎壅盛，喘嗽嘔血，或大便不利。肺爲氣主，肺虚火盛，故氣高痰湧，或喘或嗽，甚則嘔血也；火炎津枯，有升無降，故大便不利。又有氣痛便秘，用通劑而愈，不通或暫通復秘，因而下血者，亦當順氣，氣順則自通，當求溫暖之劑。

蘇子　半夏　前胡　厚朴薑炒　橘紅　當歸一錢　甘草炙　肉桂五分　加

薑煎。一方無桂，有沉香。沉香能升降諸氣，溫而不燥。

此手太陰藥也。蘇子、前胡、厚朴、橘紅、半夏皆能降逆上之氣，兼能除痰，氣行則痰行也，數藥亦能發表，既以疏内壅，兼以散外寒也風痰壅盛，多挾外感；當歸潤以和血；甘草甘以緩中；下虛上盛，故又用肉桂引火歸元也。《玉機微義》曰：此散鬱和中之劑。《準繩》曰：口鼻出血，皆由上盛下虛，有升無降，血隨氣升，法當先順其氣，氣降則血歸經矣。宜蘇子降氣湯加人參、阿膠各一錢，下養正丹。昂按：方内多破氣發表之藥，又有半夏、肉桂，血證亦當審用。養正丹，金石烹煉而成，尤覺非宜。

木香順氣湯 東垣

治陰陽壅滯，氣不宣通，胸膈痞悶，腹脅脹滿，大便不利。胸膈痞悶者，脾胃受傷，中氣不運，不能升降，濁氣在上，則生䐜脹也；腹脅脹滿者，肝火盛也；大便秘者，清陽不升，故濁陰不降也。

木香 草蔻仁炒 益智 蒼朮三分 厚朴四分 青皮 陳皮 半夏 吳茱

萸湯泡　乾薑　茯苓　澤瀉二分　升麻　柴胡一分　當歸五分

此足太陰、陽明藥也。木香、厚朴、青皮、陳皮辛能行氣，兼能平肝；草蔻、益智香能舒脾；蒼朮、半夏燥能勝濕；乾薑、吴茱溫能散寒；升、柴之輕以升其陽，苓、瀉之淡以泄其陰，蓋脾爲中樞，使中樞運轉，則清升濁降，上下宣通，而陰陽得位矣。然皆氣藥，恐其過燥，故重用當歸以濡其血，共成益脾消脹之功也。

四磨湯嚴氏

治七情氣逆，上氣喘急，妨悶不食。怒則氣上，思則氣結，憂愁不已，氣多厥逆，重則眩仆，輕則上氣喘急，滿悶妨食。

檳榔　沉香　烏藥　人參　等分，濃磨煎三四沸，溫服。一方人參易枳殼。一方去人參，加枳實、木香，白酒磨服，名五磨飲子，治暴怒卒死，名曰氣厥。

此手太陰藥也。氣上宜降之，故用檳榔、沉香檳榔性如鐵石，沉香入水獨沉，故皆能下氣；氣逆宜順之，故用烏藥；加人參者，降中有升，瀉中帶補，恐傷其氣也。大實者仍宜枳殼。

越鞠丸丹溪

統治六鬱，胸膈痞悶，吞酸嘔吐，飲食不消。六鬱：氣鬱、血鬱、痰鬱、火鬱、濕鬱、食鬱也。六者之中，以氣爲主，氣行則鬱散矣。吞酸嘔吐，由於痰火；飲食不消，由氣不運行。丹溪曰：氣升則食自降。六鬱不言風寒者，風寒鬱則爲熱也。滑伯仁曰：鬱者，結聚而不得發越，當升者不得升，當降者不得降，當變化者不得變化，所以傳化失常而病見矣。氣鬱者，胸膈痛；濕鬱者，周身痛，或關節痛，遇陰寒即發；痰鬱者，動則氣喘，寸口沉滑；熱鬱者，昏瞀便赤，脈沉數；血鬱者，四肢無力，能食；食鬱者，噯酸腹飽，不能食，寸口緊盛。經曰：木鬱達之，火鬱發之，土鬱奪之，金鬱泄之，水鬱折之。

香附醋炒　蒼朮泔浸、炒　撫芎　神麯炒　梔子炒黑　等分，麵糊爲丸。如濕鬱加茯苓、白芷，火鬱加青黛，痰鬱加南星、半夏、栝蔞、海石，血鬱加桃仁、紅花，氣鬱加木香、檳榔，食鬱加麥芽、山楂、砂仁，挾寒加吳茱萸。又或春加防風，夏加苦參，冬加吳茱萸，經所謂升降浮沉則順之，寒熱溫涼則逆之也。

此手足太陰、手少陽藥也。吳鶴臯曰：越鞠者，發越鞠鬱之謂也。香附開氣鬱，蒼朮燥濕鬱，撫芎調血鬱，梔子解火鬱，神麯消食鬱。陳來章曰：皆理氣也，氣暢而鬱舒矣。朱丹溪曰：鬱爲燥淫，燥乃陽明秋金之位。肺屬金，主氣，主分佈陰陽，傷則失職，不能升降，故經曰：諸氣膹鬱，皆屬於肺。又鬱病多在中焦。中焦，脾胃也，水穀之海，五藏六府之主，四藏一有不平，則中氣不得其和而先鬱矣。此方藥兼升降者，將欲升之，必先降之，將欲降之，必先升之。蒼朮辛烈雄壯，固胃強脾，能徑入諸經，疏泄陽明之濕，通行斂澀；香附陰中快氣之藥，下氣最速，一升一降，故鬱散而平；撫芎足厥陰藥，直達三焦，上行頭目，下行血海，爲通陰陽血氣之使，不但開中焦而已；胃主行氣於三陽，脾主行氣於三陰，脾胃既布，水穀之氣得行，則陰陽藏府不受燥金之鬱，皆由胃氣而得通利矣。或問丹溪曰：《脈訣》云熱則生風，冷則生氣。吾子引仲景之言而斥其非，然則諸氣諸飲，嘔吐吞酸，反胃諸病，將無寒證耶？曰：五藏各有火，五志激之，其火隨起。若諸寒爲病，必須身犯寒氣，口食寒物，非若諸火病自內作，所以氣病寒者，十無一二。

七氣湯《三因方》。亦名四七湯

治七情氣鬱，痰涎結聚，咯不出，嚥不下，胸滿喘急，或咳或嘔，或攻衝作痛。七氣者，寒熱喜怒憂愁恶也。七情之病，令人氣結痰聚，陰陽不得升降，故有痞滿、喘咳、衝痛等證。

半夏薑汁炒五錢　厚朴薑汁炒三錢　茯苓四錢　紫蘇二錢　加薑、棗煎。

此手足太陰藥也。氣鬱則痰聚，故散鬱必以行氣化痰爲先。半夏辛溫，除痰開鬱；厚朴苦溫，降氣散滿；紫蘇辛溫，寬中暢肺，定喘消痰；茯苓甘淡，滲濕益脾，通心交腎。痰去氣行，則結散鬱解而諸證平矣。

本方加白芍、陳皮、人參、桂心，亦名七氣湯《三因》，治七情鬱結，陰陽反戾，吐利交作，寒熱眩運，痞滿噎塞。

四七湯《局方》。亦名七氣湯

治七情氣鬱，痰涎結聚，虛冷上氣，或心腹絞痛，或膨脹喘急。《針經》云：胃絡不和，喘出於陽明之上逆；真元耗散，喘出於腎氣之上奔。

人參　官桂　半夏一錢　甘草五分　加薑煎。心腹痛加延胡索能行血中氣滯，氣中血滯。

此手太陰藥也。李士材曰：夫七情過極，皆傷其氣，丹溪以越鞠丸主之。而此獨異者，蓋鬱久則濁氣閉塞，而清氣日薄矣，故雖痛雖膨，而不用木香、枳殼。用人參以壯主氣之藏肺；官桂以制謀慮之鬱肝者將軍之官，謀慮出焉。鬱久肝火必盛，桂能平肝；鬱久生痰，半夏爲之驅逐；鬱故不和，國老爲之調停甘草。況桂性辛溫，疏氣甚捷，鬱結者還爲和暢矣。湯名四七者，以四味治七情也。《玉機微義》曰：經云寒則氣收，宜辛散之，甘緩之。此治氣虛寒鬱藥也。

代赭旋覆湯仲景

治傷寒發汗，若吐若下，解後，心下痞鞕，噫氣不除。汗吐下後，大邪雖解，胃氣弱而不和，虛氣上逆，故痞鞕。噫氣，即俗所謂噯氣也。

旋覆花即金沸草三兩　代赭石一兩　人參二兩　甘草三兩　半夏半升　生薑五兩　大棗十二枚

此足陽明藥也。成氏曰：硬則氣堅，旋覆之鹹以軟痞鞕；怯則氣浮，代赭之重以鎮虛逆代赭色赤體重，又能養陰血，止反胃；辛者散也，生薑之辛以散虛痞；甘者緩也，人參、甘草、大棗之甘以補胃弱。《綱目》云：病解後痞鞕噫氣，不下利者，用此湯；下利者，生薑瀉心湯。《活人》云：有旋覆代赭證，或咳逆氣虛者，先服四逆湯；胃寒者，先服理中湯，後服此湯爲良。周揚俊曰：予每借之以治反胃噎食，氣逆不降者，神效。

丁香柿蒂湯 嚴氏[一]

治久病呃逆，因於寒者。按：方書無呃字，或作咳逆，或作噦氣，仲景書中亦作噦。《説文》曰：噦，氣牾也。海藏、東垣皆以噦爲乾嘔，人多非之，今從俗作呃逆。此病有因痰阻氣滯者，有因血瘀者，有因火鬱者，有因胃熱失下者，此皆屬實；有因中氣大虚者，有因大下胃虚陰火上衝者，此皆屬虚。寒熱虚實，治法不一。古方以此湯治寒呃，雖病本於寒，然亦有火也。呃在中焦，穀氣不運，其聲短小，得食即發；呃在下焦，真氣不足，其聲長大，不食亦然。

丁香　柿蒂二錢　人參一錢　生薑五片

一方加陳皮、半夏、茯苓、甘草、良薑。

此足陽明、少陰藥也。丁香泄肺溫胃而暖腎，生薑去痰開鬱而散寒，柿蒂苦澀而降氣，人參所以輔真氣使得展布也。火呃亦可用者，蓋從治之法也。以熱攻熱，名曰從治。朱丹溪曰：人之陰氣，因胃爲養。土傷則木挾相火直冲清道而上作呃逆，古人以爲胃寒用丁香、柿蒂，不能清痰利氣，唯助火而已。李時珍曰：朱氏但執以寒治熱，矯枉之過矣。按：古人治陰呃，每用桂、附、乾薑、吳茱、丁香、茴香諸辛熱藥，多有收效者；治陽呃用橘紅竹茹湯。《玉機微義》曰：呃逆本由陰氣已虚，陽火暴甚，直衝而上，出於胃，入於肺而作聲。東垣用涼藥者，所以瀉熱降火也。若陰證呃逆，以陰氣先消，陽火亦竭，浮於胸中，亦欲散也，故不用寒藥，而反以溫藥養胃，留其陽氣，胃氣一和，陽生則陰長之説也。或問：治陽呃者，何以不用知、柏？吳鶴皋曰：此少陽虚邪，非實邪

[一] 查嚴氏《濟生方》無此方。只有柿蒂湯一方，方中無人參。本方系明秦景明所創，首載于《癥因脈治》卷二。

也，故用柿蒂、竹茹之味薄者主之，若知、柏味厚，則益戕其中氣，否塞不益盛乎？古人蓋深權之矣。

本方除人參、生薑，亦名丁香柿蒂湯嚴氏，治同。本方除人參、生薑，加竹茹、橘紅，名丁香柿蒂竹茹湯，又名橘紅竹茹湯。《寶鑒》去人參，加青皮、陳皮；《三因》去人參，加良薑、甘草，名丁香散，治同。

橘皮竹茹湯

治久病虛羸，嘔逆不已胃寒則嘔，胃熱亦嘔，有停痰，有積飲，皆作嘔。此爲久病虛火上逆而乾嘔者；亦治吐利後胃虛呃逆。

橘皮　竹茹　人參　甘草　半夏　麥冬　赤茯苓　枇杷葉　加薑、棗煎。胃寒者去竹茹、麥冬，加丁香；實火去人參。

此足陽明藥也。胃火上衝，肝膽之火助之，肺金之氣不得下降，故嘔。

竹茹、枇杷葉、麥門冬，皆能清肺而和胃，肺金清則肝氣亦平矣肝木挾相火而上衝，故作呃，金能平木；二陳所以散逆氣陳皮、半夏；赤茯所以降心火；生薑嘔家之聖藥；久病虚羸，故以人參、甘草、大棗扶其胃氣也。

《金匱》橘皮竹茹湯：橘皮二升　竹茹二升　人參一兩　甘草五兩　生薑半斤　大棗三十枚　治噦逆。即呃逆，吐利後，胃虚膈熱所致。按：前方即此方而加半夏、麥冬、赤茯苓、枇杷葉。

定喘湯

治肺虚感寒，氣逆膈熱而作哮喘。膈有膠固之痰，外有非時之感，則令人哮喘。由寒束於表，陽氣並於膈中，不得泄越，故膈熱氣逆。聲粗爲哮，外感之有餘也；氣促爲喘，肺虚而不足也。

白果二十一枚炒黄　麻黄　半夏薑製　款冬花三錢　桑白皮蜜炙　蘇子二錢　杏仁去皮尖　黄芩錢半　甘草一錢　加薑煎。

此手太陰藥也。表寒宜散，麻黄、杏仁、桑皮、甘草辛甘發散，瀉肺而解表；裹虚宜斂，款冬溫潤，白果收澀定喘而清金；蘇子降肺氣，黄芩清肺熱，半夏燥濕痰，相助爲理，以成散寒疏壅之功。

理血之劑第八

人身之中，氣爲衛，血爲營。經曰：營者，水穀之精也，調和五藏，灑陳於六府，乃能入於脈也。生化於脾，總統於心，藏受於肝，宣佈於肺，施泄於腎，溉灌一身，目得之而能視，耳得之而能聽，手得之而能攝，掌得之而能握，足得之而能步，藏得之而能液，府得之而能氣，出入升降，濡潤宣通，靡不由此也。飲食日滋，故能陽生陰長，取汁變化而赤爲血也。注之於脈，充則實，少則濇，生旺則諸經恃此長養，衰竭則百脈由此空虛。血盛則形盛，血弱則形衰。血者難成而易虧，可不謹養乎？陰氣一傷，諸變立至，妄行於上則吐衄，妄行於下則腸風，衰涸於內則虛勞，枯槁於外則消瘦，移熱膀胱則溺血，陰虛陽搏則崩中，濕蒸熱瘀則血痢，火極似水則色黑。熱勝於陰發爲瘡瘍，濕滯於血則爲癮疹，凝濇於皮膚則爲冷痹，蓄血在上則善忘，蓄血在下則如狂，跌仆損傷則瘀惡內聚，此皆失於攝養，變爲諸病也。

四物湯

治一切血虛，及婦人經病。月經先期爲熱，後期爲寒、爲虛、爲鬱、爲痰。朱丹溪曰：經水者，陰血也。陰必從陽，故其色紅。上應於月，其行有常，故名曰經。爲氣之配，因氣而行。成塊者氣之凝，將行而痛者氣之滯。行後作痛者，氣血俱虛也，色淡亦虛也。錯經妄行者氣之亂，紫者氣之熱，黑則熱之甚也。今人見紫黑作痛成塊，率指爲風冷乘之，而用溫熱之劑，禍不旋踵矣。經曰：亢則害，承乃制。熱甚則兼水化，所以熱則紫，甚則黑也。若曰風冷，必須外得，設或有之，十不一二也。《玉機微義》曰：寒則凝而不行，既行而紫黑，故知非寒也。

當歸酒洗　生地黄三錢　芍藥二錢　芎藭錢半　凡血證通宜四物湯。如涼血，心加黄連，肝條芩，肺枯芩，大腸實芩，膽黄連，腎、膀胱黄柏，脾生地，胃大黄，三焦地骨皮，心包絡丹皮，小腸山梔、木通。如清氣，心與包絡加麥冬，肺枳殼，肝柴胡、青皮，脾白芍，胃乾葛、石膏，大腸、三焦連翹，小腸赤茯苓，膀胱滑石、琥珀。血虚加龜板，血燥加人乳，瘀血加桃仁、紅花、韮汁、童便行之，暴血加薄荷、玄參散之，血不止加炒蒲黄、京墨，久不止加升麻引血歸經。婦人經血紫黑，脈數爲熱，加芩、連；血淡脈遲爲寒，加桂、附。人肥有痰加半夏、南星、橘紅；人瘦有火加黑梔、知母、黄柏。鬱者加木香、砂仁、蒼朮、神麯，瘀滞加桃仁、紅花、延胡、肉桂。氣虚加參、芪，氣實加枳、朴。

此手少陰、足太陰、厥陰藥也。心生血，脾統血，肝藏血。當歸辛苦甘溫，入心脾生血爲君；生地甘寒，入心腎滋血爲臣；芍藥酸寒，入肝脾斂陰爲佐；芎藭辛溫，通上下而行血中之氣爲使也。川芎入厥陰心包、肝經，上行頭目，下行血海。《玉機微義》曰：川芎，血中之氣藥也，通肝經，性味辛散，能行血滯於氣也；地黃，血中血藥也，通腎經，性味甘寒，能生真陰之虛也；當歸，血中主藥也，通肝經，性味辛溫，分三治，全用活血，各歸其經也；芍藥，陰分藥也，通脾經，性味酸寒，能和血，治血虛腹痛也。此特血病而求血藥之屬者也。若氣虛血弱，又當從長沙，血虛以人參補之，陽旺即能生陰血也。輔佐之屬，若桃仁、紅花、蘇木、丹皮，血竭者，血滯所宜；蒲黃、阿膠、地榆、百草霜、棕櫚灰者，血崩所宜；蓯蓉、鎖陽、牛膝、枸杞、龜板、夏枯草、益母草者，血虛所宜；乳香、沒藥、五靈脂、凌霄花者，血痛所宜；乳酪，血液之物，血燥所宜；薑、桂，血寒所宜；苦參、生地汁，血熱所宜。苟能觸類而長，可應無窮之變矣。丹溪治陰虛發熱，於血藥四物湯亦分陰陽。血之動者爲陽，芎、歸主之；血之靜者爲陰，地、芍主之。血之陰不足，雖芎、歸辛溫亦不用；血之陽不足，雖薑、桂辛熱亦用之。與瀉火之法正治從治相同。吳鶴皋曰：天地之道，陽常有餘，陰常不足，人身亦然，故血者難成而易虧。夫草木無情，安能生血？以地、芍能養五藏之陰，芎、歸能調營中之氣，陰陽調和而血自生耳。若夫失血太多，氣息幾微之際，慎勿與之，蓋四物陰類，非所以生物者也，當重用參、芪以固欲絕之氣，故曰脫血者先益其氣。否則川芎香竄，反能耗氣，氣血雙亡而死矣。故凡虛損胃虛氣弱之人，皆不宜多服。或問：四物湯是女門專藥，於內亦有脾胃藥乎？一陽子曰：四物湯隱潛脾胃治法，人昧久矣。脾經少血多氣，當歸、地黃生血，溉灌脾經；土畏賊邪，木來尅土，芍藥能瀉木補脾；肝欲散，用川芎之辛以散之。非制木補土脾胃之藥乎？或曰：產後禁用芍藥否？曰：新產血氣未平，恐芍藥酸收作痛耳。芍藥專治血虛氣痛，新產正血氣虛痛之時，醇酒微炒，用之何害？又血塊凝滯作禍，不可泥於產後大補氣血，放膽下之，用玉燭散無妨，推陳致新，亦是補法。只因產後大補氣血一語，致積血而殞者多矣。附子和玉燭散：歸尾、生地、川芎、赤芍、大黃、芒硝、甘草。治經閉腹痛，體瘦善饑。取《爾雅》四時和氣，謂之玉燭之義也。

本方加黄柏、知母，名知柏四物湯。再加玄參，名滋陰降火湯，治陰虛有火。知柏四物蜜丸，名坎離丸，治陰虛嗽血。丹溪論勞瘵主乎陰虛。蓋自子至巳屬陽，自午至亥屬陰，陰虛則熱在午後子前；寤屬陽，寐屬陰，陰虛則盜汗從寐時出；升屬陽，降屬陰，陰虛則氣不降，痰涎上逆，吐出不絕；脈浮屬陽，沉屬陰，陰虛則浮之洪大，沉之空虛。宜用四物、竹瀝，加炒柏、龜板補陰降火之劑。又須遠嗜慾，薄滋味，靜心調養以助之。《準繩》云：丹溪論勞瘵主乎陰虛，用四物加知、柏主之，世醫遵用，百無一效，何哉？蓋陰虛火必上炎，芎、歸辛溫，非滋虛降火之藥；川芎上竄，非虛炎短乏者所宜；地黄泥膈，非胃弱痰多食少者所宜；知、柏辛苦大寒，雖曰滋陰，其實燥血，雖曰降火，久而增氣，反能助火，至其敗胃，所不待言。不若用苡仁、百合、天冬、麥冬、桑皮、地骨、丹皮、酸棗、五味子、枇杷葉之類，佐以生地汁、藕汁、人乳、童便等。如咳嗽則多用桑皮、枇杷葉，有痰增貝母，有血增苡仁、百合、阿膠，熱甚增地骨，食少增苡仁至七八錢，而麥冬當爲之主，以保肺金而滋化源，無不輒效。又曰：虛勞之疾，百脈空虛，非黏滯之物填之不能實也，精血枯涸，非濡濕之物滋之不能潤也。當用參、芪、地黄、二冬、枸杞、五味之屬，各煎膏，另用青蒿以童便熬膏，合前諸汁，並鹿角膠、霞天膏化服。大抵苡仁、百合之屬治肺虛，參、芪、地黄膏之屬治腎虛，蓋心肝屬陽，肺腎屬陰，故補肺腎即是補陰，非知、柏四物之類也。本方加黄連、胡黄連，名二連四物湯《元戎》，治虛勞血虛，五心煩熱，熱入血室，夜分發熱。血室，衝脈也。衝爲血海，晝靜夜熱，陽陷陰中，名熱入血海。本方加黄柏、黄芩、甘草，名三黄四物湯，治陰虛潮熱。本方用生熟二地，加黄芪、丹皮、升麻、柴胡，名三黄補血湯，治亡血血虛，六脈俱大，按之空虛。二地補血，丹皮涼血，黄芪補氣，升、柴升陽。氣旺則能生血，陽生則陰自長矣。本方加桃仁、紅花，名《元戎》四物湯，治藏結便秘，撲損瘀血。本方加羌活、防風一用秦艽，名治風六合湯，治風虛眩運，風秘便難。蜜丸名補肝丸。肝以散爲補也。本方加木香、檳榔，名治氣六合湯，治血虛氣滯，或血氣上衝。本方加羌活、天麻，蜜丸，名神應養真丹，治足厥陰經受風寒暑濕，癱瘓不遂，語言蹇澀，及血虛腳氣。本方加桃仁、紅花、竹瀝、薑汁，治半身不遂，在左者屬瘀血。瘀血不去，則新血不生，故用桃仁、紅花活血去瘀，加竹瀝、薑汁者，以痰無分左右也。本方去白芍，加防風，名防風當歸散，治發汗過多而成痙證，宜去風養血。本方去地黄，加乾薑，名四神湯，治婦人血虛，心腹㽲痛。㽲音鳩，又音絞，急痛也。本方加阿膠、艾葉、甘草，名膠艾湯，治衝任虛損，經水淋瀝，及血虛下痢。别見經産門。本方加艾葉、四製香附童便、鹽水、酒、醋各浸三日，醋丸，名艾附暖宫丸，治子宫虛冷。再加阿膠，名婦寶丹，治虛寒，經水不調。本方加丹皮、地骨，治婦人骨蒸。本方除芍藥、地黄，名芎歸湯；爲末，名佛手散，又名一奇散，又名君臣散，治産後血虛頭痛，胎動下血，服此自安；子死腹中，服此即下，催生神效。本方合四君子，名八珍湯，治心肺虛損，氣血兩虛。（四君補氣，四物補血。）再加黄芪、肉桂，名十全大補湯，兼助陽固衛。（王海藏曰：桂枝、甘草，小建中也；加黄芪即黄芪建中也；參、朮、苓、草，四君也；芎、歸、芍、地，四物也；以氣血俱衰，陰陽並弱，法天地之成數，故曰十全散。）十全湯去白芍，加山茱、五味、防風、蓯蓉，入薑、棗煎，名大補黄芪湯（《寶鑒》），治氣血兩虛，自汗不止（黄芪畏防風，合用最能止汗）；及陽虛發厥。四物、四君合小柴胡，名三合散（河間），治産後日久虛勞。本方四物各七錢，加防風一兩，梔子、黄芩、黄連各三錢，每服五錢，如脈實，加大黄，名生地黄連湯（海藏），治婦人血風證，去血過多，因而燥涸，循衣摸床，撮空閉目，揚手擲足，錯語失神，脈弦浮而虛。（男子去血過多，亦有此證。陶節庵曰：大承氣湯，氣藥也，自外而之內者用之；生地黄連湯，血藥也，自內而之外者用之。氣血合病，循衣摸床，證同自氣之血，血而復之氣者，大承氣湯下之；自血之氣，氣而復之血者，生地黄連湯主之。二者俱不大便，此是承氣湯對子，又與三黄石膏湯相表裏，是皆三焦包絡虚火之病也。病既危急，只得以此降血中之伏火耳。《綱目》曰：四物與桂枝、麻黄、白虎、柴胡、理中、四逆、茱萸、承氣、涼膈等，皆可作各半湯，此易老用藥大略也。

當歸補血湯東垣

治傷於勞役，肌熱面赤，煩渴引飲，脈大而虚。血實則身涼，血虚則身熱。此以饑飽勞役，傷其陰血，虚陽獨勝，故肌熱煩渴，與陽明白虎證無異。但白虎證得之外感，實熱内盛，故脈大而長，按之有力；此證得之内傷，血虚發熱，脈洪大而無力，《内經》所謂脈虚血虚是也，誤服白虎湯必斃。

黄芪炙一兩　當歸酒洗二錢　空心服。

此足太陰、厥陰藥也。當歸氣味俱厚，爲陰中之陰，故能滋陰養血；黄芪乃補氣之藥，何以五倍於當歸，而又云補血湯乎？蓋有形之血生於無形之氣，又有當歸爲引，則從之而生血矣。經曰：陽生則陰長。此其義耳。訒庵曰：病本於勞役，不獨傷血，而亦傷氣，故以二藥兼補之也。

歸脾湯《濟生》

治思慮過度，勞傷心脾，怔忡健忘，驚悸盜汗，發熱體倦，食少不眠；或脾虚不能攝血，致血妄行，及婦人經帶。心藏神而生血，心傷則不能生血而血少，故怔忡健忘，驚悸盜汗，汗者心之液也；脾主思而藏血，脾傷則血不歸脾，故不眠；脾主肌肉，故肌熱；脾主四肢，故體倦；脾不健運，故食少；脾不能統血則妄行，而有吐衄、腸風、崩漏等證。有觸而心動曰驚，無驚而自動曰悸，即怔忡也。上氣不足，下氣有餘，腸胃實而心氣虚，故善忘。

人參　白朮土炒　茯神　棗仁炒　龍眼肉二錢　黄芪炙錢半　當歸酒洗　遠志一錢　木香　甘草炙五分　薑、棗煎。

此手少陰、足太陰藥也。血不歸脾則妄行，參、朮、黄芪、甘草之甘溫，所以補脾；茯神、遠志、棗仁、龍眼之甘溫酸苦，所以補心遠志苦泄心熱，棗仁酸斂心氣，心者脾之母也；當歸滋陰而養血，木香行氣而舒脾，既以行血中之滯，又以助參、芪而補氣汪機曰：木香與補藥爲佐則補，與泄藥爲君則泄，氣壯則能攝血，血自歸經，而諸證悉除矣。治實火之血，順氣爲先，氣行則血自歸經；治虛火之血，養正爲先，氣壯則自能攝血。《醫貫》曰：心生血，脾統血，肝藏血，凡治血證，須按三經用藥。遠志、棗仁補肝以生心火；茯神補心以生脾土；參、芪、甘草補脾以固肺氣；木香香先入脾，總欲使血歸脾耳。

本方去白朮、木香、龍眼，加茯苓、陳皮，入蓮肉、薑、棗煎，名酸棗仁湯，治虛煩不眠。《金匱》酸棗仁湯，亦治不眠，與此不同，見和解門。

養心湯

治心虛血少，神氣不寧，怔忡驚悸。心主血而藏神。經曰：靜則神藏，躁則消亡。心血虛則易動，故怔忡驚悸，不得安寧也。

黄芪蜜炙　茯苓　茯神　當歸酒洗　川芎　半夏麯一兩　甘草炙一錢　柏子仁去油　酸棗仁炒　遠志去心、炒　五味子　人參　肉桂二錢半　每服五錢。

此手少陰藥也。人參、黄芪以補心氣，川芎、當歸以養心血，二茯、遠志、柏仁、酸棗以泄心熱而寧心神，五味收神氣之散越，半夏去擾心之痰涎，甘草補土以培心子，赤桂引藥以入心經。潤以滋之，溫以補之，酸以斂之，香以舒之，則心得其養矣。

人參養榮湯

治脾肺氣虛，榮血不足，驚悸健忘，寢汗發熱，食少無味，身倦肌瘦，色枯氣短，毛髮脫落，小便赤澀。經曰：脾氣散精，上輸於肺，此地氣上升也；肺主治節，通調水道，下輸膀胱，此天氣下降也。脾肺虛則上下不交而爲否，榮血無所藉以生。肺虛故氣短；脾虛故食少；心主脈，脈屬榮，榮虛血少則心失其養，故驚悸健忘，寢汗發熱；肺主皮毛，脾主肌肉，血虛火盛，故肌瘦色枯，毛髮脫落也。亦治發汗過多，身振脈搖，筋惕肉瞤。汗爲心液，汗即血也。發汗過多，則血液枯涸，筋肉無以榮養，故有振搖瞤惕之證。

人參　白朮　黃芪蜜炙　甘草炙　陳皮　桂心　當歸酒拌一錢　熟地黃　五味子炒、杵　茯苓七分　遠志五分　白芍錢半　加薑、棗煎。

此手少陰、手足太陰氣血藥也。熟地、歸、芍養血之品，參、芪、苓、朮、甘草、陳皮補氣之品，血不足而補其氣，此陽生則陰長之義。且參、芪、五味，所以補肺（肺主氣，氣能生血），甘、陳、苓、朮所以健脾（脾統血），歸、芍所以養肝（肝藏血），熟地所以滋腎（腎藏精，精血相生），遠志能通腎氣上達於心，桂心能導諸藥入營生血。五藏交養互益，故能統治諸病，而其要則歸於養榮也。（薛立齋曰：氣血兩虛，而變現諸證，莫能名狀。勿論其病，勿論其脈，但用此湯，諸證悉退。喻嘉言曰：方內皆心脾之藥，而註肺虛，誤也，養榮原不及肺。昂按：肺主氣，凡補氣藥，皆是補肺，氣旺自能生血，即此便是養榮，便是補心補脾，理實一貫。古方補血湯，黃芪五倍於當歸，而云補血，豈非明證乎？況五藏互相灌溉，傳精布化，專賴傳相之功，焉得謂養榮不及於肺也哉？又按：生脈散，保肺藥也，而云生脈者，脈即血也。）

龍腦雞蘇丸《局方》

治肺有鬱熱，咳嗽吐血，衄血下血，熱淋消渴，口臭口苦，清心明目。

（肺有鬱熱故咳嗽，甚則逼血上行故吐衄；肺移熱於大腸則下血；肺熱則膀胱絕其化源，故淋閟；肺熱則渴而多飲，爲上消；脾胃有熱則口臭；肝膽有熱則口苦。）

雞蘇葉（一名龍腦薄荷，一兩六錢）　生地黃（六錢）　麥冬（四錢）　蒲黃（炒）　阿膠（炒）　木通　銀柴胡

二錢　甘草錢半　黄芪　人參一錢　先將木通、柴胡浸一日，熬汁，地黄浸汁熬膏，再用蜜三兩煉過。和丸梧子大。每服二十丸，細嚼湯下。一方有黄連。

此手足太陰、少陽藥也。肺本清肅，或受心之邪燄，或受肝之亢害，故見諸證。薄荷辛涼，輕揚升發，瀉肺搜肝，散熱理血，故以爲君；生地黄涼血，炒蒲黄止血，以療諸血；柴胡平肝解肌熱，木通利水降心火，麥冬、阿膠潤燥清肺，參、芪、甘草瀉火和脾。此亦爲熱而涉虚者設，故少佐參、芪也。喻嘉言曰：此丸兩解氣分血分之熱，宜常服之。

咳血方丹溪

治咳嗽痰血。咳者有聲無物，嗽者有物無聲，咳嗽者有聲有物也。肺爲華蓋，至清之藏，有火則咳，有痰則嗽。肺主氣，氣逆爲咳；腎主水，水泛爲痰。腎脈上入肺，循喉嚨，其支者從肺絡心，屬胸中，故病則俱病矣。涎唾中有少血散漫者，此腎從相火炎上之血也；若血如紅縷，從痰中咳出者，此肺絡受熱傷之血也；若咳出白血淺紅色，似肉似肺者，必死。凡唾中帶血，咯出有血，或血絲，屬腎經；鼻衄出血，咳嗽有血，屬肺經；嘔吐成盆成碗者，屬胃經，陽明多血多氣故也；自兩脅逆上吐出者，屬肝經；溺血屬小腸、膀胱經；下血屬大腸經；牙宣出血，屬胃、腎虛火；舌血謂之舌衄，汗孔出血謂之肌衄，心與肝也。又驚而動血者屬心，怒而動血者屬肝，憂而動血者屬肺，思而動血者屬脾，勞而動血者屬腎。

青黛水飛　栝蔞仁去油　海石去砂　山梔炒黑　訶子肉　等分，爲末，蜜丸。噙化。嗽甚加杏仁。

此手太陰藥也。肝者將軍之官，肝火上逆，能爍心肺，故咳嗽痰血也。青黛瀉肝而理血，散五藏鬱火；梔子涼心而清肺，使邪熱下行。二者所以治火。栝蔞潤燥滑痰，爲治嗽要藥能清上焦痰火，蕩除鬱熱垢膩；海石軟堅止嗽，清水之上源能軟堅痰，痰除則嗽止。肺爲水之上源。二者降火而兼行痰。加訶子者，以能斂肺而定痰喘也。不用治血之藥者，火退則血自止也。

獨聖散

治多年咳嗽，肺痿，咯血紅痰。

白芨　爲末，每服二錢。臨臥糯米湯下。

此手太陰藥也。人之五藏，惟肺葉壞爛者可以復生。白芨苦辛收澀，得秋金之令，能補肺止血，故治肺損紅痰；又能蝕敗疽死肌，爲去腐生新之聖藥。台州獄吏憫一重囚，囚感之，云：吾七犯死罪，遭刑拷，肺皆傷損。得一方，用白芨末，米飲日服，其效如神。後囚凌遲，剖其胸，見肺間竅穴數十，皆白芨填補，色猶不變也。

清咽太平丸

治膈上有火，早間咯血，兩頰常赤，咽喉不清。肺屬金，肅清之藏也。木火焚灼，肺金受刑，故咯血。早間寅卯木旺生火之時，兩頰肺肝之部也。十二經脈，惟足太陽在表，不歷膈咽，餘皆上循喉嚨，盡能作病。而君相二火爲尤甚，諸火上逆，故咽喉不清。

薄荷一兩　川芎　防風　犀角　柿霜　甘草二兩　桔梗三兩　蜜丸。

此手太陰藥也。薄荷辛香升浮，消風散熱消風故疏肝，散熱故清肺，是以能治血病；防風血藥之使，瀉肺搜肝防風瀉肺火，散肝火，爲上部血藥之使；川芎血中氣藥，升清散瘀清升則濁降，爲通陰陽血氣之使；柿霜生津潤肺；犀角涼心清肝；甘草緩炎上之火勢，桔梗載諸藥而上浮，又甘、桔相合，爲清咽利膈之上劑也。

還元水飲自己溺，名輪迴酒

治咳血吐血，及産後血運，陰虛久嗽，火蒸如燎。血生於心，統於脾，藏於肝，宣布於肺，靜則歸經，熱則妄行。火傷肺絡，血隨咳出，或帶痰中，爲咳血；吐出多者爲吐血；産後去血過多則發運。肺主皮毛，故熱如火燎。

童便　取十一二歲無病童子，不茹葷辛，清澈如水者，去頭尾，熱飲。冬則用湯溫之。或加藕汁、阿膠和服。有痰加薑汁。

此手太陰、足少陰藥也。童便鹹寒，降火滋陰，潤肺散瘀，故治血證火嗽血運如神。北齊褚澄曰：喉不容物，毫髮必咳，血既滲入，愈滲愈咳，愈咳愈滲。飲溲溺百不一死，服寒涼藥百不一生。李時珍曰：小便性溫不寒，飲之入胃，隨脾之氣，上歸於肺，下通水道而入膀胱，乃其舊路，故能治肺病，引火下行。其味鹹而走血，故治血病。當熱飲，熱則真氣尚存，其行自速，冷則惟有鹹寒之性而已。李士材曰：煉成秋石，真元之氣漸失，不及童便遠矣。

麻黃人參芍藥湯 東垣

治吐血，外感寒邪，內虛蘊熱。東垣嘗治一貧士，病脾胃虛，與補藥，愈後繼居曠室，臥熱炕，咳而吐血。東垣謂此人虛弱，冬居曠室，衣服單薄，是重虛其陽，表有大寒，壅遏裏熱，火邪不得舒伸，故血出於口。當補表之陽，瀉裏之虛熱。因思仲景治傷寒脈浮緊，當以麻黃湯發汗，而不與之，遂成衄血，卻與麻黃湯立愈，與此甚同，因作此湯，一服而愈。

桂枝五分，補表虛　麻黃去外寒　黃芪實表益衛　甘草炙，補脾　白芍安太陰，各一錢　人參益元氣而實表　麥冬保肺氣，各三分　五味子五粒，安肺氣　當歸五分，和血養血　熱服。

此足太陽、手足太陰藥也。《綱目》曰：觀此一方，足以爲萬世模範矣。蓋取仲景麻黃湯與補劑各半服之，但凡虛人當服仲景方者，當以此爲則也。

犀角地黃湯《濟生》

治傷寒胃火熱盛，吐血衄血，嗽血便血，蓄血如狂，漱水不欲嚥，及陽毒發斑。口血曰吐，鼻血曰衄。吐行濁道，衄行清道，喉與咽二管不同也。經者循經之血，走而不守，隨氣而行，火氣急迫，故隨經直犯清道，上腦而出於鼻爲衄；其從肺竅而出於咽者，則爲咳血、咯血；其存胃中者，爲守營之血，守而不走，胃虛不能攝血，或爲火逼，故嘔吐，從喉而出也。吐血之熱在府，衄血之熱在經。雜病衄血爲裏熱，傷寒衄血爲表熱。經曰：心移熱於肺，則咳嗽出血。便血有寒熱二證，傷寒便血爲傳經熱邪。瘀血在上焦則善忘，在下焦則如狂。漱水不欲嚥，熱在經未入裏也。蓄血發躁而內不渴，故雖漱水而不欲嚥。海藏曰：大凡血證，皆不飲水，惟氣證則飲水。經曰：陽明病，口燥漱水不欲嚥者，必衄。傷寒當發汗而不發汗，邪熱入裏，逼血妄行，故見諸證。斑疹者，熱甚傷血，裏實表虛，發於皮膚而爲斑疹。傷寒下早，熱毒乘虛入胃，則發斑；下遲，熱留胃中，亦發斑；或服熱藥多，亦發斑。見紅點者爲疹，如錦紋者爲斑，疹輕而斑重。色紫黑者，熱極而胃爛也，多死。凡斑疹慎不可汗，汗之重令開泄，更增斑爛，亦不可遽下，恐斑毒內陷也。

生地黃兩半　白芍一兩　丹皮　犀角二錢半，角尖尤良。鹿取茸，犀取尖，其精氣盡在是也。作器物者，多被蒸煮，不堪入藥

每服五錢。熱甚如狂者，加黃芩一兩；因怒致血者，加梔子、柴胡。黃芩瀉上中二焦之火，梔子瀉三焦之火，柴胡平少陽厥陰之火。節庵加當歸、紅花、桔梗、陳皮、甘草、藕汁，名加味犀角地黃湯，治同。當歸引血歸經，藕汁涼血散瘀，桔梗以利上焦，陳皮以導中焦，紅花以行下焦。

此足陽明、太陰藥也。血屬陰本靜，因諸經火逼，遂不安其位而妄行。犀角大寒，解胃熱而清心火；芍藥酸寒，和陰血而瀉肝火肝者心之母；丹皮苦寒，瀉血中之伏火；生地大寒，涼血而滋水，以共平諸經之僭逆也。

海藏曰：血分三部，藥有重輕。犀角地黃湯治上血，如吐衄之類；桃仁承氣治中血，如血蓄中焦，下痢膿血之類；抵當湯丸治下血，如蓄血如狂之類。又曰：此證足太陰所主，脾不裹血，越而上行，實者犀角地黃湯，虛者黃芩芍藥湯。凡病嘔吐血者，鹹用芍藥主之，故知太陰藥也。《醫貫》曰：犀角地黃湯乃衄血之的方。蓋犀，水獸也，可以分水，可以通天。鼻衄之血，從任督而至巔頂，入鼻中，惟犀角能下入腎水，引地黃滋陰之品由腎脈而上，故爲對證。若陰虛火動，吐血與咳咯，可借用成功。若陽虛勞嗽，及脾胃虛者，皆不宜。傷寒汗出不徹，能逼動經血。誤發其汗，亦動經血，二者不同。陶尚文治一人，傷寒四五日，吐血不止，醫以犀角地黃湯、茅花湯治之，反劇。陶切其脈，浮數而緊，遂用麻黃湯，汗出而愈。此取脈不取證也，可謂得仲景心法矣。使脈不浮緊而數，其可用乎？經曰：傷寒脈浮緊，不發汗，因致衄者，麻黃湯主之。又曰：太陽病脈浮緊，發熱，身無汗，自衄者愈。風寒在經，鬱而爲熱，不得汗解，衄則熱隨血散，俗名紅汗，故愈。若全未發汗致衄者，仍須用麻黃發之。成無己曰：傷寒衄者，爲邪氣不得發散，壅盛於經，逼迫於血也。桂枝、麻黃湯治衄者，非治衄也，即是發散經中邪氣耳。血鬱於上而吐血者，謂之薄厥；留於下而瘀者，謂之蓄血；此由太陽隨經瘀熱在裏，血爲熱所搏，結於下焦，少腹當鞕，小便自利。朱肱《活人書》言瘀血入裏，吐衄血者，犀角地黃湯乃陽明聖藥。如無犀角，代以升麻。二藥性味相遠，何以爲代？蓋以升麻能引諸藥同入陽明也。朱二允曰：升麻性升，犀角性降，用犀角止血，乃借其下降之氣，清心肝之火，使血下行歸經耳。倘誤用升麻，血隨氣升，不愈湧出不止乎？故古方亦未可盡泥也。犀能通頂而又下降蓄血。

桃仁承氣湯 仲景

治傷寒外證不解，熱結膀胱，小腹脹滿，大便黑，小便利，躁渴譫語，蓄血發熱如狂；及血瘀胃痛，腹痛脅痛，瘧疾實熱夜發，痢疾，蓄血急痛。

熱邪自太陽不解，傳入膀胱之經，與血相搏。若血自下，則熱隨血出而愈；不下者血蓄下焦，故小腹急脹，皮見青紫筋；大便黑者，血瘀也；小便利者，血病而氣不病也；小便利而小腹仍急，故知爲蓄血。心主血，邪熱上干，心君不寧，故躁煩譫語而如狂；瘀血聚於陽明，則胃痛；在太陰，則腹痛；在厥陰，則脅痛；瘧夜發者，熱入血分也。《活人》云：不當汗而汗之，亡其津液，陽擾之極則侵陰也，故燥血蓄於胸中也。李梴曰：太陽證則如狂，陽明證則善忘，少陽證則寒熱如瘧。傷寒有用大承氣不解，反便堅善食者，瘀血也。凡胸中滿，心下滿者，皆氣也；腹中滿者，或燥矢，或宿食；小腹滿者，或溺或血，停蓄而脹滿也。清陽出上竅，故上滿者爲氣而非物；濁陰出下竅，故下滿者爲物而非氣，俱是熱病。惟冷結膀胱，小腹滿一證爲寒，有手足厥冷爲可辨。昂按：痰滿亦有在上焦者。

桃仁五十枚去皮尖、研　大黃四兩　芒硝　甘草　桂枝二兩

此足太陽藥也。大黃、芒硝蕩熱去實，甘草和胃緩中，此調胃承氣湯也。熱甚搏血，血聚則肝燥，故加桃仁之苦甘，以潤燥而緩肝；加桂枝之辛熱，以調營而解外，直達瘀所而行之也。《準繩》曰：桂枝輕揚上行，此當是桂非枝也。喻嘉言曰：用桃仁以達血所，加桂枝以解外邪，亦

猶大柴胡湯用柴胡解外相似，益見太陽隨經之邪，非桂枝不解耳。昂按：傷寒與雜病不同，仲景之書專爲傷寒而設，故當用枝。程郊倩曰：五苓散與桃仁承氣均爲太陽犯府之藥，一利前而主氣分，一利後而主血分，治各不同。攖寧生曰：血溢血泄諸蓄妄者，其始也，率以桃仁、大黃行血破瘀之劑折其鋭氣，然後區別治之。或問：失血復下，虚何以當？蘇伊舉曰：血既妄行，迷失故道，不去蓄利瘀，則以妄爲常，何以禦之？且去者自去，生者自生，何虚之有？

本方加青皮、枳實、當歸、芍藥、蘇木汁、柴胡，名桃仁承氣飲子。節庵加青皮、枳實者，破血必行氣也；加當歸、芍藥，去瘀而生新也；柴胡平肝升清而散表熱，蘇木助桃仁、桂心以逐瘀血。

抵當湯 仲景

治太陽病六七日，表證仍在，脈微而沉，反不結胸，其人發狂者，以熱在下焦，少腹當鞕滿，小便自利者，必有蓄血，令人善忘。所以然者，以太陽隨經瘀熱在裏故也。表證仍在，謂發熱惡寒，頭痛項強未罷也。太陽爲經，膀胱爲府，此太陽熱邪隨經入府，熱與血搏，故爲蓄血。脈沉爲在裏，表證仍在，則邪氣猶淺，不結於胸中而發狂。經曰：熱結膀胱，其人如狂。又曰：血並於下，亂而喜忘。小腹鞕滿而小便不利者，爲溺澀；鞕滿而小便利者，爲蓄血。《準繩》曰：玩仍在二字，則邪氣爲不傳裏[二]，非猶淺也。膀胱爲太陽本

[二] 而小便利者……則邪氣爲不傳裏：底本原脱，今據瓶花書屋本補。

經，曰熱結下焦，曰少腹鞭滿，曰小便自利，皆膀胱之證，故總結曰隨經瘀熱也。在裏二字，乃隨經膀胱之裏，非三陰之裏也。按：太陽在陽在表，即有沉緊沉滑之脈，皆不得以裏陰名之。

水蛭三十個，豬脂熬黑　虻蟲三十個，去頭足翅　桃仁二十枚，去皮尖、研　大黃四兩，酒浸

此足太陽藥也。成氏曰：苦走血，鹹滲血，虻蟲、水蛭之苦鹹以除蓄血；甘緩結，苦泄熱，桃仁、大黃之甘苦以下結熱。程郊倩曰：表證仍在，脈微而沉，是有表證而無表脈，熱在下焦可知，非桂枝所能散，桃仁承氣所能攻。緣熱結膀胱與瘀熱在裏，邪有淺深，故桃仁承氣與抵當湯攻有緩急。本方減水蛭十個，虻蟲、桃仁各減五個，分爲四丸，每水煮一丸，名抵當丸，治本病無喜忘如狂之證者。水蛭即螞蝗蚑，鹹寒有毒，乃食血之蟲，能通肝經聚血，最難死，雖炙爲末，得水便活，若入腹中，生子爲患，田泥和水飲下之。虻蟲即蚊蟲，因其食血，故用以治血。二藥險峻，世人罕用，故更製代抵當湯。吳鶴皋曰：古人用蚊蟲、水蛭治血積，以其善吮血耳。若天鼠矢乃食蚊而化者也，當亦可以治血積，本草稱其下死胎，則其能攻血塊也，何疑？

附　代抵當丸：大黃四兩　生地　歸尾　桃仁　穿山甲　玄明粉各一兩　桂三錢

蜜丸。桃仁、歸尾、生地潤以通之，桂心熱以動之，大黃、玄明粉苦寒鹹寒以推蕩之，加穿山甲引之以達於瘀所也。

槐花散《本事》

治腸風、藏毒下血。血之在身，有陰有陽。陽者順氣而行，循流脈中，調和五藏，灑陳六府，謂之營血；陰者居於絡脈，專守藏府，滋養神氣，濡潤筋骨。若感內外之邪而受傷，則或循經之陽血，至其傷處爲邪氣所沮，漏泄經外；或居絡之陰血，因留著之邪潰裂而出，則皆滲入腸胃而泄矣。世俗率以腸風名之，不知風乃六淫之一耳，若腸胃受火熱二淫，與寒燥濕怫鬱其氣，及飲食勞力傷其陰絡之血者，亦可謂之腸風乎？《針經》曰：陽絡傷則血外溢而吐衄，陰絡傷則血內溢而便溺。戴氏以隨感而見色鮮者爲腸風，積久而發色瘀者爲藏毒。又云：色鮮爲熱，自大腸氣分來；色瘀爲寒，自小腸血分來。或曰：腸風者風邪淫胃，藏毒者濕邪淫胃。藏毒腸風之血，出於腸藏之間；五痔之血，出於肛門蝕孔。處治各不同。

槐花炒　側柏葉杵　荆芥炒黑　枳殼炒　等分。爲末。每三錢，米飲下。

此手足陽明藥也。側柏養陰燥濕，最清血分；槐花疏肝瀉熱，能涼大腸；荆芥散瘀搜風爲風病血病要藥；枳殼寬腸利氣。此病多由濕熱風燥之邪，如久不愈者，不宜純用寒涼，須兼溫補及升舉藥。大法涼血用槐角、地榆、扁柏、條芩、炒連、梔子、生地；和血用阿膠、當歸、川芎、白芍；風濕用秦艽、防風、荆芥、蒼朮、茯苓；血瘀少加桃仁、紅花、蘇木；寬腸用枳殼；升舉用升麻；生血補氣加人參、黃芪、白朮、甘草。柏葉生而向西，稟金兑之正氣，能制肝木，木主升，金主降，升降相配，夫婦之道和，則血得以歸肝。故仲景治吐血不止，氣血虛寒，用柏葉湯：柏葉、乾薑各三兩，艾三把，馬糞汁一升。合煮服。馬屬午爲離，假之以降心火。

本方除柏葉、荆芥，加當歸、黄芩、防風、地榆，酒糊丸，名槐角丸《局方》，治同涼血疏風。本方加當歸、生地、川芎，入烏梅、生薑煎，名加減四物湯《濟生》，治同。補血涼血。若以風爲虚象者，蓋非風客於腸胃故也。本方除柏葉、枳殼，加當歸、川芎、熟地、白术、青皮、升麻，亦名槐花散，又名當歸和血散東垣，治腸澼下血，濕毒下血。本方除柏葉、枳殼，加青皮等分，亦名槐花散潔古，治血痢腹不痛，不裏急後重。單用槐花、荆芥炒黑，爲末，酒服，亦治下血經驗方。

秦艽白术丸東垣

治痔瘡、痔漏有膿血，大便燥結，痛不可忍。手陽明大腸，庚金也，清燥主收，司行津液，以從足陽明胃土之化，旺則生化萬物。人或醉飽入房，酒熱留著，忍精不泄，流注篡間，前陰之氣歸於大腸，木乘火勢而侮燥金，火就燥則大便閉而痔作矣。受病者燥氣也；爲病者胃濕也。濕熱風燥四氣合邪，法當瀉火、潤燥、疏風、和血、止痛。

秦艽　白术　歸尾酒洗　桃仁研一兩　枳實麸炒　皂角子燒存性　澤瀉五錢

地榆三錢　麵糊丸。

此手足陽明藥也。李東垣曰：秦艽、歸尾、桃仁潤燥和血秦艽爲風藥中潤劑，皂角仁以除風燥，地榆以破血止血，枳實苦寒以補腎而泄胃實。澤瀉淡滲，使氣歸於前陰，以補清燥受胃之濕邪也。清燥，謂大腸也。白朮之苦以補燥氣之不足，其味甘以瀉火而益元氣。故曰甘寒瀉火，乃假枳實之寒也。大便秘澀，以大黄推之，其津液益不足，用當歸和血，加油潤之劑，自然軟利矣。

本方除白朮、枳實、地榆，加蒼朮、黄柏、大黄、檳榔、防風，名秦艽蒼朮湯，治同。李東垣曰：腸頭成塊者，濕也；作大痛者，風也；大便燥結者，兼受火熱也。是濕熱風燥四氣合邪，當去四者，以破氣藥兼之，治法全矣。本方除皂角、枳實、地榆，加防風、升麻、柴胡、陳皮、大黄、黄柏、紅花、炙草，名秦艽防風湯，治痔漏，大便時疼痛。東垣曰：如無痛者，非痔漏也。本方用秦艽一味，加羌活、防風、麻黄、升麻、柴胡、藁本、細辛、黄芪、炙草、紅花，名秦艽羌活湯，治痔漏成塊下垂，不任其癢。本方除地榆，加大黃、紅花，名秦艽當歸湯，治痔漏，大便燥結疼痛。以上皆東垣方。

芍藥湯 潔古

治下痢膿血稠黏，腹痛後重。下痢皆屬濕熱，赤爲傷血，白爲傷氣，膿血稠黏，氣血兩傷也。腹痛後重，氣血皆滯也。劉河間曰：行血則膿血自愈，調氣則後重自除。

芍藥一兩　歸尾　黄芩　黄連五錢　大黄三錢　木香　檳榔　甘草炙二錢　桂錢半

每服五錢。痢不減，加大黄。

此足太陰、手足陽明藥也。芍藥酸寒，瀉肝火，斂陰氣，和營衛，故以爲君；大黄、歸尾破積而行血；木香、檳榔通滯而行氣；黄芩、黄連燥濕而清熱。蓋下痢由濕熱鬱積於腸胃，不得宣通，故大便重急，小便赤澀也。辛以散之，苦以燥之，寒以清之，甘以調之。加肉桂者，假其辛熱以爲反佐也。昂按：此方蓋本仲景黃芩湯而加行血調氣之藥。

本方除桂、甘草，加枳殼，名導滯湯一作導氣湯，治前證兼渴者。此方今人多用。大法治痢以甘、芍和中止腹痛；熱痛加芩、連，寒痛加薑、桂，以木香、檳榔行氣除後重；氣分加枳殼、滑石寬腸，血分加當歸、桃仁和血；以秦艽、皂子祛腸風，黃芩、黃連清熱毒；以白朮、陳皮調胃，茯苓、澤瀉滲濕，枳實、大黃破積；嘔吐加石膏、薑汁；氣虛加黃芪、參、朮；血虛加芎、歸、阿膠、黑薑、柏葉；痢已後重不解，去檳榔，換條芩，加升麻提之。

蒼朮地榆湯潔古

治脾經受濕，痢疾下血。

蒼朮泔浸、炒三兩　地榆炒黑一兩　每一兩煎。

此足太陰、陽明藥也。蒼朮燥濕強脾，升陽而開鬱；地榆清熱涼血，酸收能斷下。爲治血痢腸風之平劑，初起者勿用。

本方加芍藥、阿膠、卷柏，名芍藥地榆湯河間，治泄痢膿血，乃至脫肛。

阿膠補血與液，爲肺、大腸要藥，能治熱痢。

小薊飲子

治下焦結熱而成血淋。心主血，小腸其府也。熱甚搏血，流入胞中，與便俱出，爲血淋。蓋小便必自小腸滲入膀胱，心熱者小腸必熱，經所謂胞移熱於膀胱，則癃溺血是也，然熱必兼濕。戴氏曰：血鮮者，心、小腸實熱；血瘀者，腎、膀胱虚冷。《準繩》曰：多有熱極而血凝黑者，未可便以爲冷也。小便不利曰癃，痛者爲血淋，不痛者爲溺血。

小薊　蒲黄炒黑　藕節　滑石　木通　生地黄　梔子炒　淡竹葉　當歸　甘草各五[二]分

此手足太陽藥也。小薊、藕節退熱散瘀，生地涼血，蒲黄止血。生行血，炒澀血。木通降心肺之火，下達小腸。梔子散三焦鬱火，由小便出。竹葉涼心而清肺，肺爲生水之源，凡通淋者必先清肺。滑石瀉熱而滑竅。當歸養陰，能引血歸經。甘草益陽，能調

[二]五：底本原脱，今據瓶花書屋本補。

中和氣也。

復元活血湯

治從高墜下，惡血留於脅下，疼痛不可忍者。不問傷在何經，惡血必積脅下，以肝主血故也。

柴胡五錢　當歸　栝蔞根　穿山甲炮二錢　甘草　紅花二錢　桃仁五十個，去皮尖、研　大黃一兩酒浸　每服一兩，加酒煎，以利爲度。藥內無羌活，而以名方，何也？

此足厥陰藥也。原文曰：肝膽之經行於脅下，屬厥陰、少陽，故以柴胡引用爲君；以當歸活血脈，以甘草緩其急爲臣，亦能生新血，陽生則陰長也；以穿山甲、花粉、桃仁、紅花破血潤血爲佐；以大黃蕩滌敗血爲使。氣味相合，各有攸歸，痛自去矣。

祛風之劑第九

六淫，風寒暑濕燥火也。六者之中，風淫爲首，故經曰：風者百病之長也。至其變化，乃爲他病，無常方，然致自風氣也。又曰：風者善行而數變，腠理開則灑然寒，閉則熱而悶，其寒也則衰飲食，其熱也則消肌肉。蓋天地間唯風無所不入，人受之者，輕爲感冒，重則爲傷，又重則爲中，然必其人真氣先虚，營衛空疏，然後外邪乘虚而入，經所謂邪之所湊，其氣必虚是也。故中風之證，河間以爲將息失宜，心火暴甚；丹溪以爲濕生痰，痰生熱，熱生風；東垣以爲本氣自病，若以風爲虚象者。所以治之有清熱、化痰、養血、順氣之不同，而不專用祛風之藥也。按：《內經》風論、痿論、痹論分爲三篇，病原不同，治法亦異，丹溪嘗著論辨之。然岐伯曰：中風大法有四，風痹其一也，故治痹諸方，亦次本門。

小續命湯《千金》

治中風不省人事，神氣潰亂，半身不遂，筋急拘攣，口眼喎邪，語言蹇澀，風濕腰痛，痰火並多，六經中風，及剛柔二痙。陰虚火旺，痰隨火湧，故不省人事。血虚風中左體，爲左不遂；氣虚風中右體，爲右不遂。風中筋脈則拘急，風中口面則喎邪，風中舌本則語澀，風濕中腰則腰痛。痙者項背強直，手足反張也。傷風有汗爲柔痙，以風能散氣也；傷寒無汗爲剛痙，以寒能澀血也。亦有血虚筋無所榮養而成痓者。凡中風口開爲心絕，手撒爲脾絕，眼合爲肝絕，遺尿爲腎絕，鼻鼾爲肺絕，吐沫直視，發直頭搖，面赤如妝，汗綴如珠者，皆不治。或只見一二證，尚有得生者。《金匱》中風篇曰：寸口脈浮而緊，緊則爲寒，浮則爲虛，虛寒相搏，邪在皮膚。浮者血虛，脈絡空虛，賊邪不瀉，或左或右，邪氣反緩，正氣則急，正氣引邪，喎僻不遂。邪在於絡，肌膚不仁；邪在於經，脊重不伸；邪入於府，則不識人；邪入於藏，舌即難言，口吐涎沫。釋曰：中絡者邪方入衛，尚在經絡之外，故但肌膚不仁；中經則入榮脈之中，骨肉皆失所養，故身體重著；至中府中藏，則離外而內邪入深矣。中府必歸於胃者，胃爲六府之總司也；中藏必歸於心者，心爲神明之主也。風入胃中，胃熱必盛，蒸其津液，結爲痰涎，胃之大絡入心，痰涎壅盛，堵其出入之竅，故中府則不識人也；諸藏受邪，迸入於心，則神明無主，故中藏者，舌縱難言，廉泉開而流涎沫也。廉泉穴在舌下，竅通於腎，津液之所出也。

防風一錢二分　桂枝　麻黃　杏仁去皮尖，炒研　芎藭酒洗　白芍酒炒　人參　甘草炙　黃芩酒炒　防己八分　附子四分　每服三錢，加薑、棗煎。筋急語遲脈弦者，倍人參，加薏仁、當歸，去芍藥以避中寒。煩躁，不大便，去桂、附，倍芍藥，加竹瀝。日久不大便，胸中不快，加大黃、枳殼。藏寒下利，去防己、黃芩，倍附子，加白朮。嘔逆加半夏。語言蹇澀，手足戰掉，加石菖蒲、竹瀝。身痛發搐加羌活。口渴加麥冬、花粉。煩渴多驚加犀角、羚羊角。汗多去麻黃、杏仁，加白朮。舌燥去桂、附，加石膏。

此六經中風之通劑也。吳鶴皋曰：麻黃、杏仁，麻黃湯也，治太陽傷寒；桂枝、芍藥，桂枝湯也，治太陽中風。此中風寒有表證者所必用也。人參、甘草補氣，川芎、芍藥補血，此中風寒氣血虛者所必用也。風淫故主以防風，濕淫佐以防己，寒淫佐以附子，熱淫佐以黃芩，病來雜擾，故藥亦兼該也。按：中風有解表、攻裏、行中道三法。內外證俱有者，先解表而後攻裏。《醫貫》曰：此治冬月直中風寒之的方，亦麻黃、桂枝之變法。六經有餘之表證，須從汗解。如有便溺阻隔，宜三化湯、麻仁丸通利之。然邪之所湊，其氣必虛，世間內傷者多，此方終不可輕用也。昂按：此方爲治風套劑，今人罕用，然古今風方多從此方損益爲治。喻嘉言曰：中風之脈，必有所兼，兼寒則浮緊，兼風則浮緩，兼熱則浮數，兼痰則浮滑，兼氣則浮澀，兼火則盛大，兼陽虛則脈微，兼陰虛則脈數或細如絲。虛滑爲頭痛，緩遲爲營衛衰。然虛浮遲緩，正氣不足，尚可補救；急大數疾，邪不受制，必死無疑。若數大未至急疾，尚有不死者。《保命集》曰：厥陰瀉痢不止，脈沉遲，手足厥逆，膿血稠黏，此爲難治，宜麻黃湯、小續命汗之。謂有表邪宿於內，當散表邪，則藏府自安矣。又曰：厥陰風瀉，以風治風，小續命、消風散主之。

易老六經加減法：本方倍麻黃、杏仁、防風，名麻黃續命湯，治太陽中風，無汗惡寒。本方倍桂枝、芍藥、杏仁，名桂枝續命湯，治太陽中風，有汗惡風。本方去附子，加石膏、知母，名白虎續命湯，治陽明中風，無汗，身熱不惡寒。本方加葛根，倍桂枝、黄芩，名葛根續命湯，治陽明中風，身熱有汗，不惡風。本方倍附子，加乾薑、甘草，名附子續命湯，治太陰中風，無汗身涼。本方倍桂、附、甘草，名桂附續命湯，治少陰中風，有汗無熱。本方加羌活、連翹，名羌活連翹續命湯，治中風六經混淆，繫之於少陽、厥陰，或肢節攣急，或麻木不仁。《玉機微義》曰：此方無分經絡，不辨寒熱虛實，雖多亦奚以爲？易老治分六經，庶乎活法。本方去防風、防己、附子、白芍，加當歸、石膏，即《古今錄驗》續命湯，治中風痱音肥，身不自收，口不能言，冒昧不知痛處，或拘急不能轉側。《錄驗》方去人參，加乾薑、黄芩、荆瀝，即《千金》大續命湯，通治五藏偏枯賊風。

侯氏黑散《金匱》

治中風四肢煩重，心中惡寒不足者。四肢煩重，風中經絡，熱而挾濕也；心中惡寒，陽虛也。《外臺》用治風癲。

菊花四十分　防風　白朮十分　桔梗八分　人參　茯苓　當歸　川芎　乾薑　桂枝　細辛　牡蠣　礬石三分

右末。用溫酒調方寸匕，服二十日，日三。再冷食服四十日，共六十日止，則藥積腹中不下，熱食即下矣。

此手太陰、少陰、足厥陰藥也。菊花秋生，得金水之精，能制火而平木，木平則風息，火降則熱除，故以爲君。防風、細辛以祛風，當歸、川芎以養血，人參、白朮以補氣，黄芩以清肺熱，桔梗以利膈氣，茯苓通心氣而行脾濕，薑、桂助陽分而達四肢，牡蠣、白礬酸斂濇收，又能化頑痰。加酒服者，以行藥勢也。喻嘉言曰：治風而驅風補虛，誰不能之？至驅補之中而行堵截之法，則非思議可到。方用礬石以固濇諸藥，使積而不散，以漸填其空竅，則舊風盡去，新風不受矣。蓋礬性得冷則止，得熱則行，故又囑以宜冷食也。中風入藏，最防風邪乘虛迸入心中，故以菊花爲君。仲景製方，匠心獨創，乃中風證首引此散，豈非深服其長乎？後世悉用腦、麝引風入心，莫有知其非者，故舉《金匱》黑散、風引二湯以明其治。

附《金匱》風引湯： 大黃　乾薑　龍骨各四兩　桂枝三兩　甘草　牡蠣各二兩　滑石　石膏　寒水石　赤石脂　白石脂　紫石英各六兩　杵篩，取三指撮，煮三沸，溫服。治大人風引癱瘓，小兒驚癇瘛瘲，日數十發。巢氏用治腳氣。按：黑散、風引二湯，喻氏以爲仲景聖方，而程雲來《金匱直解》又云：侯氏黑散、風引湯、防己地黃湯、頭風摩膏、礬石湯，所主皆非中風歷節之證，是宋人較正附入唐人之方，遂盡刪之。又云：仲景方書之祖，復取侯氏方爲法耶？愚謂：仲景多方，豈無祖述，而必創自一人之手乎？方若果佳，雖出自唐宋，其可刪耶？但癱瘓必氣血不足之人，風引湯用大黃爲君，又石藥居其大半，獨不曰石藥之氣悍乎？喻氏雖深贊之，亦未知其果嘗以此治風而獲實驗乎？抑亦門外之揣摩云爾也？若黑散之君菊花，又加氣血解表除痰之藥，視此亦不同矣。昂按：中風爲危篤之證，古方佳者頗少，茲錄續命、黑散、風引諸劑，要存其源流焉耳。

大秦艽湯《機要》

治中風手足不能運掉，舌強不能言語，風邪散見，不拘一經者。經曰：掌受血而能握，足受血而能步。又脾主四肢，脾虚血弱，不能榮筋，故手足不掉也；舌爲心苗，腎脈連舌本，心火盛而腎水衰，故舌本木強也。六經形證，謂口開、手撒、眼合、鼻鼾、吐沫、遺尿、直視、頭搖諸證也。此則外無六經形證，内無便溺阻隔，爲中經絡中之稍輕者也。

秦艽　石膏二兩　當歸酒洗　白芍酒炒　川芎　生地酒洗　熟地　白朮土炒　茯苓　甘草炙　黄芩酒炒　防風　羌活　獨活　白芷一兩　細辛五錢　每服一兩。雨濕加生薑，春夏加知母，心下痞加枳殼。

此六經中風輕者之通劑也。以秦艽爲君者，祛一身之風也。以石膏爲臣者，散胸中之火也。羌活散太陽之風膀胱，白芷散陽明之風胃，川芎散厥陰之風肝，細辛、獨活散少陰之風腎，防風爲風藥卒徒，隨所引而無所不至者也。大抵内傷必因外感而發，諸藥雖云搜風，亦兼發表。風藥多燥，表藥多散，故疏風必先養血，而解表亦必固裏，當歸養血，熟地滋血，芎藭活血，芍藥斂陰和血，血活則風散而舌本柔矣。又氣能生血，故用白朮、茯苓、甘草補氣以壯中樞，脾運濕除，則手足健矣。脾主四肢，濕則筋痿。又風能生熱，故用黃芩清上，石膏瀉中，生地涼下，以共平逆上之火也。劉宗厚曰：秦艽湯、愈風湯雖皆有補血之藥，而行經散風之劑居其大半，將何以養血而益筋骨也？天麻丸養血壯筋骨，庶幾近理。喻嘉言曰：此方既云養血而筋自柔，何得多用風燥藥？既云靜以養血，何復用風藥以動之？是言與方悖矣。偶論三化湯、愈風湯及大秦艽湯，皆似是而非者。昂按：此方用之頗眾，獲效亦多，未可與愈風、三化同日語也。此蓋初中之時，外挾表邪，故用風藥以解表，而用血藥、氣藥以調裏，非專於燥散者也。治風有解表、攻裏、行中道三法，內外證俱有者，先解表而後攻裏是也。若愈風解表而風藥太多，三化攻裏而全用承氣，則非中證所宜矣。

附　易老天麻丸： 天麻祛風　牛膝強筋　萆薢祛風濕、強筋骨　玄參壯水制火，各六兩　杜仲七兩，使筋骨相著　當歸十兩和血　生地一觔益真陰　羌活十兩去骨節風　附子炮，一兩行經　蜜丸。一方有獨活五兩。

三生飲

治中風卒然昏憒，不省人事，痰涎壅盛，語言蹇澀等證。李東垣曰：中風非外來風邪，乃本氣自病也。凡人年逾四旬，氣衰之際，或憂喜忿怒傷其氣者，多有此證，壯歲之時無有也。若肥盛者則間有之，亦是形盛氣衰而如此耳。昂按：此即東垣主乎氣之說。

生南星一兩　生川烏去皮　生附子去皮五錢　木香二錢　每服一兩，加人參一兩煎。

此足太陰、陽明、厥陰、手少陽藥也。南星辛烈，散風除痰；附子猛峻，溫脾逐寒；烏頭輕疏，溫脾逐風，二藥通行經絡，無所不至，皆用生者，取其力峻而行速也。重加人參，所以扶其正氣；少佐木香，所以行其逆氣也。《醫貫》曰：觀東垣之論，當以氣虛爲主，縱有風邪，亦是乘虛而襲。經曰：邪之所湊，其氣必虛是也。當此之時，豈尋常藥餌能通達於上下哉？急以三生飲一兩，加人參一兩，煎服即甦。此乃行經治痰之劑，斬關擒王之將，必用人參兩許，驅駕其邪，而補助真氣，否則不惟無益，適以取敗。觀先哲用芪附、參附，其義可見。若遺尿手撒、口開鼻鼾爲不治，然服前藥多有生者。喻嘉言曰：藏爲陰，可勝純陽之藥；府爲陽，必加陰藥一二味制其僭熱；經絡之淺，又當加和榮衛並宣導之藥。

地黃飲子 河間

治中風舌瘖不能言，足廢不能行，此少陰氣厥不至，名曰風痱音肥，急當溫之。風痱，如癱瘓是也。劉河間曰：中風癱瘓，非爲肝木之風實甚，亦非外中於風，良由將息失宜，心火暴甚，腎水虛衰，不能制之，則陰虛陽實，而熱氣怫鬱，心神昏冒，筋骨不用，而卒倒無知也。亦有因喜怒思悲恐五志過極而卒中者，皆爲熱甚。俗云風者，言末而忘其本也。治宜和藏府，通經絡，便是治風。昂按：此即河間主乎火之說。蓋西北風氣剛勁，虛人感之，名真中風，可用風藥下藥；南方卑濕，質弱氣虛，雖有中證，而實不同，名類中風，宜兼補養爲治。

熟地黃　巴戟去心　山茱萸　肉蓯蓉酒浸　附子炮　官桂　石斛　茯苓　石菖蒲　遠志　麥冬　五味子　等分。每服五錢，入薄荷少許，薑、棗煎服。

此手足少陰、太陰、足厥陰藥也。熟地以滋根本之陰，巴戟、蓯蓉、官桂、附子以返真元之火，石斛安脾而秘氣，山茱溫肝而固精，菖蒲、遠志、茯苓補心而通腎藏，麥冬、五味保肺以滋水源，使水火相交，精氣漸旺，而風火自息矣。《醫貫》曰：觀劉氏之論，則以風爲末而以火爲本，殊不知火之有餘，水之不足也。劉氏原以補腎爲本，觀其地黄飲子可見矣，故治中風，又當以真陰虚爲本。但陰虚有二，有陰中之水虚，有陰中之火虚。火虚者，專以河間地黄飲子爲主，水虚者，當以六味地黄丸爲主。果是水虚，辛熱之藥，與參、芪之品，俱不可加。或曰風淫所勝，治以辛凉，何故反用桂、附，使火盛制金，不能平木，而風不益甚耶？曰：此是腎虚，真陰失守，孤陽飛越，若非桂、附，何以追復其散失之元陽？其痰涎上湧者，水不歸元也；面赤煩渴者，火不歸元也。惟桂、附能引火歸元，水火既歸其元，則水能生木，木不生風，而風自息矣。

順風匀氣散

治中風半身不遂，口眼喎邪。半身不遂，偏枯也。經曰：胃脈沉鼓濇，胃外鼓大，心脈小堅急，皆鬲偏枯，男子發左，女子發右，不瘖舌轉可治。蓋心是神機開發之本，胃是水穀充大之標，標本相得，則膻中氣海之宗氣盈溢，分佈四藏三焦，上下中外無不周遍；若標本相失，宗氣虚耗，分佈不周於經脈則偏枯，不周於五藏則瘖。口眼喎邪者，足陽明之脈俠口環脣，寒則筋急，熱則筋弛，左寒右熱則左急而右緩；右寒左熱則右急而左緩。陽明燥金主緊縮，風病而成筋縮，木極似金，反兼勝己之化，燥之甚也，治宜辛凉，不可用桂、附。《元戎》曰：酒濕之病，亦能作痹證，口眼喎邪，半身不遂，舌強不正，渾似中風，當瀉濕毒，不可作風病治之而汗也。《衍義》《易簡》，言與此同。

白术二錢　烏藥錢半　人參　天麻五分　白芷　蘇葉　木瓜　青皮　甘草炙

沉香磨三分　加薑煎。

此足厥陰、陽明藥也。邪之所湊，其氣必虛，偏枯喎僻，或左或右，蓋血脈不周，而氣不勻也。天麻、蘇、芷以疏風氣，烏藥、青、沉以行滯氣，參、朮、炙草以補正氣，疏之行之補之而氣勻矣，氣勻則風順矣；用木瓜者，能於土中瀉木，調榮衛而伸筋也。戴復庵曰：治風之法，初得之即當順氣，及其久也即當活血。若不順氣，遽用烏、附；若不活血，遽用羌、防、天麻輩，未見其能治也。然順氣則可，破氣瀉氣則不可。

豨薟丸 張詠

治中風喎僻，語言蹇澀，肢緩骨痛，及風痹走痛，或十指麻木，肝腎風氣風濕諸瘡。喎邪語澀，風中於經也；肢緩骨痛，風而兼濕也；風痹腫痛，濕熱流注也，世俗謂之流火，即《內經》所謂行痹、痛痹也；十指麻木，氣血不足，或有濕痰死血在胃中也。

豨薟草　以五月五日、七月七日、九月九日採者佳。不拘多少，揀去粗莖，留枝、葉、花、實，酒拌蒸曬九次，蜜丸。豨薟辛苦氣寒，其味薟臭，必蒸曬九次，加以酒蜜，則苦寒之陰濁盡去，而清香之美味見矣。數不至九，陰濁尚在，則不能透骨驅風而卻病也。

此足少陰、厥陰藥也。豨薟能祛風散濕，行大腸之氣，加以酒蒸蜜丸，氣味清和，故能補肝潤腎，益氣強筋濕去則筋強。然風藥終燥，若風痹由於脾腎兩虛，陰血不足，不由風濕而得者，亦忌服之。唐成訥有進豨薟表，宋張詠進豨薟表云：其草金棱銀線，素莖紫荄，節葉相對，頗類蒼耳。臣喫百服，眼目清明，即至千服，鬚髮烏黑，筋力輕捷，效驗多端。昂按：此藥不但搜風，尤能勝濕，濕去則脾胃健而筋骨強。凡中風挾濕者服之尤宜。

牽正散《直指方》

治中風口眼喎邪，無他證者。足陽明之脈，俠口環唇；足太陽之脈，起於目內眥。陽明內蓄痰熱，太陽外中於風，故牽急而喎邪也。又曰：木不及則金化縮短乘之，木爲金乘則土寡於畏，故口眼喎邪。口目常動，故風生焉；耳鼻常靜，故風息焉。

白附子　僵蠶　全蠍　等分。爲末。每二錢，酒調服。

此足陽明、厥陰藥也。吳鶴皋曰：艽、防之屬，可以驅外風，而內生之風非其治也肝有熱則自生風，與外感之風不同；星、夏之屬，足以治濕痰，而風虛之痰非其治也。三藥療內生之風，治虛熱之痰，得酒引之，能入經而正口眼。又曰：白附辛可驅風白附去頭面之游風，蠶、蠍鹹能軟痰僵蠶清化輕浮，能上走頭面，驅風，散痰；全蠍直走厥陰，爲治風要藥。辛中有熱凡藥辛者必熱，可使從風，蠶、蠍有毒，可使破結。藥有用熱以攻熱，用毒以攻毒者，《大易》所謂同氣相求，《內經》所謂衰之以其屬也。

附　改容膏：蓖麻子一兩　冰片三分　共搗爲膏。寒月加乾薑、附子各一錢，左喎貼右，右喎貼左，即正。或用鱔魚血，或用蜣螂搗傅亦良。蓋三物皆追風拔毒之品也。

如聖飲節庵

治剛柔二痓，面赤項強，頭搖口噤，角弓反張，與瘛瘲音熾縱同法。痓者，太陽中風，重感寒濕而爲病也。風則燥而動，寒則引而緊，濕則著而拘，故頭搖口噤，項強而反張也。風挾寒則血澀無汗，爲剛痓；風挾濕則液出有汗，爲柔痓。筋急而縮爲瘛，筋弛而緩爲瘲，伸縮不已爲瘛瘲，俗謂之搐是也。

羌活　防風　白芷　柴胡　甘草　黄芩　半夏　川芎　芍藥　當歸　烏藥

加薑煎。入薑汁、竹瀝服。柔痓加白朮、桂枝；剛痓加蒼朮、麻黄；口噤咬牙，大便實，加大黄。

此足太陽、厥陰藥也。羌、防、芎、芷、柴胡、甘草辛甘以發散風邪；用烏藥者，治風須順氣也；用歸、芍者，治風先活血也；用半夏、竹瀝、薑汁者，風必挾痰也；用黄芩者，風必生熱也；柔痓加白朮、桂枝，有汗欲其無汗；剛痓加蒼朮、麻黄，無汗欲其有汗。口齒屬陽明，陽明實則口噤咬牙而便秘，故加大黄以泄胃熱也。

獨活湯 丹溪

治風虚瘛瘲，昏憒不覺，或爲寒熱。筋急而縮爲瘛，緩而縱爲瘲，伸縮不已爲瘛瘲，木曰曲直之象也。肝虚而風乘之，入於血脈則瘛瘲，若在皮膚則爲寒熱，若移邪於所生，則昏憒不覺也。所生心也，木能生火。

獨活　羌活　防風　細辛　桂心　白薇　當歸　芎藭　半夏　人參　茯神　遠志　菖蒲五錢　甘草炙二錢半　每服一兩。加薑、棗煎。

此手少陰、足厥陰藥也。肝屬風木而主筋，故瘛瘲爲肝邪。肝欲散，急食辛以散之，二活、防風祛風，細辛、桂心溫經，半夏除痰，芎、歸辛散風而溫和血，血活則風散，辛以散之，即辛以補之也。木喜條達，故以散爲補。心爲肝子，肝移熱於心則昏憒，故以人參補心氣，菖蒲開心竅，茯神、遠志安心神，白薇鹹寒退熱而治厥，使風靜火息，血活神寧，而瘛瘲自已矣。

活絡丹

治中風手足不仁，日久不愈，經絡中有濕痰死血，腿臂間忽有一二點痛。

川烏炮，去臍皮　草烏炮，去皮　膽星六兩　地龍即蚯蚓。洗，焙乾　乳香去油　沒藥另研三兩三錢

酒丸。酒下。

此足太陰、厥陰藥也。吳鶴臯曰：膽星辛烈，所以燥濕痰；二烏辛熱，所以散寒濕；蚯蚓濕土所生，欲其引烏、星直達濕痰所結之處，《大易》所謂同氣相求也蚯蚓鹹寒，清熱利水；風邪注於肢節，久則血脈凝聚不行，故用乳香、沒藥以消瘀血。乳香活血，能去風伸筋，沒藥能散瘀血，生新血，二藥並能消腫止痛，故每相須而行。

消風散

治風熱上攻，頭目昏痛，項背拘急，鼻嚏聲重，及皮膚頑麻，癮疹瘙癢，婦人血風。血風者，婦人衝任二經爲風襲傷，致生血病也。

荆芥　陳皮去白　厚朴薑汁炒　甘草炙五錢　防風　羌活　藿香　僵蠶洗，炒　蟬蛻　川芎　茯苓　人參二兩

爲末。每服三錢，茶湯下。瘡癬，酒下。

此足太陽、手太陰藥也。羌、防、荆、芎之辛浮，以治頭目項背之風；僵蠶、蟬蛻之清揚，以去皮膚之風；藿香、厚朴以去惡散滿；參、苓、甘、橘以輔正調中，使風邪無留壅也。

清空膏東垣

治正偏頭痛，年深不愈；及風濕熱上壅頭目及腦，苦痛不止。偏頭痛者，少陽相火也。丹

溪曰：有痰者多，左屬風屬火，多血虛，右屬痰屬熱，多氣虛。《準繩》曰：醫書多分頭痛、頭風爲二門，然一病也，淺而近者名頭痛，深而遠者爲頭風，當驗其邪所從來而治之。

黃芩酒炒　黃連酒炒　羌活　防風一兩　柴胡七錢　川芎五錢　甘草炙兩半

爲末。每服三錢，茶調如膏，白湯送下。如少陰頭痛，加細辛；太陰頭痛，脈緩有痰，去羌活、防風、川芎、甘草，加半夏；如偏頭痛服之不愈，減羌活、防風、川芎一半，加柴胡一倍散少陽相火；如自汗發熱，惡熱而渴，此陽明頭痛，只與白虎湯加白芷。李東垣曰：太陰頭痛，必有痰也；少陰頭痛，足寒而氣逆也；太陰、少陰二經雖不上頭，然痰與氣壅於膈中，頭上氣不得暢而爲痛也。

此足太陽、少陽藥也。頭爲六陽之會，其象爲天，乃清空之位也。風寒濕熱干之，則濁陰上壅而作實矣。羌、防入太陽，柴胡入少陽，皆辛輕上升，祛風勝濕之藥；川芎入厥陰，爲通陰陽血氣之使；甘草入太陰，散寒而緩痛，辛甘發散爲陽也；芩、連苦寒，以羌、防之屬升之，則能去濕熱於高巔之上矣。芩、連用酒炒，非獨制其寒，欲其上升也。丹溪曰：東垣清空膏，諸般頭痛皆治，惟血虛頭痛從魚尾相連痛者不治。魚尾，眼角也。又云：治少陽頭痛，如痛在太陽、厥陰者勿用，蓋謂巔頂痛也。頭痛用羌活、防風、柴胡、川芎、升麻、細辛、藁本之異者，分各經也；用黃芩、黃連、黃柏、知母、石膏、生地之異者，分各藏瀉火也；用茯苓、澤瀉者，導濕也；用參、芪者，補氣也；用芎、歸者，養血也。王海藏曰：熱在至高之分，當以輕劑抑之，從緩治也。若急服之，上熱未除，中寒生矣。

胃風湯 易老

治風冷乘虛客於腸胃，飧泄注下，完穀不化，及腸風下血。又治風虛能食，牙關緊閉，手足瘛瘲，肉瞤面腫，名曰胃風。胃受風氣，木邪剋土，故完穀不化，謂之飧泄；胃有風濕，流入大腸，故下血；陽明胃脈入牙縫，故牙緊；脾主四肢，故瘛瘲；胃主肌肉，故肉瞤；陽明之脈營於面，故面腫。瘛瘲，手足抽掣也。瞤，動也。

人參　白朮土炒　茯苓　當歸酒炒　芎藭　芍藥酒炒　桂炒　等分。加粟米百餘粒，煎。此即十全湯去黃芪、地黃、甘草。

此足陽明、厥陰藥也。胃風者，胃虛而風邪乘之也。風屬肝木，能剋脾土，故用參、朮、茯苓以補脾氣而益衛；當歸、川芎以養肝血而調榮；芍藥瀉肝而能和脾；肉桂散風而能平木（木得桂而枯，削桂釘木根，其木即死。又辛能散風），故能住泄瀉而療風濕也。又曰：白朮、茯苓能壯脾而除濕，川芎、肉桂能入血而驅風。（《玉機微義》曰：此方名治風而實非治風，乃補血和血益胃之藥，血痢而挾濕者，實可倚仗。）

東垣胃風湯：升麻　白芷（一錢二分）　麻黄（不去節）　葛根（各一錢）　柴胡　羌活　藁本　蒼朮　蔓荆　草蔻　黄柏　當歸　炙草（各五分）　加薑、棗煎。亦治胃風證。（喻嘉言曰：風入胃中，何以反能食？蓋風能生熱，即《內經》痹成爲消中之理也。是方但去其風不去其熱，以熱必隨風而解耳。又曰：必加竹瀝、花粉、石膏、葳蕤、生地、梨汁甘寒之藥，入升麻、葛根、甘草爲劑，始爲克當。或問：二藥補散不同，而所治共一證，何歟？喻嘉言曰：按風成爲寒熱，乃風入胃中，而釀營衛之偏勝。此方乃驅胃風使從外解之藥。若夫久風爲飡泄，則風已入裏，又當用人參爲君，桂枝、白朮爲臣，茯苓、甘草爲佐使，而祛風於內。此表裏之權衡，《內經》之要旨也。）

上中下通用痛風丸（丹溪）

痛風有寒、有濕、有熱、有痰、有血之不同，此爲通治。（按：此即《內經》所謂行痹、痛痹也。）

經曰：風寒濕三者雜合而爲痹也。蓋風痹痿厥，病多雜合，故世俗每言風痹有病風而不痛者，則爲不仁，此氣血兩虛，其證爲加重矣。

黄柏酒炒　蒼朮泔洗　南星薑製二兩　神麯炒　川芎　桃仁去皮尖，搗　龍膽草下行　防己下行　白芷一兩　羌活　威靈仙酒拌，上下行　桂枝三錢橫行　紅花二錢　麪糊丸。

此治痛風之通劑也。黄柏清熱，蒼朮燥濕此二妙散也，治痿正藥，龍膽瀉火，防己行水，四者所以治濕與熱也；南星燥痰散風，桃仁、紅花活血去瘀，川芎爲血中氣藥，四者所以治痰與血也；羌活祛百節之風，白芷祛頭面之風，桂枝、威靈仙祛臂脛之風，四者所以治風也；加神麯者，所以消中州陳積之氣也。疏風以宣於上，瀉熱利濕以泄於下，活血燥痰消滯以調於中，所以能兼治而通用也。證不兼者，以意消息可矣。丹溪曰：大法痛風用蒼朮、南星、川芎、當歸、白芷、酒芩。在上者加羌活、桂枝、威靈仙；在下者加牛膝、防己、木通、黄柏。薄桂能橫行手臂，領南星、蒼朮諸藥至痛處。

史國公藥酒方

治中風語言蹇澀，手足拘攣，半身不遂，痿痹不仁。語言蹇澀，風中舌本也；半身不遂，邪並於虛也；手足拘攣，風燥其筋而血不濡也；痿痹不仁，風而兼濕，頑麻痿躄也。

羌活　防風　白朮土炒　當歸酒洗　川牛膝酒浸　川萆薢　杜仲薑汁炒斷絲　松節杵　虎脛骨酥炙　鱉甲醋炙　晚蠶砂炒二兩　秦艽　蒼耳子炒，搥碎四兩　枸杞五兩　茄根八兩蒸熟

爲粗末。絹袋盛，浸無灰酒三十斤，煮熟，退火毒服，每日數次，常令醺醺不斷。

此足厥陰藥也。防風、羌活、蒼耳、秦艽、松節、茄根、蠶砂、萆薢既以祛風，兼以燥濕松節能除骨節間之風，茄根散血消腫，能療凍瘡，亦散寒之品；當歸、枸杞、杜仲、牛膝補陰潤燥，養血榮筋；白朮補氣而健脾脾主四肢；虎脛驅風而壯骨風從虎，故虎骨治風。虎雖死猶立不仆，其氣力皆在前脛，且脛骨能入手足，；若腰脊痛，又當用脊骨；鱉甲亦厥陰血分之藥，能益陰血而去肝風。風濕去，氣

血旺，則病除矣。

蠲痹湯 嚴氏

治中風身體煩痛，項背拘急，手足冷痹，腰膝沉重，舉動艱難。項背拘急，風也；腰膝沉重，濕也；營衛虛而風濕干之，故或拘急，或頑麻，或重痛而舉動艱難也。經曰：營虛則不仁，衛虛則不用。不仁，皮膚不知痛癢也；不用，手足不爲人用也。歧伯曰：中風大法有四：一曰偏枯，半身不遂也；二曰風痱，身無疼痛，四肢不收也；三曰風懿，奄忽不知人也；四曰風痹，諸痹類風狀也。

黄芪蜜炙　當歸酒洗　赤芍酒炒　羌活　防風　片子薑黄酒炒　甘草炙　加薑、棗煎。

此足太陽、厥陰藥也。辛能散寒，風能勝濕，防風、羌活除濕而疏風；氣通則血活，血活則風散，黄芪、炙草補氣而實衛黄芪畏防風，合用而其功益大；當歸、赤芍活血而和營；薑黄理血中之氣，能入手足而祛寒濕也。《準繩》曰：凡風痹偏枯，未有不因真氣不周而病者也。治之不用黄芪爲君，人參、歸、芍爲臣，防風、桂枝、鈎藤、荆瀝、竹瀝、薑汁、韭汁、葛汁、梨汁、乳汁之屬爲佐，而徒雜沓乎烏、附、羌、獨以涸營而耗衛，如此死者，實醫殺之也。

三痹湯

治氣血凝滯，手足拘攣，風寒濕三痹。經曰：風寒濕三者雜合而爲痹也。其風氣勝者爲行痹，寒氣勝者爲痛痹，濕氣勝者爲著痹也。以冬遇此者爲骨痹，以春遇此者爲筋痹，以夏遇此者爲脈痹，以至陰遇此者爲肌痹，以秋遇此者爲皮痹。痹在於骨則重，在於脈則血凝而不流，在於筋則屈不伸，在於肉則不仁，在皮則寒。痛者，寒氣多也。其寒者，陽氣少陰氣多也；其熱者，陽氣多陰氣少也，故爲痹熱；其多汗而濡者，濕也，陽氣少，陰氣盛，故汗出而濡也。

人參　黄芪　茯苓　甘草　當歸　川芎　白芍　生地黄　杜仲薑汁炒斷絲　川牛膝　川續斷　桂心　細辛　秦艽　川獨活　防風　等分。加薑、棗煎。

此足三陰藥也。喻嘉言曰：此方用參、芪、四物一派補藥，內加防風、秦艽以勝風濕，桂心以勝寒，細辛、獨活以通腎氣，凡治三氣襲虚而成痹患者，宜準諸此。昂按：風痹諸方，大約祛風勝濕瀉熱之藥多，而養血補氣固本之藥少，惟此方專以補養爲主，而以治三氣之藥從之。散藥得補藥以行其勢，輔正驅邪，尤易於見功，故喻氏取之。

獨活寄生湯《千金》

治肝腎虚熱，風濕内攻，腰膝作痛，冷痹無力，屈伸不便。腎，水藏也，虚則寒濕之氣湊之，故腰膝作實而痛。冷痹者，陰邪勝也。肝主筋，腎主骨。《靈樞》曰：能屈而不能伸者，病在筋；能伸而不能屈者，病在骨。

獨活　桑寄生如無真者以續斷代之　秦艽　防風　細辛　當歸酒洗　芍藥酒炒　川芎酒洗　熟地黄　杜仲薑汁炒斷絲　牛膝　人參　茯苓　甘草　桂心　等分。每服四錢。此即前湯除黄芪、續斷，加桑寄生。

此足少陰、厥陰藥也。獨活、細辛入少陰，通血脈，偕秦艽、防風疏經升陽以祛風；桑寄生益氣血，祛風濕，偕杜仲、牛膝健骨强筋而固下；芎、歸、芍、地所以活血而補陰；參、桂、苓、草所以益氣而補陽；辛温以散之，甘温以補之，使血氣足而風濕除，則肝腎强而痹痛愈矣。朱丹溪曰：久腰痛必用官桂以開之方止，腹脅痛亦然。

本方除獨活、寄生，加羌活、續斷，名羌活續斷湯，治同。

沉香天麻丸《寶鑑》

治小兒因驚發搐，痰多眼白，瘈瘲筋攣。小兒神氣尚弱，驚則神思無依，又動於肝風，風火相扇，故痰壅心瘈，而筋攣搐掣。

羌活五錢　獨活四錢　沉香　益智仁　川烏二錢　附子炮　天麻　防風　半夏三錢　當歸　甘草　僵蠶錢半　每服五錢，薑三片，煎。

此足厥陰藥也。《寶鑑》曰：恐則氣下，精怯而上焦閉。以羌活、獨活苦溫引氣上行，又入太陽爲引，故以爲君。天麻、防風辛溫以散之，當歸、甘草辛溫以補氣血之不足，又養胃氣，故以爲臣。烏、附、益智大辛溫，行陽退陰，又治客寒犯胃；腎主五液，入脾爲涎，以生薑、半夏燥濕行痰；沉香辛溫體重氣清，去怯安神，爲使。

通頂散

治初中風不知人事，口噤不開。風鼓火盛，痰涎上壅，故不省人事；風冷之氣，客於胸中，滯而不能發，故口噤不開。

藜蘆　甘草生用　細辛　人參　川芎一錢　石膏五錢　爲末。用一字吹入鼻中，有嚏者，肺氣未絕，可治。

此手太陰、少陰藥也。吳鶴臯曰：中風不省人事，病已亟矣。非平藥可以開其壅塞，故用藜蘆與人參、細辛，取其相反而相用也藜蘆苦寒有毒，入口即吐，能通腦頂，今人嚏，與人參、細辛相反。細；辛散風通竅，溫經破痰；肺苦氣上逆，故用石膏之重以墜之氣即火也，痰隨火湧；故用石膏辛寒，入肺降火；甘草之平以緩之；芎藭之用，取其清氣利竅而已。芎藭升清陽而開諸鬱，爲通陰陽血氣之使。凡諸卒中、屍厥、鬱冒，皆當發表。還魂湯用麻黃、桂枝，清魂湯用荆芥，及用皂角、半夏搐鼻取嚏，藜蘆、砒石折齒取痰，皆所以開發三焦，使表邪流通也。中暑忌用冷水閉表，亦同此意。

烏梅擦牙關方

治中風口噤不開。胃陽明之脈循頰車，入齒縫。風寒中之，輕則戰慄鼓頷，重則口噤不開。有中風而口開不噤者，筋先絕也，不治。

烏梅。揩擦牙齦，涎出即開。

此足陽明、厥陰藥也。酸先入筋，木能尅土酸屬木，陽明胃屬土，使牙關酸軟則開矣。若以鐵器攪之，恐傷其齒也。

祛寒之劑第十

寒中於表宜汗，寒中於裏宜溫。蓋人之一身，以陽氣爲主。經曰：陽氣者，若天與日，失其所則折壽而不彰。寒者，陰慘肅殺之氣也，陰盛則陽衰，迨至陽竭陰絕則死矣。仲景著書，先從傷寒以立論，誠欲以寒病爲綱而明其例也。其在三陽者，則用桂、麻、柴、葛之辛溫以散之；其在三陰者，非假薑、附、桂、萸之辛熱，參、朮、甘草之甘溫，則無以祛其陰冷之邪沴，而復其若天與日之元陽也。諸傷寒濕者，皆視此爲治矣。

理中湯 仲景

治傷寒太陰病，自利不渴，寒多而嘔，腹痛糞溏，脈沉無力，或厥冷拘急，或結胸吐蚘，及感寒霍亂。太陰，脾經也。腹滿而吐，食不下，自利腹痛，爲太陰病。自利渴者爲熱，不渴者爲寒。喜嘔腹痛便溏，皆虚寒所致。寒徹於外，則手足厥冷拘急；寒凝於中，則結胸泄瀉吐蚘。霍亂者，陰陽不和而揮霍撩亂，或吐或瀉，亦有寒熱二證，若陰寒所致者，宜此湯。三陽傳陰經而下利者，爲協熱利，陰寒直中陰經而下利者，爲寒利。外邪傳裏而腹痛者，其痛不常；陰寒在内而腹痛者，痛無休止，時欲作利。大腹屬太陰，少腹屬少陰，臍下屬厥陰。亦有挾食積與痰火者。三陽下利身熱，太陰下利手足溫，少陰、厥陰下利身冷，其大較也。下利雖有表證，不可發汗，以下利爲邪氣內攻，走津液而胃虛也。

白朮（東壁土炒二兩）　人參　乾薑（炮）　甘草（炙一兩）　每服四錢。自利腹痛者，加木香；不痛利多者，倍白朮；渴者倍白朮（白朮益氣燥濕，故能生津）；踡臥沉重，利不止，加附子（此兼少陰證）；腹滿去甘草（甘令人滿）；嘔吐去白朮，加半夏、薑汁（白朮甘壅，薑、夏散逆）；臍下動氣，去朮，加桂（白朮補氣，桂泄奔豚）；悸加茯苓（飲停則悸，茯苓利水寧心）；陰黄加茵陳；寒結胸加枳實。本方等分，蜜丸，名理中丸。仲景曰：太病瘥後喜唾，久不了，胃中有寒，宜理中丸溫之。

此足太陰藥也。人參補氣益脾，故以爲君；白朮健脾燥濕，故以爲臣；甘草和中補土，故以爲佐；乾薑溫胃散寒，故以爲使。以脾土居中，故曰理中。王海藏曰：上吐下瀉不止，當渴而反不渴，脈微細而弱者，理中湯主之。經又曰：傷寒下之利不止，醫以理中與之，利益甚。理中者，理中焦，此利在下焦，赤石脂禹餘糧湯主之。復利不止者，當利其小便。宋徽宗食冰太過，病脾疾，國醫不效，召楊介，進大理中丸。上曰：服之屢矣。介曰：疾因食冰，臣請以冰煎此藥，是治受病之源也。果愈。

本方三兩，加附子一枚，名附子理中湯（亦可作丸。即四逆湯加參、朮），治中寒腹痛，身痛，四肢拘急。漸傷曰傷，卒中曰中。有中藏、中府、中經絡皮肉筋脈之殊，治之當分微甚。微則不換金正氣散加附子、附子五積散，甚者臍腹痛，四肢厥，附子理中湯、薑附湯。入肝加木瓜，入肺加桑白皮，入脾加朮，入心加茯苓。本方加枳實、茯苓，蜜丸，名枳實理中丸崔行功，治寒實結胸欲絕，胸膈高起，手不可近，用大陷胸不瘥者。崔曰：此是下後虛逆，氣已不理，而毒復上攻，氣毒相摶結於胸者，用此丸先理其氣，次療諸疾，用之如神。渴者加花粉，自汗者加牡蠣。本方去甘草，加茯苓、川椒、烏梅，名理中安蚘丸陶仲文，治胃寒吐蚘。蚘得甘則動，故去甘草；得酸則止，得辛則伏，故加椒、梅。本方加桂枝，倍甘草，名桂枝人參湯仲景，治太陽表證不除，而數下之，協熱而利，心下痞鞕，表裏不解者。欲解表裏之邪，全籍中氣爲敷布，故用理中以和裏，而加桂枝以解表，不名理中而名桂枝者，到底先表之意也。大抵陽熱爲邪，則腹滿而咽乾；陰寒爲邪，則腹滿而吐利。本方加黃連、茯苓，名連理湯，治傷暑濕而作瀉。若外感盛暑，内傷生冷者，非此不可。本方加陳皮、茯苓，名補中湯，治泄瀉。瀉不已者，加附子；惡食、食不化，加砂仁。本方加當歸、白芍、陳皮、厚朴、川椒，入薑煎，名溫胃湯，治憂思鬱結，脾肺氣凝，脹滿上衝，飲食不下。本方加黃芪、白芍、陳皮、藿香，名黃芪湯海藏。亦出。理中例法本方加青皮、陳皮，名治中湯，治前證腹滿痞悶兼食積者。

四逆湯

仲景。四逆者，四肢厥逆也。再加乾薑二兩，即通脈四逆湯

治三陰傷寒 四逆湯爲少陰主藥，然三陰通用之。太陽證脈沉亦有用此者 身痛腹痛，下利清穀，惡寒不渴，四肢厥冷，或反不惡寒，面赤煩躁，裏寒外熱，或乾嘔，或咽痛，脈沉微細欲絕。腹痛自利，裏寒也。三陰自利居多，身涼脈靜者順，身熱脈大者逆。內寒，故惡寒不渴。四肢者，諸陽之本，寒則血脈凝澀，陽氣不能敷布，故一身盡痛而手足厥冷也；反不惡寒，面赤發躁者，陰盛格陽於外也；寒留胸中，故食入即吐；膈有寒飲，故逆而乾嘔；虛火上炎，故咽痛；脈沉者，寒則伏藏也。按：少陰脈有沉有緊有數，而仲景統以微細言之，蓋沉必重按始得，緊數亦在沉細中見，不似陽證浮大而緊數也。薛慎齋曰：人知數爲熱，不知沉細中見數爲寒甚，真陰寒證，脈常有七八至者，但按之無力而數耳，宜深察之。

附子 一枚生用　乾薑 一兩　甘草 炙二兩

冷服。面赤者，格陽於上也，加葱九莖以通陽 喻嘉言曰：陽虛之人，雖有表證，其汗仍出，其手足必厥，纔用表藥，立至亡陽，不用表藥，外邪不服，故用前湯加葱爲治 腹痛者，真陰不足也，加芍藥二兩以斂陰；咽痛，陰氣上結也，加桔梗一兩以利咽；利止，脈

不出，加人參二兩以助陽補氣血；嘔吐加生薑二兩，以散逆氣。以上皆通脈四逆湯加減法也。

此足少陰藥也。寒淫於內，治以甘熱，故以薑、附大熱之劑伸發陽氣，表散寒邪附子生用，亦能發表；甘草亦補中散寒之品，又以緩薑、附之上僭也。甘草爲君，乾薑爲臣，附子爲使。必冷服者，寒盛於中，熱飲則格拒不納，經所謂熱因寒用，又曰治寒以熱，涼而行之是也。此奇制之大劑也。肝腎位遠，非大劑不能達。仲景云：傷寒，醫下之，續得下利清穀，腹滿身痛者，急當救裏，宜四逆湯；清便自調，身痛者，急當救表，宜桂枝湯。蓋身痛尚屬表證，急則先救裏而後解表也。厥陰篇曰：大汗出，熱不去，內拘急，四肢痛，又下利厥逆而惡寒者，四逆湯主之。按：厥陰證四肢厥冷，指甲青，脈沉疾，按之有力者爲陽厥，當下之，宜大承氣湯；如脈沉遲，按之無力者，則爲陰厥，宜四逆湯，更須速灸之。凡傳經熱邪，則爲陽厥，溺赤而四肢熱；直中真寒，謂之陰厥，陰縮而四肢冷。程郊倩曰：世言傳經爲熱厥，直中爲寒厥，斯言甚謬。三陽之厥，多得於失下，此爲熱厥。少陰之厥，悉屬於寒厥。陰之熱厥，仲景書僅有傷寒一二日至四五日而厥者必發熱一條，果如傳邪之說，則在四五日固得矣，論中何云一二日？不知何經之邪而神速若此？其曰厥應下之者，下其熱非下其厥也。遇發熱則可下，遇厥則萬不可下矣。推原其故，厥陰與少陽一府一藏，少陽在三陽爲盡，陽盡則陰生，故有寒熱之往來；厥陰在三陰爲盡，陰盡則陽接，故有寒熱之勝復。凡遇此證，不必論其來自三陽，起自厥陰，只論熱與厥之多少，熱多厥少，知爲陽厥；厥多熱少，知爲陰厥。熱在後而不退，則陽過勝而陰不能復，遂有喉痹、便血等證；厥在後而不退，則陰過勝而陽不能復，遂有除中、亡陽等證。仲景所以調停二治法，須合陰陽進退之機。陽勝宜下，小承氣湯中已去芒硝之寒，而有厚朴之溫。在厥陰中破陽以行陰，陰勝宜溫，縱有陽邪，一見厥利，便宜烏梅丸，聚辛熱之品而加苦寒之佐。在厥陰中破陰以行陽，雖有上熱，如篇首消渴、氣上衝心之證，亦不慮其爲扞格也。扶陽抑陰之旨微矣。又曰：烏梅丸於辛酸入肝藥中，微加苦寒，納逆上之陽邪而順之使下也，名曰安蚘，實是安胃，故並主下利，見陰陽不相順接而下利之證，皆可以此方括之也。經曰：凡陰陽不相順接，便爲厥，手足逆冷是也。方中行曰：三陰三陽之脈，俱相接於手足。陰主寒，陽主熱，陽氣內陷，不與陰氣相順接，則手足厥冷也。附喻嘉言論桂附丸曰：藏爲陰，可勝純陽之藥；府爲陽，必加陰藥一二味制其僭熱。經絡之淺，又當加和營衛並宣導之藥。

本方加白朮、大棗，名朮附湯《金匱》，治風濕相搏，身體煩疼，及中寒發厥心痛。本方除甘草，名乾薑附子湯仲景，治下後復汗，晝躁夜靜，不嘔不渴，無表證，脈沉微，無大熱者；晝日煩躁，虛陽擾亂，外見假熱也；夜安靜，不嘔渴，脈沉微，無大熱，陰氣獨治，內係真寒也。凡陰虛之極陽必厥，陽虛之極陰必躁。薑、附直從陰中回陽，不當以晝日煩躁而疑之矣。又治中寒厥逆，眩仆無汗，或自汗淋漓；中寒之證，身強口噤，眩暈無汗或自汗者，腠理素虛而陽微也。傷寒發熱，中寒不發熱，以此爲異。仲景於傷寒則詳之，而中寒未之及，何也？曰：陽動陰靜，陰寒既鬱而成熱，遂從乎陽，傳變不一，靡有定方，故極推其病，不得不詳也。不熱者，陰邪一定而不移，則不變，故不必詳也。及外熱煩躁，陰盛格陽。陰證似陽。薑附湯加當歸、肉桂，入蜜和服，名薑附歸桂湯。喻嘉言曰：服薑附湯後，繼服此湯。因薑附專主回陽，而卒中寒邪，先傷營血，故加歸、桂逐營分之邪，始得藥病相當也。再加人參、甘草，名薑附歸桂參甘湯，加薑煎。喻氏曰：服前湯後，繼當服此，兼補氣血。本方除甘草，加葱四莖，名白通湯。復陽通脈。再加人尿、豬膽汁，名白通加人尿豬膽汁湯仲景。見後。本方加人參一兩，名四逆加人參湯仲景，治惡寒，脈微，復利，利止亡血。惡寒脈微復利，陽虛陰勝也；利止則津液內竭，故云亡血。與四逆溫經復陽，加人參生津益血。再加茯苓六兩，名茯苓四逆湯仲景，治汗下後病不解而煩躁。過汗則亡陽而表虛，誤下則亡陰而裏虛，陰陽表裏俱虛，乃生煩躁，故用茯苓、人參入心以除煩，附子、乾薑入腎以解躁。本方除乾薑，加芍藥三兩，名芍藥甘草附子湯仲景，治傷寒發汗不解，反惡寒者，虛故也。汗出表不解而惡寒，獨曰反，其爲過汗陽弱可知。汗出爲營虛，惡寒爲衛虛，若重補其陰則惡寒愈甚，但回其陽則陰愈劫矣。故用附子以回陽，而加芍藥以斂陰，此營衛兩虛之救法。李梴曰：汗後亡陽惡寒者，表虛也，芍藥附子甘草湯；下後惡寒者，裏虛也，四逆湯；其有表邪未盡者，必兼發熱，柴胡加桂湯。又有裏實熱伏於內，陽微於外而惡寒便堅者，猶須下之。《傷寒百問》曰：汗後惡寒人必虛，下後發熱人必實是也。本方除附子，用甘草四兩、乾薑二兩，名甘草乾薑湯仲景，治傷寒脈浮，自汗，小便數，心煩，微惡寒，腳攣急，用桂枝湯誤攻其表，得之便厥，咽中乾，煩躁吐逆，與此湯以復其陽。脈浮自汗，便數惡寒，陽不足也。攻表重虛其陽，得湯便厥，胃之津液傷也，故與甘草益氣，乾薑助陽，尤慮辛熱有傷其陰，隨與芍藥甘草湯益其陰血，復其津液。故證雖鄰於少陰，而不敢用四逆也。若厥愈足溫者，更作芍藥湯以和其陰，其脚即伸，芍藥、甘草各四兩仲景。別見和門。本方加吴茱萸，名茱萸四逆湯，治厥陰、少陰腹痛。本方加當歸、木通，名當歸四逆湯，治感寒手足厥冷，脈細欲絶，及男婦寒疝，臍下冷，引腰胯而痛。寒傷營血，故加當歸、木通，能通血脈。仲景當歸四逆湯見後。本方加茵陳，名茵陳四逆湯，治陰黄。本方加生脈散、陳皮，名回陽返本湯，治陰盛格陽。本方加官桂、良薑、半夏，名漿水散潔古，治虚寒水瀉，冷汗脈微，甚者嘔吐，此爲急病。漿水者，泄利漿水，澄澈清冷也。又曰：加漿水煎之。

當歸四逆湯仲景

治厥陰傷寒，手足厥寒，脈細欲絶。成氏曰：手足厥寒者，陽氣外虚，不溫四末；脈細欲絶者，陰血内弱，脈行不利。與此湯復陽生陰。

當歸　桂枝　芍藥　細辛三兩　甘草炙　通草即木通二兩　大棗二十五枚　仲景

又曰：其人素有久寒者，加吴茱萸二升、生薑半斤、酒六升，和煮，名四逆加吳茱萸生薑湯。

此足厥陰藥也。成無己曰：脈者，血之府也。諸血皆屬於心。通脈者必先補心益血。苦先入心，當歸之苦以助心血；心苦緩，急食酸以收之，芍藥之酸以收心氣；肝苦急，急食甘以緩之，大棗、甘草、通草以緩陰血。四逆之名多矣，而有因寒因熱之不同。此則因風寒中血脈而逆，故以當歸辛溫血中之氣藥爲君；通脈散逆，必先去血中之邪，故以桂枝散太陽血分之風，細辛散少陰血分之寒爲輔；未有營衛不和而脈能通者，故以芍藥、甘草、大棗調和營衛；通草利九竅，通血脈關節，諸藥藉之以破阻滯，而厥寒散矣。周揚俊曰：四逆湯全從回陽起見，四逆散全從和解表裏起見，當歸四逆全從養血通脈起見。不欲入辛熱之味，恐劫其陰也。蓋少陰藏中重在真陽，陽不回則邪不去；厥陰藏中職司藏血，不養血則脈不起。即遇久寒之人，亦不用乾薑、附子，止用吳茱之走肝者，自上而下，生薑之辛散者，自內達外足矣。

四逆散

仲景。此和解之寒劑，因名四逆，附次於此

治傷寒少陰證，陽邪入裏，四逆不溫，或咳或悸，或小便不利，或腹中痛，或泄利下重。陽邪傳裏，熱結於裏，故四肢逆而不溫；氣逆挾痰，故咳；氣虛挾飲，故悸；裏有結熱，故小便不利，腹痛下利。傷寒邪在三陽，則手足必熱，至太陰則手足溫，至少陰則熱邪漸深，四肢逆而不溫，至厥陰則手足逆冷。經曰：熱深厥亦深，熱微厥亦微。與此湯以散傳經之熱。

柴胡　芍藥炒　枳實麩炒　甘草炙　等分，爲末。水調飲。咳加五味子、乾薑，並主下利五味收逆氣，乾薑散肺寒。肺與大腸相表裏，上咳下利，治法頗同；悸加桂枝引導陽氣；小便不利加茯苓甘淡滲泄；腹痛加附子以補虛散寒；泄利下重加薤白能通大腸。以泄氣滯

此足少陰藥也。傷寒以陽爲主，若陽邪傳裏而成四逆，有陰進之象，又不敢以苦寒下之，恐傷其陽。經曰：諸四逆不可下也。故用枳實泄結熱，甘草調逆氣，柴胡散陽邪，芍藥收元陰。用辛苦酸寒之藥以和解之，則陽氣敷布於四末矣。此與少陽之用小柴胡意同。有兼證者，視加法爲治。陶節庵曰：病在一經，有用熱藥又用寒藥者，如少陰證有用白虎湯、四逆散寒藥者，有用真武湯、四逆湯熱藥者。庸醫狐疑，詎能措手？不知寒藥治少陰，乃傳經之熱證也；熱藥治少陰，乃直中之寒證也。昂按：仲景《傷寒論》陽明證，熱藥僅一茱萸湯。少陽證藥主和解，亦有加乾薑者。其餘四經用薑、附、萸、桂者不可勝數，豈必一一皆直中之邪乎？陽明、少陽二經並無熱劑，豈直中者獨不中此二經乎？況仲景書中說傳經者有矣，並無直中字面，何所據而以寒熱分之？故程郊倩以直中寒邪、傳經熱邪二說，雖古來相傳之語，要未可爲定論也。

真武湯 仲景

治少陰傷寒，腹痛，小便不利，四肢沉重疼痛，自下利者，此爲有水氣，或咳或嘔，或小便利。傷寒脈沉細，欲吐不吐，心煩，但欲寐，五六日利而渴者，爲少陰證。凡人寤則氣行於陽，寐則氣行於陰，然必自少陰始。故少陰證但欲寐，陰氣勝也；一有陽擾，則反是矣。周揚俊曰：但欲寐，非能寐也，昏昏如夢耳。六經中惟少陰證難辨，少陰屬腎，腎病不能制水，水飲停爲水氣。腹痛者寒濕內甚也；四肢沉重疼痛，寒濕外甚也；小便不利，自下利者，濕勝而水穀不別也；或咳或嘔，皆停飲也。又太陽病發汗，汗出不解，仍發熱，心悸頭眩，筋惕肉瞤，振振欲擗地，氣虛惡寒。汗出過多則心悸，汗爲心液，汗去心虛，如魚失水則躍也；水停心下亦心悸，心屬火，火畏水，故悸也。虛陽內動，故頭眩；汗多則液少，不能榮養筋肉，故筋惕而跳，肉瞤瞤而動也；振振欲擗地者，亡陽無奈，欲擗地而入也。程郊倩曰：汗多亡陽，夫人知之。然有衛外之陽，爲周身營衛之主，此陽虛，遂有汗漏不止，惡寒身痛之證；有膻中之陽，爲上焦心肺之主，此陽虛，遂有叉手冒心及奔豚之證；有腎中之陽，爲下焦真元之主，此陽虛，遂有發熱眩悸，瞤振擗地之證；有胃中之陽，爲中焦水穀生化之主，此陽虛，遂有腹脹滿，胃不和而成心下痞之證。救誤者須觀脈證，知犯何逆，以法治之。腎之真陽盛，則水皆內附，而與腎氣同其收藏矣；腎之陽虛，不能制水，則泛濫爲病，故上凌心而成眩悸，中侮脾而致嘔瀉也。方名真武，蓋取固腎爲義。

附子一枚炮　白朮二兩炒　茯苓　白芍炒　生薑三兩　水寒相搏咳者，加五味子、細辛、乾薑五味斂肺氣，細辛、乾薑散水寒；小便利，去茯苓茯苓滲水；下利，去芍藥，加乾薑芍藥酸寒，乾薑辛熱；嘔，去附子，加生薑一倍。附子補氣，生薑散逆。

此足少陰藥也。茯苓、白朮補土利水，能伐腎邪而療心悸；生薑、附子回陽益衛，能壯真火而逐虛寒；芍藥酸收，能斂陰和營而止腹痛。補陽必兼和陰，不欲偏勝。經曰：寒淫所勝，治以辛熱；濕淫所勝，佐以酸平。真武北方之神，一龜一蛇，司水火者也，腎命象之。此方濟火而利水，故以名焉。程郊倩曰：水氣惟太陽與少陰有之，以二經同司夫水也。然太陽從表得之，膚腠不宣，水氣爲玄府所遏，故以小青龍發之；少陰由下焦有寒，不能制服本水，客邪得深入而動其本氣，緣胃陽衰而提防不及也，故用真武湯溫中鎮水，收攝其陰氣。按：青龍主太陽表水，十棗主太陽裏水，真武主少陰裏水。喻嘉言曰：陽明、少陽絕無用附子法，惟太陽經有不得不用之證。蓋太陽膀胱爲腎之府，腎中陽虛陰盛，勢必傳出於府，以故纔見脈微惡寒、漏汗惡風、心悸頭眩、筋惕肉瞤、躁擾等證。縱有傳經熱邪，不得不用薑、附以消陰回陽也。昂按：觀嘉言此論，亦謂傳經熱邪，難以執泥，緣仲景書中本無此說也。

本方去生薑，加人參二兩，名附子湯仲景，治少陰病身體痛，手足寒，骨節痛，脈沉者。腎主骨，寒淫則痛。此一身骨節盡痛，乃陽虛陰盛而生內寒所致，非外感也。若以外感之痛治之則殺人矣。故用參、附助陽而勝腎寒，加芍藥斂陰以爲陽之附也。及少陰病得之一二日，口中和，背惡寒者。背爲胸中之府，諸陽受氣於胸中，轉行於背。背爲陽，腹爲陰，陽氣不足，陰寒內盛，則背爲之惡寒。若風寒在表而惡寒，則一身盡寒矣。昂按：背爲太陽部分，然少陰腎脈亦貫脊，與太陽相表裏。又背居北方，與腎同位，故寒傷少陰而背惡寒，亦其義也。又有陰氣不足，陽氣乘虚内陷陰中，表陽新虚，背微惡寒者，經所謂傷寒無大熱，口渴心煩，背微惡寒是也，白虎加人參湯主之。一爲陰氣内盛，一爲陽氣内陷，何以明之？蓋陰寒爲病，内無燥熱，則口中和；陽氣内陷，則銷爍津液，口燥舌乾而渴也。欲辨陰陽寒熱之不同，當以口中燥潤詳之。一法看小便之清赤，清者爲寒，赤者爲熱也。

白通加人尿豬膽汁湯　仲景

治少陰病下利脈微者，與白通湯，利不止，厥逆無脈，乾嘔而煩。服此湯後，脈暴出者死，微續者生。腎者胃之關也。前陰利水，後陰利穀，寒邪客之，則不能禁固，故下利也。與白通湯復陽散寒，服後利不止，厥逆無脈，乾嘔煩者，寒氣太甚，内爲格拒，陽氣逆亂也。服此湯後，脈暴出者，正氣因發泄而脱也，故死；脈微續者，陽氣漸復也，故生。

葱白四莖　乾薑一兩　附子一枚炮　人尿五合　豬膽汁一合

腹痛者，真陰不足也，去葱，加芍藥二兩以斂陰；嘔者，加生薑二兩以散逆；咽痛者，加桔梗一兩以利咽；利止，脈不出者，加人參二兩以助陽。

此足少陰藥也。葱白之辛以通陽氣，薑、附之熱以散陰寒，此白通湯也。服而不應者，乃陰盛格拒乎陽藥，不能達於少陰，故加人尿、豬膽汁爲引，取其與陰同類，苦入心而通脈，寒補肝而和陰，下咽之後，冷體既消，熱性便發，情且不違，而致大益。經曰：逆而從之，從而逆之，正者正治，反者反治，此之謂也。以熱治寒，以寒治熱，爲正治；以熱治熱，以寒治寒，爲反治，亦曰從治，謂從其性而伏之也。按：厥有陰陽二證。陰厥者身涼不渴，脈遲細而微；陽厥者，陽熱極而反厥，雖厥而煩渴譫妄，身復時溫而脈數也。若陽厥極深，至於身冷脈微欲絕，爲熱極而將死矣，急以大承氣下之則厥愈，所謂寒藥反能生脈而令身暖也。若以熱藥助其陽，則陰氣暴絕，陽亦絕而死矣。若陰已先絕，而陽亦將絕於此時而後下之，則陰陽俱竭而亦死矣。陰厥用白通、四逆，亦當急投，緩則無及。

附　葱熨艾灸法：治陰毒手足逆冷，腹痛暴絕。服白通湯或四逆湯後，用葱一大握，以繩纏束，切去兩頭，留白寸許，以火炙熱，安臍上，先將麝香半分填臍中，次放葱餅，用熨斗盛火熨，令熱氣從臍入腹，痛甚者連熨二三餅，身溫有汗即瘥，否則不治。或用艾灸關元、氣海臍下一寸五分名氣海，二寸爲丹田，三寸名關元，二各二三十壯。內外協攻，務令一時之內，陰散陽回，得汗而解。蔥能通中，艾性溫熱，麝能開竅，助之以火，故有回陽之功。或曰用釅醋拌麩皮炒熟，袋盛蒸熨，比前法尤捷。

吳茱萸湯 仲景

治陽明證食穀欲嘔，若得湯反劇者，則屬上焦食穀欲嘔，胃寒也；得湯反劇，則爲太陽熱嘔矣；少陰證吐利，手足厥冷，煩躁欲死吐則耗陽，利則損陰。厥冷者，陰寒氣甚，煩躁者，陽氣內爭；厥陰證乾嘔吐涎，頭痛。厥陰之脈俠胃，乾嘔吐沫，裹寒內格也；厥陰之脈上巔，頭痛，寒氣上逆也。按：三陽皆有頭痛，太陰、少陰二經之脈不上循頭，故無頭痛，惟厥陰與督脈會於巔，亦有頭痛。然風溫在少陰，濕溫在太陰，而頭反痛，是又不可拘拘者。李東垣曰：太陰頭痛，必有痰也；少陰頭痛，足寒而氣逆也。蓋太陰、少陰二經雖不上頭，然痰與氣逆，壅於膈中、頭上，氣不得暢而爲痛也。

吳茱萸一升泡　人參三兩　大棗十二枚　生薑六兩

此足厥陰、少陰、陽明藥也。治陽明食穀欲嘔者，吳茱、生薑之辛，以溫胃散寒下氣；人參、大棗之甘，以緩脾益氣和中。喻嘉言曰：此明嘔有太陽，亦有陽明。若食穀而嘔則屬胃寒，與太陽之惡寒嘔逆原爲熱證者不同火熱上衝而嘔，恐誤以寒藥治寒嘔也。若服吳茱萸湯反劇者，則仍屬太陽熱邪，而非胃寒明矣。宜葛根加半夏湯、小柴胡湯、梔子豉湯、黃芩湯。若少陰證吐利厥逆，至於煩躁欲死，腎中之陰氣上逆，將成危候腎中陰盛，上格乎陽而爲吐逆，故用吳茱萸散寒下逆，人參、薑、棗助陽補土，使陰寒不得上干，溫經而兼溫中也。吳茱萸爲厥陰本藥，故又治肝氣上逆，嘔涎頭痛。

本方加附子，名吳茱萸加附子湯，治寒疝腰痛，牽引睾丸，尺脈沉遲。

大建中湯《金匱》

治心胸中大寒痛，嘔不能飲食，腹中寒，氣上衝皮起，出見有頭足，上下痛而不可觸近者。陽受氣於胸中，陽虛則陰邪得以中之，陰寒之氣逆而上衝，橫格於中焦，故見高起痛嘔，不可觸近之證；心爲陽，寒爲陰，寒乘於心，冷熱相激故痛；寒乘於脾，脾冷弱不消水穀，心脾爲子母之藏，爲邪所乖，故痛而嘔，復不能飲食也。

蜀椒二合　乾薑四兩　人參二兩

煎，去滓，内飴糖一升，微煎，溫服。

此足太陰、陽明藥也。蜀椒辛熱，入肺散寒，入脾暖胃，入腎命補火；乾薑辛熱，通心助陽，逐冷散逆；人參甘溫，大補脾肺之氣；飴糖甘能補土，緩可和中。蓋人之一身，以中氣爲主，用辛辣甘熱之藥，溫健其中藏，以大袪下焦之陰，而復其上焦之陽也。昂按：俗云諸痛無補法，此證至於不可觸近，痛亦甚矣，仲景乃用人參、飴糖大補之藥，將以仲景爲信歟？抑以後人爲然歟？

十四味建中湯

治氣血不足，虛損勞瘠，短氣嗜臥，欲成勞瘵，及陰證發斑，寒甚脈微。陰證發斑者，或因汗吐下後中氣虛乏，或因慾事損傷腎氣，或因過服涼藥，遂成陰證。寒伏於下，逼其無根失守之火上衝薰肺而發斑點，其色淡紅，隱隱見於肌表，與陽證發斑色紫赤者不同。此胃氣極虛，若服寒藥，立見危殆。吳鶴皋曰：以參、芪、桂、附而治斑，法之變者也。醫不達權，安足語此。

黃芪蜜炙　人參　白朮土炒　茯苓　甘草蜜炙　半夏薑製　當歸酒洗　白芍酒炒　熟地　川芎　麥冬　肉蓯蓉　附子　肉桂　加薑、棗煎。

此足三陰、陽明氣血藥也。黃芪益衛壯氣，補中首藥；四君補陽，所以益氣參、朮、苓、草；四物補陰，所以養血芎、歸、芍、地。陰陽調和，則血氣各安其位矣。半夏和胃健脾，麥冬清心潤肺，蓯蓉補命門相火之不足，桂、附引失守之火而歸元，於十全大補之中而有加味，要以強中而戢外也。

本方除茯苓、白朮、麥冬、川芎、熟地、蓯蓉，名八味大建中湯，治同。本方除川芎、熟地、白朮、附子、蓯蓉，加柴胡、細辛、陳皮，名樂令建中湯，治藏府虛損，身體羸瘦，潮熱自汗，將成勞瘵，大能退虛熱，生氣血。喻嘉言曰：樂令建中湯，柴胡、細辛爲君，意在退熱，而陰虛之熱則不可退；十四味建中湯，用桂、附、蓯蓉，意在復陽，而陰虛之陽未必可復。又在用方者之善爲裁酌耳。又曰：二方治藏氣素虛，以之兩建其脾腎之陽，蓋虛勞之病，多本脾腎，故引仲建中之法，乃後人超出之方也。

小建中湯 仲景

治傷寒陽脈澀，陰脈弦，腹中急痛。邪氣入裏，與正相搏，則腹痛；澀者，血不足也；弦者，木尅土也；太陽在表，無腹痛；少陽在半表半裏，有胸脅痛而無腹痛；陽明腹滿急痛者，裏實也，宜下之，大柴胡湯、小承氣湯；三陰下利而腹痛者，裏寒也，宜溫之，四逆湯、附子理中湯；腸鳴泄瀉而痛者，裏虛有寒也，宜小建中湯溫中散寒。傷寒二三日，心悸而煩。悸者，陽氣虛也；煩者，陰血虛也。氣血內虛，與此湯先建其裏。倍芍藥者，酸以斂陰，陰收則陽歸附也；加飴糖者，甘以潤土，土潤則萬物生也；仍不去薑、桂，以散邪也。通治虛勞悸衄，裏急腹痛，夢遺失精，四肢酸痛，手足煩熱，咽燥口乾，虛勞黃疸。黃疸小便利而色白者，是無熱也，不可除熱，當作虛寒治之。喻嘉言曰：虛勞病至於亡血失精，精血枯槁，難爲力矣。急宜建其中藏，使飲食增而陰血旺，故但用稼穡作甘之味，生其精血，而酸辛酸苦，在所不用，舍是無良法也。

桂枝 生薑三兩 芍藥六兩 甘草一兩炙 大棗十二枚 入飴糖一升，微火溶服。嘔家不可用建中，以甜故也。此即桂枝加芍藥湯，但桂有厚薄耳。昂按：此湯以飴糖爲君，故不名桂枝芍藥而名建中。今人用建中者，絕不用飴糖，失仲景遺意矣。吳鶴皋曰：桂枝當是桂。桂枝味薄，故用以解表；桂味厚，故用以建裏。

此足太陰、陽明藥也。《準繩》曰：脾居四藏之中，生育榮衛，通行津液，一有不調，則失所育所行矣，必以此湯溫健中藏，故名建中。脾欲緩，急食甘以緩之，故以飴糖爲君，甘草爲臣。桂枝辛熱，辛散也，潤也，榮衛不足，潤而散之；芍藥酸寒，酸收也，泄也，津液不通，收而行之，故以桂、芍爲佐。生薑辛溫，大棗甘溫，胃者衛之源，脾者榮之本，《針經》曰：榮出中焦，衛出上焦。是以衛爲陽，益之必以辛；榮爲陰，補之必以甘。辛甘相合，脾胃健而榮衛通，故以薑、棗爲使。李東垣曰：《傷寒論》云：陽脈濇，陰脈弦，法當腹中急痛。以芍藥之酸，土中瀉木爲君；飴糖、炙草甘溫，補脾養胃爲臣；水挾木勢，亦來侮土，肉桂大辛熱，佐芍藥以退寒水；薑、棗辛甘而溫，發散陽氣，行於經脈皮毛爲使。或謂桂枝湯解表而芍藥少，建中湯溫裏而芍藥多，何也？皮膚爲近，則制小其服，心腹爲遠，則制大其服，所以不同也。昂按：此即表欲其散，裏欲其收之義。小建中治腹痛者，以木來尅土，取芍藥爲君，土中瀉木也；理中湯治腹痛者，以水來侮土，取乾薑爲君，土中瀉水也；平胃散治腹痛自利者，取蒼朮爲君，瀉土除濕也。雲岐子曰：建中爲補，能補中焦之虛，而不能補上焦下焦之虛；調胃爲瀉，能瀉中焦之實，而不能瀉上焦下焦之實也。

本方加黄芪兩半，名黄芪建中湯《金匱》，治虚勞諸不足。《準繩》曰：血不足而用黄芪。黄芪味甘，加以甘草，大能生血，此仲景之妙法。蓋稼穡作甘，甘能補胃，胃爲氣血之海，氣血所從生也。經曰：無陽則陰無以生，以甘益胃而生血，旨哉！今人但知参、芪爲氣藥，故特表而出之。昂按：補血湯，黄芪五倍於當歸，而云補血，即此義。亦治傷寒汗後身痛，表虚惡寒，脈遲弱者。身痛乃六經俱有之證，有表有裹，有寒有熱，有風有濕。陽證身痛，但拘急，身不能轉側；陰寒身痛，體勢沉重，宛如被杖，以此别之。此證因過汗耗損陰氣，血少不能營養筋骨，故痛；陽虚故脈遲；汗後故脈弱。用黄芪、甘草之甘以補中氣，芍藥之酸以收陰氣，桂枝辛熱，外以益衛而實表，内以和榮而補虚。使中氣建立，則能生育榮衛，通行津液，表不虚而身痛自汗皆止，虚勞不足可愈矣。

白朮附子湯《近效方》

治風虚，頭重眩苦極，食不知味，用此暖肌補中，益精氣。

白朮二兩　甘草一兩　附子一枚炮　每服五錢，薑五片、棗一枚，煎。

此足太陰、少陰藥也。喻嘉言曰：腎氣空虚，外風入之，風挾腎中陰濁之氣厥逆上攻，頭間重眩，極苦難耐，兼以脾虚不知食味，此脾腎兩虚，風已入藏。方中全不用風藥，但用附子暖其水藏，白朮暖其土藏，水土一暖，則濁陰之氣盡趨於下，而二證自止，製方之義精矣。

本方加桂枝，不用薑、棗，名甘草附子湯仲景，治風濕相搏，一身煩痛，汗出惡風，小便不利，或身微腫。風則上先受之，濕則下先受之，殆至兩相搏結，注經絡，流關節，入肌骨，無處不到，則無處不痛也。風勝則衛氣不固，故汗出而惡風；濕勝則水道不行，故小便不利而微腫。用白朮以益土燥濕，桂枝以散風固表，附子以驅陰助陽，甘草以和中益氣也。本方加官桂、川芎，名芎朮除濕湯，治寒濕頭痛眩運。

益元湯《活人》

治面赤身熱，不煩而躁，飲水不入口，名戴陽證。成氏曰：煩躁者，先煩漸至躁也；躁煩者，先躁而迤進復煩也。從煩至躁爲熱，先躁後煩謂佛，佛然更作躁悶，此爲陰盛格陽也。雖大躁欲於泥水中臥，但飲水不得入口是也。此氣欲脫而爭，譬如燈將滅而復明矣。按：內熱曰煩，謂之心中鬱煩，爲有根之火，故但煩不躁及先煩後躁者，皆可治；外熱曰躁，謂身體手足動擾，欲裸衣入井，爲無根之火，故但躁不煩及先躁後煩者，皆不治。

附子炮　乾薑　艾葉　黃連　知母　人參　麥冬　五味子　甘草　加薑、棗、蔥白煎，入童便一匙，冷服。

此足少陰藥也。附子、乾薑、艾葉回陽之藥，協以人參、甘草補其陽虛，退其陰火，所謂甘溫能除大熱也。黃連以折泛上之火，知母以滋在下之陰王海藏曰：煩出於肺，躁出於腎。成無己曰：煩，陽也，躁，陰也，以靜其躁。蓋陽無陰則孤陽無所附麗，故扶陽亦兼和陰也。麥冬、五味補肺清心，合人參以生其脈。加童便而冷服者，熱因寒用也。戴氏曰：煩躁，陰陽經皆有之。陽明經胃有燥屎故煩，當下之；太陽經已得汗而煩者，五苓散；少陽亦有煩，宜小柴胡湯。按：先賢治煩躁俱作，有屬熱者，有屬寒者。治獨煩不躁多屬熱，惟悸而躁者爲虛寒；治獨躁不煩者多屬寒，惟火邪者屬熱。陰煩者少陰爲多，由陽氣傳入陰經，陰得陽而煩。自利而煩，渴不眠者，辰砂五苓散。若非是陽氣傳陰，陰氣犯陰經，吐利，手足厥冷而煩。經云：陽虛陰乘之故煩。又云：陰盛發躁，欲坐井中，吳茱萸湯，甚者四逆湯加蔥白；外有虛煩一證，乃病愈後陰陽未復，時發煩熱，竹葉石膏湯；痰多睡不寧者，溫膽湯；嘔者，橘皮湯。

回陽救急湯 節庵自註云：即四逆湯

治三陰中寒，初病身不熱，頭不痛，惡寒戰慄，四肢厥冷，引衣自蓋，踡臥沉重，腹痛吐瀉，口中不渴，或指甲唇青，口吐涎沫，或無脈，或脈沉遲無力。初病無身熱頭痛，是無表證，邪不在陽也；惡寒厥逆，是寒中於裏，陽氣不宣於四肢也；引衣自蓋，踡臥沉重，是寒中少陰也；腹痛吐瀉，不渴，是寒中太陰也；指甲唇青，口吐涎沫，是寒中厥陰也。至於沉遲無脈，陰寒爲已甚矣。戰慄，有屬陰者，陽微陰勝，邪氣內爭而正不勝，故心寒足踡，鼓頷厥冷，而一身戰搖也；有屬陽者，真陽來復，正氣鼓動，外爭而勝，故身爲振搖，遂大汗以解也。

附子炮　乾薑　肉桂　人參五分　白朮　茯苓一錢　半夏　陳皮七分　甘草二分　五味子九粒　加薑煎，入麝三厘，調服。無脈加豬膽汁苦入心而通脈，泄瀉加升麻、黃芪，嘔吐加薑汁，吐涎沫加鹽炒吳茱萸。

此足三陰藥也。寒中三陰，陰盛則陽微，故以附子、薑、桂辛熱之藥祛其陰寒，而以六君溫補之藥助其陽氣，五味合人參可以生脈，加麝香者，通其竅也。

四神丸

治腎瀉脾瀉。腎瀉者，五更時瀉也。經曰：腎者胃之關也。前陰利水，後陰利穀。腎屬水，水旺於子，腎之陽虛，不能鍵閉，故將交陽分則瀉也。脾瀉者，脾之清陽下陷，不能運化闌門，故元氣不足，不能分別水穀，不痛而瀉也。兩證皆由腎命火衰，不能上生脾土故也。楊仁齋曰：腎命之氣交通，水穀自然尅化矣。

破故紙四兩酒浸一宿，炒　五味子三兩炒　肉豆蔻三兩麵裹煨　吳茱萸一兩鹽湯泡　用大棗百枚，生薑八兩，切片同煮，棗爛去薑，取棗肉搗丸。每服二錢，臨臥鹽湯下。若平旦服之，至夜藥力已盡，不能敵一夜之陰寒故也。

此足少陰藥也。破故紙辛苦大溫，能補相火以通君火，火旺乃能生土，故以爲君；肉蔻辛溫能行氣消食，暖胃固腸；五味鹹能補腎，酸能澀精；吳茱辛熱除濕燥脾，能入少陰、厥陰氣分而補火；生薑暖胃，大棗補土，所以防水。蓋久瀉皆由腎命火衰，不能專責脾胃，故大補下焦元陽，使火旺土強，則能制水而不復妄行矣。

本方單用破故紙、肉豆蔻，名二神丸，治同。火乃土之母，破故紙補腎，爲癸水；肉豆蔻厚腸胃，爲戊土。戊癸化火，同爲補土母之藥。許學士曰：有全不進食者，服補脾藥皆不效，予授二神丸，頓能進食。此病不可全作脾治，蓋腎氣怯弱，真元衰削，是以不能化食，如鼎釜之下無火，物終不熟也。

本方單用五味子、吳茱萸，名五味子散，治同。本方除五味子、吳茱萸，加茴香一兩，木香五錢，薑煮棗丸，亦名四神丸《瀒寮》，治同。茴香亦暖腎之藥，木香行氣而實大腸，用以疏肝和脾，不使木盛尅土也。《薛氏醫案》云：脾胃虛寒下陷者，補中益氣湯加木香、肉蔻、補骨脂；脾氣虛寒不禁者，六君子湯加炮薑、肉桂；命門火衰，脾土虛寒者，宜八味丸；脾腎氣血俱虛者，十全大補湯送四神丸；大便滑利，小便秘澀，或肢體盡腫，喘嗽吐痰，爲脾腎虧損，宜《金匱》加減腎氣丸。

感應丸

治新舊冷積瀉痢等證。

木香　肉豆蔻　丁香兩半　乾薑炮　百草霜一兩　杏仁一百四十粒去皮尖　巴豆七十粒去心皮膜，研，去油

巴豆、杏仁另研，同前藥末和勻，用好黃蠟六兩溶化，重絹濾去

滓，好酒一升於砂鍋内煮數沸，候酒冷蠟浮，用清油一兩銚内熬熟，取蠟四兩同化成汁，就銚内和前藥末乘熱拌匀，丸如豆大。每服三十丸，空心，薑湯下。

此手足陽明藥也。肉蔻逐冷消食，下氣和中；丁香暖胃助陽，宣壅除癖；木香升降諸氣，和脾疏肝；杏仁降氣散寒，潤燥消積；炮薑能逐錮冷而散痞通關；巴豆善破沉寒而奪門宣滯，寒積深錮，非此莫攻；百草霜和中溫散，亦能消積治痢，爲佐也。《醫貫》曰：此方神妙不可言。雖有巴豆，不令人瀉，其積自然消化。李時珍曰：一婦年六十餘，溏瀉五載，犯生冷油膩肉食即作痛，服升澀藥瀉反甚，脈沉而滑。此乃脾胃久傷，積冷凝滯，法當以熱下之。用蠟匱巴豆丸五十粒，服二日，遂愈。自是每用治瀉痢，愈者近百人。

導氣湯

治寒疝疼痛。陰氣積於内，復爲寒邪所襲，榮衛不調則成疝病。囊冷結硬如石，或引睾丸而痛，名寒疝。疝有七種：寒疝、水疝、筋疝、血疝、氣疝、狐疝、㿗疝也。證雖見於腎，病實本乎肝，以厥陰肝脈絡於陰器故也。此方乃治疝之通劑，以疝病多因寒濕所致也。女子陰菌亦同此類。張子和曰：凡遺尿癃秘，陰痿胞痹，精滑白淫，皆男子之疝也；血涸不月，足躄，咽乾，癃秘，小腹有塊，前陰突出，後陰痔核，皆女子之疝也。但女子不名疝而名瘕。

川楝子四錢　木香三錢　茴香二錢　吳茱萸一錢湯泡　長流水煎。

此足厥陰、少陰藥也。川楝苦寒，能入肝舒筋，使無攣急之苦，又能導小腸、膀胱之熱，從小水下行，爲治疝之主藥。木香升降諸氣，通利三焦，疏肝而和脾；茴香能入腎與膀胱，暖丹田而祛冷氣；吳茱萸入肝腎氣分，燥濕而除寒，三者皆辛溫之品，用以宣通其氣，使小便下利，則寒去而濕除也。

天台烏藥散

治小腸疝氣，牽引臍腹疼痛。厥陰肝脈絡於陰器，上入少腹。疝病乃肝邪也，肝主筋，故牽引疼痛；小腸經絡並於厥陰，寒邪客於小腸，少腹痛引睾丸，上而不下，痛入臍腹，甚則上衝心胸，故俗亦名小腸氣。古人治法，往往相類。

烏藥　木香　茴香鹽炒　良薑炒　青皮五錢　檳榔二個　川楝子十個　巴豆七十粒

先以巴豆微打破，同川楝、麩炒黑，去麩及巴豆，同餘藥爲末，酒下一錢。

此足厥陰、手太陽藥也。烏藥散膀胱冷氣，能消腫止痛；川楝導小腸邪熱，因小便下行；木香、青皮行氣而平肝；良薑、茴香散寒而暖腎；檳榔性如鐵石，能下水潰堅；巴豆斬關奪門，破血瘕寒積。皆行氣祛濕散寒之品也。

疝氣方丹溪

治疝氣疼痛。

吴茱萸　枳殼　梔子　唐毬子即山楂。俱炒用　荔枝核煅　等分，爲末。空心，長流水下二錢。

此足厥陰藥也。吳茱入厥陰氣分，溫肝逐寒；山梔瀉三焦火熱，由膀胱出；枳殼行氣而破癥；山楂散瘀而磨積；荔枝雙結，形類睪丸，能入肝腎，辟寒散滯，故假之以爲引也。丹溪曰：疝病自《素問》而下皆以爲寒，世有寒而無疝者，必有說以通之可也。因思此病始於濕熱在經，鬱遏既久，又感外寒，濕熱被鬱而作痛，只作寒論，恐有未盡。古方以烏頭、梔子等分作湯，其效亦速，後因此方隨證加減，無有不應，須分濕熱多少而治之。又有挾虛而發者，當以參、朮爲君，而佐以疏導，其脈沉緊而豁大者是也。按：疏導藥即桃仁、山楂、枳實、黑梔、川楝、吳茱、延胡、丁香、木香之類。山梔、附子酒煎，加鹽服，名梔附湯。丹溪曰：烏頭治外束之寒，梔子治內鬱之熱。

橘核丸《濟生》

治四種㿗疝。莖囊睪丸腫硬，不痛不癢，爲㿗疝。亦有引臍腹絞痛者。四種：腸㿗、卵㿗、水㿗、氣㿗也，皆寒濕爲病。

橘核　川楝子　海藻　海帶　昆布　桃仁二兩　延胡索　厚朴　枳實　木通　桂心　木香五錢

酒糊丸。鹽湯或酒下。

此足厥陰藥也。疝病由於寒濕，或在氣，或在血，證雖見乎腎，病實本乎肝。厥陰肝脈絡陰器。橘核、木香能入厥陰氣分而行氣；桃仁、延胡能入厥陰血分而活血；川楝、木通能導小腸、膀胱之熱由小便下行，所以去濕；官桂能平肝暖腎，補腎命之火，所以祛寒；厚朴、枳實並能行結水而破宿血；昆布、藻、帶鹹潤下而軟堅，寒行水以泄熱。濕久爲熱，寒久亦爲熱。同爲散腫消堅之劑也。朱丹溪曰：癩疝不痛，非痛斷房事與厚味不可。若蒼朮、神麯、山楂、白芷、川芎、枳實、半夏皆要藥。又宜隨時月寒熱加減，有熱加梔子，堅硬加朴硝，秋冬加吳茱萸。

清暑之劑第十一

暑爲陽邪，心屬離火，故暑先入心，從其類也。巳月六陽盡出於地上，此氣之浮也。經曰：夏氣在經絡，長夏氣在肌肉，表實者裏必虚。又熱則氣泄，故經曰：脈虚身熱，得之傷暑。外證頭痛口乾，面垢自汗，嘔逆泄瀉，少氣倦怠，其大較也。有餘證者，皆後傳變也。傷暑有兼傷風者，有兼傷寒者，有兼傷濕者，有兼傷食者，有冒暑飲酒引暑入内者，有納涼巨室，暑不得泄反中入内者，有手足搐搦名暑風者，有手足逆冷名暑厥者，有昏不知人爲中暑者。潔古曰：中熱爲陽證，爲有餘；中暑爲陰證，爲不足。蓋肺主氣，夏月火盛灼金，則肺受傷而氣虚，故多不足。凡中暑者，不可作中風治。

四味香薷飲

治一切感冒暑氣，皮膚蒸熱，頭痛頭重，自汗肢倦，或煩渴，或吐瀉。

暑爲陽邪，故蒸熱；暑必兼濕，故自汗；暑濕於心則煩，於肺則渴，於脾則吐利，上蒸於頭則重而痛；暑能傷氣，故倦怠。

香薷一兩　厚朴薑汁炒　扁豆炒五錢　黄連薑炒三錢　冷服。香薷辛熱，必冷服者，經所謂治溫以清涼而行之也。熱服作瀉。

此手少陰、手足太陰、足陽明藥也。香薷辛溫香散，能入脾肺氣分，發越陽氣，以散皮膚之蒸熱；厚朴苦溫，除濕散滿，以解心腹之凝結；扁豆甘淡，能消脾胃之暑濕，降濁而升清；黄連苦寒，能入心脾，清熱而除煩也。

李時珍曰：有處高堂大廈而中暑者，緣納涼太過，飲冷太多，陽氣爲陰邪所遏，反中入內，故見頭痛惡寒之證，用香薷以發越陽氣，散水和脾則愈。王履曰：此非中暑，蓋亦傷寒之類耳。《玉機微義》曰：東垣論暑證，同冬月傷寒傳變，爲證不一。彼爲寒邪傷形，此則暑熱傷氣，若元氣虛甚，有一時不救者，與傷寒陰毒頃刻害人實同。啟是病例，大開後人聾聵。《活人書》云：脈虛身熱，謂之中暑，乃不足之證，頭痛惡寒，形面拘垢，宜用溫散之劑；脈盛身熱，謂之中熱，乃有餘之證，頭痛壯熱，大渴引飲，宜用清涼之劑。薛氏曰：中暍乃陰寒之證，當補陽氣爲主，少佐以解暑，先哲用乾薑、附子，此推《內經》舍時從證之法也。香薷飲乃散陽氣導真陰之劑，若元氣虛犯房勞而用之者，適所以招暑也。李士材曰：香薷乃夏月發汗之藥，其性溫熱，只宜於中暑之人，若中熱之人誤服之，反成大害。李時珍曰：香薷乃夏月解表之藥，猶冬月之用麻黄，氣虛者尤不可多服。今人謂能解暑，概用代茶，誤矣。張兼善曰：風寒濕皆地之氣，係濁邪，所以俱中足經；暑乃天之氣，係清邪，所以中手少陰心經。其證多與傷寒相似，但傷寒初病未至煩渴，暑初病即渴，傷寒脈必浮盛，暑脈虛弱，爲不同耳。昂按：張氏之辨證是〔二〕也。如風亦陽邪，屬天氣，嘗中於頭，未可言濁。又傷寒中足六經，雖係《內經》原文，然麻黄、桂枝皆肺藥，瀉心數湯皆心藥，未可執言傷足不傷手也。暑有冒、有傷、有伏、有中四者輕重之分。

本方除扁豆，名黄連香薷飲，治中暑熱盛，口渴心煩，或下鮮血。本方

〔二〕「是」字之上疑漏「非」或「未」字，因以下所説均爲駁張氏之論。

除黃連，名三物香薷飲，治傷暑嘔逆泄瀉。再加茯苓、甘草，名五物香薷飲，驅暑和中。再加木瓜，名六味香薷飲，治中暑濕盛。熱盛則加黃連以瀉心火，濕盛則加茯苓、木瓜以去脾濕。再加人參、黄芪、白朮、陳皮，名十味香薷飲，治暑濕內傷，頭重吐利，身倦神昏。加參、芪者，所以補肺益氣；加苓、朮、陳、草者，所以助脾調中；木瓜酸溫利濕收脱，能於土中瀉木，平肝而和脾。此外感而兼內傷之證，故用香薷清暑解表，而以諸藥專調中宫也。三物香薷飲加羌活、防風，治中暑兼中風，僵仆搐搦。或再加黄芪、芍藥。暑月得病，手足搐搦，如驚風狀，名暑風。三物香薷飲加乾葛，名香薷葛根湯，治暑月傷風咳嗽。昂按：此方當治傷暑泄瀉。本方加茯神，治癉瘧。獨熱不寒曰癉瘧，當責之暑邪。暑先入心，故加茯神以寧心。本方用香薷、扁豆、厚朴、木瓜、甘草，加香附、陳皮、蒼朮、紫蘇，名二香散蓋合香薷飲、香蘇飲爲一方也，治外感內傷，身熱腹脹。

清暑益氣湯 東垣

治長夏濕熱炎蒸，四肢困倦，精神減少，胸滿氣促，身熱心煩，口渴惡食，自汗身重，肢體疼痛，小便赤澀，大便溏黃而脈虛者。暑濕蒸人，脾土受傷，故肢倦便溏；暑熱傷肺，故氣促心煩，口渴便赤；濁氣在上，則生䐜脹，故胸滿惡食；暑先入心，汗爲心液，故自汗；濕盛，故身痛身重；寒傷形，表邪外盛，故脈大而有餘；暑傷氣，元氣耗傷，故脈虛而不足。

黃芪　人參　白朮炒　蒼朮　神麯炒　青皮麩炒　陳皮留白　甘草炙　麥冬　五味　當歸酒炒　黃柏酒炒　澤瀉　升麻　葛根　薑、棗煎。

此手足太陰、足陽明藥也。熱傷氣，參、芪益氣而固表；濕傷脾，二朮燥濕而強脾；火盛則金病而水衰，故用麥冬、五味以保肺而生津肺爲水之上源，火旺尅金，則金不能生水，麥、味合人參生脈生津；用黃柏以瀉熱而滋水；青皮平肝而破滯；當歸養血而和陰；神麯化食而消積；升、葛解肌熱而升清清氣上升，能生津液。又風能勝濕；澤瀉瀉濕熱而降濁；陳皮理氣；甘草和中。合之以益氣強脾，除濕清熱也。李東垣曰：脾虛，肺氣先絕，故用黃芪閉腠理，止汗益氣；脾胃既虚，陰火傷其生發之氣，營衛大虧，血虚以人參補之，陽旺自能生陰血也；更加當歸和血，又加黄柏以救腎水，蓋甘寒瀉火，火滅則心氣得平而安也；心火乘脾，故用炙草瀉火而補脾，少用，恐滋滿也，中滿者去之，若腹中急痛急縮者，卻宜多用；咳者去人參；爲清濁相干，故以陳皮理之；長夏濕勝，故加二朮、澤瀉，上下分消其濕熱也；濕勝則食不化，炒麯辛甘，青皮辛溫，消食快氣；五味、麥冬、人參酸甘微寒，瀉火熱而益肺氣，救庚金也。《醫貫》曰：有傷暑吐衄者，暑傷心，心虚不能生血，不宜過用寒涼以瀉心，宜清暑益氣，加丹皮、生地、犀角之類。蓋暑傷心亦傷氣，其脈必虚，以參、芪補氣，使能攝血，斯無弊也。

本方除青皮、澤瀉、乾葛，名黄芪人參湯東垣，治暑傷元氣，長夏倦怠，胸滿自汗，時作頭痛。時痛時止，爲内傷證。本方除白朮、青皮、麥冬、五味，加茯苓、豬苓、柴胡、羌活、防風、連翹、知母，名補肝湯東垣，治陰汗如水，陰冷如冰，腳痿無力。

生脈散《千金》[一]

治熱傷元氣，氣短倦怠，口渴多汗，肺虚而咳。肺主氣，火熱傷肺，故氣短；金爲火制，不能生水，故口渴；氣

[一] 本方首見張元素《醫學启源》。

少，故倦怠；肺主皮毛，虛故汗出；虛火乘肺，故咳。李東垣曰：津者，庚大腸所主，三伏之時，爲庚金受囚，若亡津液，汗大泄，濕熱亢甚，燥金受囚，風木無制，故風濕相搏，骨節煩痛，一身盡痛也。

人參　麥冬五分　五味子七粒

此手太陰、少陰藥也。肺主氣，肺氣旺則四藏之氣皆旺，虛故脈絶短氣也。人參甘溫，大補肺氣爲君；麥冬甘寒，潤肺滋水，清心瀉熱爲臣；五味酸溫，斂肺生津，收耗散之氣爲佐。蓋心主脈，肺朝百脈百脈皆朝於肺，補肺清心，則氣充而脈復，故曰生脈也。人有將死脈絶者，服此能復生之，其功甚大。夏月炎暑，火旺剋金，當以保肺爲主，清晨服此，能益氣而祛暑也。李東垣曰：手陽明大腸、手太陽小腸，皆屬足陽明胃。大腸主津，小腸主液，大腸、小腸受胃之陽氣，乃能行津液於上焦，溉灌皮毛，充實腠理。若飲食不節，胃氣不充，大腸、小腸無所稟氣，故津液涸竭焉。又曰：脈者，元氣也。人參之甘，補元氣，瀉火熱；麥冬之苦寒，補水源而清燥金；五味之酸以瀉火，補庚大腸與肺金。又曰：夏月加黃芪、甘草服之，令人氣力湧出。《經疏》曰：麥冬，實足陽明胃經之正藥。

本方加陳皮、炙甘草，名五味子湯。蒸餅爲丸，名補氣丸，治肺虛少氣，咳嗽自汗。本方加黃芪爲君，甘草、桔梗爲佐，名補氣湯，治氣虛自汗怔忡。再加茯神、遠志、木通，名茯神湯，治脈虛，咳則心痛，喉中介介或腫。

六一散 河間。一名天水散

治傷寒中暑，表裏俱熱，煩躁口渴，小便不通，瀉痢熱瘧，霍亂吐瀉，下乳滑胎，解酒食毒，偏主石淋。暑熱皆陽邪，在表則發熱，在裏則瀉痢、霍亂、發瘧，在上則煩渴，在下則便秘或熱瀉。火氣煎灼，精結成石，則爲石淋。

滑石六兩　甘草一兩　爲末。冷水或燈心湯調下。丹溪曰：泄瀉及嘔吐，生薑湯下。中寒者，加硫黃少許。

此足太陽、手太陰藥也。滑石氣輕能解肌，質重能清降，寒能瀉熱，滑能通竅，淡能行水，使肺氣降而下通膀胱火退則肺氣下降，故能生水而利小便，故能祛暑住瀉，止煩渴而行小便也小便利則大便實，而瀉自止；加甘草者，和其中氣，又以緩滑石之寒滑也；加辰砂者[二]，以鎮心神，而瀉丙丁之邪熱也。小腸爲丙火，心爲丁火。其數六一者，取天一生水，地六成之之義也。故又名天水散。劉河間曰：統治上下表裏諸病。蓋取其能通除上下三焦濕熱也。然惟體盛濕多之人宜服之，以解暑利水，使濕熱從小便出。若無濕之人而多服此，則反耗其津液而渴轉甚矣，又當服生脈散。

本方加辰砂少許清心，名益元散；加薄荷少許清肺，名雞蘇散；加青黛少許清肝，名碧玉散，治同。本方加紅麯五錢，名清六丸，治赤痢。赤屬熱，傷血分，紅麯能調六府之血。加乾薑五錢，名溫六丸，治白痢。白屬熱傷氣分，乾薑能散濕熱之氣。本方加生柏葉、生車前、生藕節，名三生益元散，治血淋。本方加牛黃，治虛煩不得眠。本方除甘草，加吳茱萸一兩，名茱萸六一散，治濕熱吞酸。本方除滑石，加黃芪六兩，大棗煎，熱服，名黃芪六一散，治諸虛不足，盜汗消渴。凡渴證防發癰疽，宜黃芪六一散吞忍冬丸。

[二] 方中無辰砂，此釋實誤。

縮脾飲

清暑氣，除煩渴，止吐瀉霍亂，及暑月酒食所傷。

砂仁　草菓煨、去皮　烏梅　甘草炙四兩　扁豆炒、研　乾葛二兩

此足太陰、陽明藥也。暑必兼濕，而濕屬脾土，暑濕合邪，脾胃病矣，故治暑必先去濕。砂仁、草菓辛香溫散，利氣快脾，消酒食而散濕；扁豆專解中宮之暑而滲濕濕盛則津不生而渴；葛根能升胃中清陽而生津風藥多燥，惟葛根能生津；烏梅清熱解渴；甘草補土和中。

消暑丸海藏

治伏暑煩渴，發熱頭痛，脾胃不利。

半夏一斤，醋五斤煮乾　茯苓　甘草半斤生用　薑汁糊丸，勿見生水。熱湯下。有痰，

生薑湯下。

此足太陰、太陽藥也。長夏炎蒸，濕土司令，故暑必兼濕，證見便秘煩渴，或吐或利者，以濕勝則氣不得施化也。此方不治其暑專治其濕。用半夏、茯苓行水之藥，少佐甘草以和其中。半夏用醋煮者，醋能開胃散水，斂熱解毒也。使暑氣、濕氣俱從小便下降，則脾胃和而煩渴自止矣。《局方》取此名消暑丸，意甚深遠。傷暑而發熱頭痛者，服此尤良。

本方一兩，加黄連二錢，名黄連消暑丸，治伏暑煩渴而多熱痰。

大順散

治冒暑伏熱，引飲過多，脾胃受濕，水穀不分，清濁相干，陰陽氣逆，霍亂吐瀉，藏府不調。

乾薑　桂　杏仁去皮尖　甘草　等分。先將甘草用白砂炒，次入薑、杏炒過，去砂，合桂爲末，每服二錢。

此足太陽藥也。從仲景太陽例藥變用。夏月過於飲冷飡寒，陽氣不得伸越，故氣逆而霍亂吐瀉也。脾胃者，喜燥而惡濕，喜溫而惡寒。乾薑、肉桂散寒燥濕，杏仁、甘草利氣調脾，皆辛甘發散之藥，升伏陽於陰中，亦從治之法也。如傷暑無寒證者，不可執泥。中傷暑毒，陽外陰内，故治之多用暖劑，如大順散、香薷飲之類。大蒜辛熱通竅，故亦治之。然有陰陽二證，寒熱不同，治當審慎。吳鶴臯曰：此方非治暑，乃治暑月飲冷受傷之脾胃耳。

五苓散

治暑毒入心，發熱大渴，小便不利，及暑濕相搏，自汗身重。方見濕門渴者，去桂，加黄連。朱丹溪、滑伯仁每疑暑病不當發汗，蓋暑傷心，熱傷氣，汗爲心液，汗多必致亡陽，惟用香薷飲、五苓散利水之藥，使暑氣從小腸、膀胱下降，則病易愈，而元氣無損矣。

人參白虎湯

治太陽中暍，身熱汗出，足冷惡寒，脈微而渴。方見火門

竹葉石膏湯

治傷暑發渴，脈虚。方見火門

利濕之劑第十二

濕爲陰邪。經曰：地之濕氣，感則害皮肉筋脈。又曰：諸濕腫滿，皆屬於脾。濕者土之氣，土者火之子，故濕每能生熱，熱亦能生濕，如夏熱則萬物潤溽也。濕有自外感得者，坐臥卑濕，身受水雨也；有自內傷得者，生冷酒麯，縱恣無度，又脾虛腎虛，不能防制也。有傷風濕者，有傷熱濕者，有傷寒濕者，有傷暑濕者，有中濕而喎邪不遂，舌強語澀，昏不知人，狀類中風者。濕在表在上，宜發汗；在裏在下，宜滲泄；裏虛者，宜實脾；挾風而外感者，宜解肌；挾寒而在半表半裏者，宜溫散。凡中濕者，不可作中風治。

五苓散 仲景

治太陽病發汗後，大汗出，胃中乾，煩躁不得眠，欲飲水者，少少與之，令胃氣和則愈；若脈浮，小便不利，微熱消渴者，此湯主之。脈浮爲表證仍在，便秘熱渴爲府證已急，用此兩解表裏。及中風發熱，六七日不解而煩，有表裏證，渴欲飲水，水入即吐，名曰水逆。表以外證未罷言，裏以煩渴屬府言。邪熱挾積飲上逆，故外水格而不入。及傷寒痞滿，服瀉心湯不解，渴而煩躁，小便不利。功擅蕩熱滋燥，導飲生津，故亦爲消痞良方。程郊倩曰：邪在上焦而治在下焦者，使濁陰出下竅，而清陽之在上焦者，自能宣化矣。心邪不從心瀉而從小腸瀉，又一法也。昂按：此乃正治，非又一法也，乃藏實而瀉其府也。通治諸濕腹滿，水飲水腫，嘔逆泄瀉，水寒射肺，或喘或咳，中暑煩渴，身熱頭痛，膀胱積熱，便秘而渴，霍亂吐瀉，痰飲濕瘧，身痛身重。此皆傷濕之見證也。濕勝則脾不運，土不能制水，溢於皮膚則腫脹，並於大腸則泄瀉，水停心下則嘔逆，水寒射肺則喘咳，暑先入心故煩渴。五苓利小水、降心火，故兼治中暑煩渴。肺病則金不能生水，膀胱熱則陽不能化陰，故便秘而渴；陰陽不利，則霍亂吐瀉；濕勝則身痛身重。大抵下不通利，則陰陽不能升降而變證多矣。

豬苓　茯苓　白朮炒十八銖　澤瀉一兩六銖半　桂半兩　按：雜病當用桂，傷寒證中表未解者仍當用桂枝，兼取解表。

爲末。每服三錢。服後多飲熱水，汗出而愈。傷暑者，加硃砂、燈心煎。

此足太陽藥也。太陽之熱，傳入膀胱之府，故口渴而便不通。經曰：淡味滲泄爲陽。二苓甘淡入肺而通膀胱爲君水無當於五味，故淡能利水。茯苓走氣分，豬苓走血分，然必上行入肺，而後能下降入膀胱也；鹹味湧泄爲陰，澤瀉甘鹹入腎、膀胱，同利水道爲臣；益土所以制水，故以白朮苦溫健脾去濕爲佐；膀胱者，津液藏焉，氣化則能出矣，故以肉桂辛熱爲使，熱因熱用，引入膀胱以化其氣，使濕熱之邪皆從小水而出也。若汗下之後，內亡津液而便不利者，不可用五苓，恐重亡津液而益虧其陰也。勿治之，便利自愈。亦有大熱如狂，小便不利而用此湯者，欲使太陽隨經之邪直達膀胱，由溺而出也。大熱利小便，亦釜底抽薪之義。陳來章曰：治秘之道有三：一曰肺燥不能化氣，故用二苓、澤瀉之甘淡以泄肺而降氣；一曰脾濕不能升精，故用白朮之苦溫以燥脾而升精；一曰膀胱無陽不能化氣，故用肉桂之辛熱以溫膀胱而化陰。使水道通利，則上可以止渴，中可以去濕，下可以泄邪熱也。李東垣曰：五苓散，太陽裏之下藥也。太陽高則汗而發之，下則引而竭之。渴者，邪入太陽本也，當下之，使從膀胱出也。小便利者不宜用。然太陽病熱而渴，小便雖利，亦宜五苓下之。又曰：邪在榮衛之間，謂之半表半裏，五苓散分陰陽膀胱經之半表半裏也，理中湯治吐瀉上下之半表半裏也。《活人》云：脈浮大是表證，當汗。其人發熱煩渴，小便赤，卻當下，此是表裏俱見，五苓散主之。五苓利水，何以能止渴生津？蓋濕熱壅於中焦，則氣不得施化，故津竭而小便不通也，用五苓利其小水，則濕熱下消，津回而渴止矣，亦《內經》通因通用之意。李東垣曰：傷飲者，無形之氣也，宜發汗，利小便，以導其濕；傷食者，有形之物也，輕則消化或損穀，重則方可吐下。

本方去桂，名四苓散。李東垣曰：無惡寒證，不可用桂。周揚俊曰：五苓爲渴而小便不利者設，若不渴則茯苓甘草湯足矣，若但渴則四苓足矣。本方加辰砂，名辰砂五苓散，並治小便不利。本方加蒼朮，名蒼桂五苓散，治寒濕。本方加茵陳，名茵陳五苓散，治濕熱發黃，便秘煩渴。本方加羌活，名《元戎》五苓散，治中焦積熱。本方加石膏、滑石、寒水石，以清六府之熱，名桂苓甘露飲《宣明》，別見火門。本方去桂、澤瀉，名豬苓散《金匱》，治嘔吐，病在膈上，思飲水者。本方單用肉桂、茯苓，等分，蜜丸，名桂苓丸，治冒暑煩渴，引飲過多，腹脹便赤。本方單用澤瀉五兩、白朮二兩，名澤瀉湯《金匱》，治心下支飲，常苦眩冒。本方單用茯苓、白朮，等分，名茯苓白朮湯，治脾虛不能制水，濕盛泄瀉。再加郁李仁，入薑汁服，名白茯苓湯，治水腫。本方加川楝子，治水疝。本方加人參，名春澤湯，再加甘草合四君子，亦名春澤湯，治無病而渴與病瘥後渴者。本方去桂，加蒼朮、甘草、芍藥、梔子、黃芩、羌活，名二朮四苓湯，通治表裏濕邪，兼清暑熱。本方倍桂，加黃芪如朮之數，治傷暑大汗不止。本方加甘草、滑石、梔子，入食鹽、燈草煎，名節庵導赤散，治熱蓄膀胱，便秘而渴。如中濕發黃，加茵陳；水結胸，加木通。本方合益元散，治諸濕淋瀝。再加琥珀，名茯苓琥珀湯謙甫，治小便數而欠。

小便頻而短也。本方合平胃散，名胃苓湯，一名對金飲子，治中暑傷濕，停飲夾食，腹痛泄瀉，及口渴便秘。此上下分消其濕也。按：《機要》論泄瀉，有屬風、屬濕、屬寒、屬火，此因於外感者也；《三因》言七情感動，藏氣不平，亦致溏瀉，此因於內傷者也。外則當調六氣，內則當調五藏。又有因飲食所傷而泄者，法當消導；因風飧泄者，當解散；因痰積上焦，致大腸不固而泄者，當除痰；有脾胃氣虛而泄者，當補中益氣，使胃氣升騰而泄自止。本方合黃連香薷飲，名薷苓湯，治傷暑泄瀉。本方合小柴胡湯，名柴苓湯，治泄瀉發熱口渴，瘧疾熱多寒少，口燥心煩。以上三方，並加薑、棗煎。深師用本方治髮白及禿落，朮一斤，桂半斤，二苓、澤瀉各四兩，更名茯苓朮散。

豬苓湯 仲景

治陽明病，脈浮發熱，渴欲飲水，小便不通。成氏曰：脈浮發熱，上焦熱也；渴欲飲水，中焦熱也；小便不利，熱結下焦，津液不通也。《準繩》曰：此浮字誤也，是脈字下脫一不字也。《活人》云：脈浮者，五苓散；脈沉者，豬苓湯。按：太陽篇五苓散，乃豬苓、茯苓、澤瀉，加桂、朮；陽明篇豬苓湯，亦前三味加滑石、阿膠。桂、朮辛甘爲陽主外，阿膠、滑石甘寒爲陰主內。但陽明爲表之裏，不當言脈沉。又詳少陰篇：下利六七日，咳而嘔渴，心煩不得眠者，豬苓湯主之。雖不言脈沉，然少陰之脈必沉也。以此推之，成氏隨文誤釋明矣。昂按：豬苓湯味淡氣輕，雖三焦通用之藥，其實太陽藥也。成氏註釋深爲當理。仲景列之陽明篇，亦用治少陰渴利，取其降火行水，則利自止，煩渴自退，乃瀉少陰之府以安少陰之經，非正治少陰藥也。若謂其治少陰病，便爲少陰藥，太陽亦有用四逆者，豈四逆便爲太陽藥乎？且改脈浮爲不浮，方書中無此文法。少陰病，下利六七日，咳而嘔渴，心煩不得眠。下利不渴者，裏寒也；渴者，陽邪入裏；心煩不眠，知挾熱也；咳而渴嘔，有停飲也；渴而下利，知小便必不利，是熱邪已入膀胱也，宜利小便，則熱降而便實。通治濕熱黄疸，口渴溺赤。

豬苓　茯苓　澤瀉　滑石　阿膠各一兩

此足太陽、陽明藥也。熱上壅則下不通，下不通熱益上壅，又濕鬱則爲熱，熱蒸更爲濕，故心煩而嘔渴，便秘而發黄也。淡能滲濕，寒能勝熱。茯苓甘淡，滲脾肺之濕；豬苓甘淡，澤瀉鹹寒，瀉腎與膀胱之濕；滑石甘淡而寒，體重降火，氣輕解肌，通行上下表裏之濕；阿膠甘平潤滑，以療煩渴不眠。要使水道通利，則熱邪皆從小便下降，而三焦俱清矣。吴鶴皋曰：以諸藥過燥，故又加阿膠以存津液。按：徐之才曰：燥可去濕，桑白皮、赤小豆之類是也。王好古曰：滑石爲至燥之劑。蓋皆以行水之藥爲燥，而不以燥熱之藥爲燥也。故陶隱居欲於十劑之外加寒熱二劑，愚所著《本草備要》，則以熱藥爲燥劑，而以行水屬通劑矣。五苓瀉濕勝，故用桂、朮；豬苓瀉熱勝，故用滑石。

茯苓甘草湯 仲景

治傷寒水氣乘心，厥而心下悸者。先治其水，卻治其厥，不爾，水漬入胃，必作利也。太陽證飲水過多，水停心下必悸。火畏水，故心惕惕然動，不自安也；亦治傷寒汗出不渴者。經曰：傷寒汗出而渴者，五苓散主之；不渴者，此湯主之。汗而不渴爲邪熱未入裏，故但解表利水而兼和中；亦治膀胱府咳，咳而遺溺。

茯苓　桂枝二兩　甘草一兩　生薑三兩

此足太陽藥也。淡能滲水，甘能寧心助陽，故用茯苓；辛能散飲，溫能發汗解肌，故用薑、桂；益土可以制水，甘平能補氣和中，故用甘草。按：悸證有過汗而悸者，有吐下而悸者，有氣虛而悸者。惟飲之爲悸，甚於他邪，以水停心下，無所不入，侵於肺則咳，傳於胃爲嘔，溢於皮膚爲腫，漬於腸間爲利。故經曰：先治其水，後治其厥。厥爲邪之深者，猶先治水，況病之淺者乎。

本方去生薑，加白朮，名茯苓桂枝白朮甘草湯仲景，治傷寒吐下後，心下逆滿，氣上衝胸，起則頭眩，脈沉緊，發汗則動經，身爲振搖者。逆滿氣衝，寒邪伏飲上搏於膈也，故令頭眩；沉爲在裏，且既經吐下，復發其汗，則陽益虛而津液耗，故振搖也。與此湯導飲和中，益陽固衛。《金匱》用治心下有痰飲，胸脅支滿，目眩。

小半夏加茯苓湯《金匱》。《三因》名大半夏湯

治卒嘔吐，心下痞，膈間有水，眩悸。水氣上逆則嘔，水停膈間則痞，上干於頭則眩，凌於心則悸。

半夏一升　生薑半斤　茯苓三兩

此足太陽、陽明藥也。半夏、生薑行水氣而散逆氣，能止嘔吐；茯苓寧心氣而泄腎邪，能利小便。火因水而下行，則悸眩止而痞消矣。

本方除茯苓，名小半夏湯《金匱》，治支飲，嘔吐不渴；亦治黃疸。《金匱》云：嘔

家本渴，渴者爲欲解，今反不渴，心下有支飲故也，小半夏湯主之。嘔吐，津液去，必渴，不可因渴而遽以爲熱。本方除茯苓、生薑，加人參、白蜜，名大半夏湯《金匱》，治反胃，食入即吐。李東垣曰：辛藥生薑之類治嘔吐，但治上焦氣壅表實之病。若胃虛穀氣不行，胸中閉塞而嘔者，惟宜益胃推揚穀氣而已，勿作表實用辛藥瀉之，故服小半夏湯，不愈者，服大半夏湯立愈，此仲景心法也。

加味腎氣丸《金匱》腎氣丸，即桂附八味丸，治婦人轉胞，無車前、牛膝。

治腎氣大虛，肚腹脹大，四肢浮腫，喘急痰盛，小便不利，大便溏黃，已成蠱證；亦治消渴，飲一溲一。經曰：腎者胃之關也。關門不利，故聚水而從其類也。上下溢於皮膚，故爲胕腫。腎消者，腎水衰竭，龍雷之火不安其位，上炎於肺，消渴引飲，飲入於胃，下無火化，直入膀胱，故飲一溲一也。用桂、附辛熱引真火歸元，地黃純陰壯真水滋腎，爲治下消之劑。

熟地黃四兩　茯苓三兩乳拌　山藥微炒　丹皮酒洗　山茱肉酒潤　澤瀉酒浸　川牛膝酒浸　車前子微炒　肉桂一兩　附子製熟五錢　蜜丸。

此足太陰、少陰藥也。土爲萬物之母，脾虛則土不能制水而洋溢；水爲萬物之源天一生水，腎虛則水不安其位而妄行，以致汎濫皮膚肢體之間。因而攻之，虛虛之禍，不待言矣。經曰：毋盛盛，毋虛虛，貽人禍殃。桂附八味丸滋真陰而能行水地黃、茯苓、澤瀉、桂、附皆能行水，補命火因以強脾。桂、附補命門火，火能生土，土強則能防水；陽能化陰，陰化則便溺通。加車前利小便，則不走氣；加牛膝益肝腎，藉以下行，故使水道通而腫脹已，又無損於真元也。

喻嘉言曰：按此方《濟生》以附子爲君，此薛新甫重訂以茯苓爲君。然腎之關門不開，必以附子回陽，蒸動腎氣，其關始開，胃中積水始下，以陽主開故也。關開，即不用茯苓、牛膝、車前而水亦下，關閉，則車前、茯苓用至無算，抑莫之如何矣。用方者將君附子乎？抑君茯苓乎？何柏齋曰：造化之機，水火而已，宜平不宜偏，宜交不宜分。火宜在下，水宜在上，則易交也，交則爲既濟，不交則爲未濟，分而離則死矣。消渴證不交，而火偏盛也；水氣證不交，而水偏盛也。乾始坤成，至其交合變化之用，則水火二氣也。大旱物不生，火偏盛也；太澇物亦不生，水偏盛也。人之藏府以脾胃爲主，然脾胃能化物與否，實出於水火二氣，非脾胃之能也。火盛則脾胃燥，水盛則脾胃濕，皆不能化物，乃生諸病。水腫之病，蓋水盛而火不能化也，導水補火，使二氣和平則病去矣。《醫貫》曰：火爲陽之根，水爲陰之根，而水與火之總根，兩腎之間動氣是也。余於五行之中，獨重水火，而其生尅之妙用，又與世論不同。世人皆曰水尅火，而余獨曰水養火；世人皆曰金生水，而余獨曰水生金；世人皆曰土尅水，而余獨於水中補土；世人皆曰木尅土，而余獨升木以培土。若此之論，誰則信之？詎知君相二火，以腎爲宮，水尅火者，後天有形之水火；水養火者，先天無形之水火也。今之言補肺者，人參、黃芪；清肺者，黃芩、麥冬；斂肺者，五味、訶子；瀉肺者，葶藶、枳殼。病之輕者，豈無一效？若本原虧損者，毫不相干。蓋肺金之氣，夜臥則歸藏於腎水之中，肺名嬌藏，畏寒畏熱，腎中有火，則金畏火刑而不敢歸，腎中無火，則水冷金寒而不敢歸，或爲喘脹，爲噦咳，爲不寐，爲不食，纍纍若喪家之狗，惟收斂之僅似有理，然不得其門，從何而入？《仁齋》云：肺出氣，腎納氣。肺爲氣之主，腎爲氣之本。腎虛不能納氣歸元，必壯水之主，或益火之源，水向火中生矣。混沌之初，何嘗有土？自天一生水，而水之凝結處始爲土，此後天卦位，艮土居坎水之次也。堅者爲石，最堅者爲金，可見水土金先天一原也。肺爲土之子，先補其子，使不食母之氣，則母不衰，亦見金生土之義矣。至於木能尅土，舉世欲伐之，余謂木藉土以生，豈有反尅之理？木乃生生之氣，始於東方，春升之氣也，陽氣也，元氣也，胃氣也，同出而異名也。譬之種樹，雨以潤之，風以散之，日以暄之，使得遂其生發長養之天而已矣。及其生意將竭，則又當斂其生生之氣於水土之中，以爲來春生發之本，焉有伐之之理乎？此東垣《脾胃論》用升、柴以疏木氣，諄諄言之也。但未及雨潤風散，及歸根復命之理耳。余特申五行妙用，專以水火爲重也。又曰：人身水火，原自均平，偏者病也。火偏多者，補水配火，不必去火；水偏多者，補火配水，不必去水。譬之天平，此重彼輕，一邊重者，只補足輕者之一邊，決不鑿去法碼。今之欲瀉水降火者，鑿法碼者也。《難經》曰：陽氣不足，陰氣有餘，當先補其陽而後瀉其陰；陰氣不足，陽氣有餘，當先補其陰而後瀉其陽。營衛通行，此其要也。昂按：此即《內經》亢則害，承乃制之義也。

越婢湯《金匱》

治風水惡風，一身悉腫，脈浮不渴，續自汗出，無大熱者。經曰：肝腎並沉爲石水，並浮爲風水。水在皮膚，故脈浮；裏無熱，故不渴；病本於風，故汗出惡風；無大熱者，熱未盡退也。

麻黃六兩　石膏八兩　生薑三兩　甘草二兩　大棗十二枚　惡風者，加附子。

此足太陽藥也。風水在肌膚之間，用麻黄之辛熱以瀉肺，石膏之甘寒以清胃肺主通調水道，胃主分別水穀，甘草佐之，使風水從毛孔中出，又以薑、棗爲使，調和營衛，不使其太發散耗津液也。胃爲十二經之主，脾治水穀爲卑藏，若婢。經曰：脾主爲胃行其津液。是方名越婢者，以發越脾氣，通行津液。《外臺》一名越脾湯，即此義也。

防己黄芪湯《金匱》

治風水脈浮身重，汗出惡風解見前；及諸風諸濕，麻木身痛。按：東垣曰：麻木爲風，三尺童子皆知之，細核則有區別。如久坐亦麻木，繩縛之人亦麻木，非有風邪，乃氣不行也，當補肺氣，麻木自去矣。愚謂因其氣虚，故風邪入而踞之，所以風爲虚象，氣虚其本也。

防己　黄芪一兩　白朮七錢半　甘草五錢炙　每服五錢。加薑、棗煎。腹痛加芍藥，喘加麻黄，有寒加細辛，氣上衝加桂枝，熱腫加黄芩，寒多掣痛加薑、桂，濕盛加茯苓、蒼朮，氣滿堅痛加陳皮、枳殼、蘇葉。

此足太陽、太陰藥也。防己大辛苦寒，通行十二經，開竅瀉濕，爲治風腫水腫之主藥；黃芪生用達表，治風注膚痛，溫分肉，實腠理；白朮健脾燥濕，與黃芪並能止汗爲臣；防己性險而捷，故用甘草甘平以緩之，又能補土制水爲佐；薑、棗辛甘發散，調和榮衛爲使也。

本方去白朮、薑、棗，加茯苓爲君、桂枝，名防己茯苓湯《金匱》，治水在皮膚，四肢聶聶而動，名皮水。防己行經絡，茯苓善滲泄，黃芪達皮膚，桂枝走肢節。按：五水，脈浮惡風，骨節疼痛，名風水；脈浮胕腫，按之沒指，其腹如鼓，不惡風，不渴，名皮水，當發其汗。又云：惡寒不渴，名風水；不惡寒而渴，名皮水，假令皮水不渴，亦當發汗；脈沉遲，自喘，名正水；脈沉，腹滿不喘，水積胞中，堅滿如石，名石水；脈沉遲，發熱胸滿，身腫，汗如柏汁，名黃汗。本方加人參一兩、生薑二兩，防己、白朮各增三倍，名防己湯《活人》，治風溫脈浮，多汗身重。中風之脈，陽浮而滑，陰濡而弱，風來乘熱，變爲風溫，忌發汗，誤汗者，以此湯救之。

腎著湯《金匱》。一名甘薑苓朮湯

治傷濕身重，腹痛腰冷，不渴，小便自利，飲食如故，病屬下焦。腎主水，濕性下流，必舍於其所合而歸於坎勢也。腰爲腎之府，冷濕之邪著而不移，故腰冷身痛，是著痹也。此由身勞汗出，衣裏冷濕，久久得之。《宣明》用治胞痹，膀胱熱痛，澀於小便，上爲清涕。風寒濕邪客於胞中，氣不能化，故水道不通；足太陽經上額絡腦，太陽經氣不得下行，上入腦而流於鼻，則爲清涕。

乾薑炮　茯苓四兩　甘草炙　白朮炒二兩　有寒者加附子。《經心錄》加肉桂、澤瀉、杜仲、牛膝，治同。

此足少陰、太陽藥也。乾薑辛熱以燥濕，白朮苦溫以勝濕，茯苓甘淡以滲濕，甘草甘平和中而補土。此腎病而皆用脾藥，益土正所以制水也。喻嘉言曰：腰冷如坐水中，非腎之精氣冷也，故飲食如故，便利不渴，且與腸胃之府無預，況腎藏乎？故但用甘溫從陽，淡滲行水之藥足矣。昂按：此乃外感之濕邪，非腎虛也。

舟車丸 河間仿仲景十棗例製此方，治一切水濕

治水腫水脹，形氣俱實。腫脹者，水道壅遏也。形氣俱實，口渴面赤，氣粗腹堅，大小便秘也。陽水先腫上體肩背手膊，手三陽經；陰水先腫下體腰腹脛胕，足三陰經。腫屬脾，脹屬肝。腫則陽氣猶行，如單脹而不腫者，名蠱脹，爲木横尅土，難治。腫脹朝寬暮急爲血虚，暮寬朝急爲氣虚，朝暮俱急爲氣血兩虚。腫脹由心腹而散四肢者吉，由四肢而入心腹者危。男自下而上，女自上而下者，皆難治。腫脹唇黑則傷肝，缺盆平則傷心，臍出則傷脾，足心平則傷腎，背平則傷肺，皆不可治。腹脹身熱脈大者，是逆也，多死。

黑牽牛四兩炒　大黄二兩酒浸　甘遂麵裹煨　大戟麵裹煨　芫花醋炒　青皮炒

橘紅一兩　木香五錢　輕粉一錢　水丸。

此足太陽藥也。牽牛、大黄、大戟、芫花、甘遂皆行水之厲劑也，能通行十二經之水。然腫屬於脾，脹屬於肝，水之不行，由於脾之不運，脾之不運，由於木盛而來侮之，是以不能防水而洋溢也。青皮、木香疏肝泄肺而健脾，與陳皮均爲導氣燥濕之品，使氣行則水行，脾運則腫消也。輕粉無竅不入，能去積痰，故少加之，然非實證，不可輕投。本方減芫花、大戟、青

皮、陳皮、木香，加芒硝、郁李仁，名濬川散，薑湯下五分，治同。

疏鑿飲子

治遍身水腫，喘呼口渴，大小便秘。上證爲濕熱甚而氣尙實也，此爲陽水。陽水見陽證，脈必沉數；陰水見陰證，脈必沉遲。

羌活　秦艽　檳榔　商陸　椒目　大腹皮　茯苓皮　木通　澤瀉　赤小豆　等分。加薑皮煎。

此足太陽、手足太陰藥也。外而一身盡腫，內而口渴便秘，是上下表裏俱病也。羌活、秦艽解表疏風，使濕以風勝，邪由汗出，而升之於上；腹皮、苓皮、薑皮辛散淡滲，所以行水於皮膚以皮行皮；商陸、檳榔、椒目、赤豆去脹攻堅，所以行水於腹裏；木通瀉心肺之水，達於小腸；澤瀉瀉脾腎之水，通於膀胱。二物瀉水，實瀉火也。上下內外分消其勢，亦猶神禹疏江鑿河之意也。經曰：腎何以主水？腎者，至陰也，至陰者，盛水也。肺者，太陰也，少陰者，冬脉也，故其本在腎，其末在肺，皆積水也。腎何以聚水而生病？腎者胃之關也，關門不利，故水聚而從其類也。故水病下爲胕腫大腹，上爲喘呼不得卧者。標本俱病，故肺爲喘呼，腎爲水腫，肺爲逆不得卧。喻嘉言曰：胃爲水穀之海，五藏六府之原。脾不能散胃之水精於肺，而病於中；肺不能通胃之水道於膀胱，而病於上；腎不能司胃之關，時其輸泄，而病於下，以致積水浸淫，無所底止。王好古曰：水者，脾肺腎三經所主，有五藏六府十二經之部，分上頭面，中四肢，下腰脚，外皮膚，中肌肉，內筋骨，脉有尺寸之殊，浮沉之别，不可輕瀉，當知病在何經何藏，方可用之。按：水腫有痰阻、食積、血瘀致清不升、濁不降而成者，有濕熱相生，隧道阻塞而成者，有燥熱衝激，秘結不通而成者，證屬有餘；有服寒凉，傷飲食，中氣虚衰而成者，有大病後正氣衰憊而成者，有小便不利，水液妄行，脾莫能制而成者，證屬不足。宜分别治之。然其源多因中氣不足而起。《醫貫》曰：治腫滿先以脾土爲主，宜補中益氣湯、六君子湯。或疑水脹喘滿而用純補之劑，不益脹滿乎？曰：肺氣既虚，不可復行其氣；腎水既衰，不可復利其水。純補之劑，初覺不快，過時藥力得行，漸有條理矣。昂按：此即《內經》塞因塞用之義。

實脾飲 嚴氏

治肢體浮腫，色悴聲短，口中不渴，二便通利。脾胃虚寒，土不能制水，故水妄行而浮腫；以無鬱熱，故口不渴而便不秘。此爲陰水。嚴氏曰：治陰水發腫，用此先實脾土。

白朮土炒　茯苓　甘草炙　厚朴薑炒　大腹皮　草豆蔻　木香　木瓜　附

子　黑薑　加薑、棗煎。

此足太陰藥也。脾虚故以白朮、苓、草補之；脾寒故以薑、附、草蔻溫之；脾濕故以大腹、茯苓利之；脾滯故以木香、厚朴導之。木香行氣平肝實腸，厚朴散滿行水平胃。然土之不足，由於木之有餘，木瓜酸溫，能於土中瀉木，兼能行水，與木香同爲平肝之品，使木不尅土而肝和，則土能制水而脾實矣。經曰：濕勝則地泥，瀉水正所以實土也。朱丹溪曰：治水腫宜清心火，補脾土。火退則肺氣下降而水道通，脾旺則運化行而清濁分，其清者復回，爲氣爲血，爲津爲液；濁者爲汗爲溺而分消矣。又曰：水病當以健脾爲主，使脾實而氣運，則水自行，宜參、苓爲君，視所挾證加減。苟徒用利水藥，多致不救。喻嘉言曰：治水以實脾爲先，不但陰水爲然。然陰水者，少陰腎中之真陽衰微，不能封閉而泛濫無制耳，方中不用桂而用厚朴、檳榔，尚有可議耳。按：治水有三法：實土者，守也；泄水者，攻也；兼之發汗，爲三治。三治備舉者，廣略以取勝也。

五皮飲《澹寮》

治水病腫滿，上氣喘急，或腰以下腫。脾虚不能制水，故傳化失常，腎水泛濫，反漬脾土，壅塞經絡，散溢皮膚。半身以上宜汗，半身以下宜利小便。

五加皮　地骨皮　茯苓皮　大腹皮　生薑皮　一方五加易陳皮。羅氏五加易桑白皮，治病後脾肺氣虛而致腫滿。

此足太陽、太陰藥也。五加祛風勝濕，地骨退熱補虛，生薑辛散助陽水爲陰邪，大腹下氣行水，茯苓滲濕健脾，於散瀉之中，猶寓調補之意。皆用皮者，水溢皮膚，以皮行皮也。

麥門冬湯

治水溢高原，肢體皆腫。經曰：三焦者，決瀆之官，水道出焉。上焦不治，水溢高原；中焦不治，水停中脘；下焦不治，水蓄膀胱。經曰：三焦病者，腹氣滿，小腹尤堅，不得小便，窘急，溢則水留則爲脹。下焦少陽經氣，當相火之化，相火有其經無其府藏，遊行於五者之間，故曰少陽爲游部。其經脈上布膻中，絡心包，下出委陽，絡膀胱，豈非上佐天施，下佐地生，與手厥陰相表裏以行諸經者乎？故腎經受邪，則下焦之火氣鬱矣，鬱則水精不得四布而水聚矣。火鬱之久必發，則與衝脈之屬火者同逆而上。衝爲十二經脈之海，其上者出頏顙，滲諸陽，灌諸精；其下者並少陽下足，滲三陰，灌諸絡。由是水從火溢，上積於肺而爲喘呼不得臥，散於陰絡而爲胕腫，隨五藏之虚者，入而聚之，爲五藏之脹，皆相火汎濫其水而生病者也。非相火則水不溢而止爲積水。昂按：經曰：諸腹脹大，皆屬於熱。諸病胕腫，皆屬於火。傳而爲水，其是之謂歟？

麥門冬五十枚，薑炒　粳米五十粒

此手太陰藥也。吳鶴皋曰：肺非無爲也。飲食入胃，游溢精氣，上輸於脾，脾氣散精，上歸於肺，通調水道，下輸膀胱。肺熱則失其下降之令，以致水溢高原，淫於皮膚而爲水腫。醫罕明乎此，實脾導水，皆不能愈。故用麥冬清肺，開其下降之源；粳米益脾，培乎生金之母。此治病必求其本也。或問：此證何以辨之？曰：肢體皆腫，小腹不急，初起便有喘滿，此其候也。

羌活勝濕湯《局方》

治濕氣在表，頭痛頭重，或腰脊重痛，或一身盡痛，微熱昏倦。濕氣在表，外傷於濕也。濕之爲邪，著而不移，著於太陽則頭項腰脊痛，著於太陰則肩背痛，著於陰陽之經則一身盡痛，惟著故痛且重也。濕鬱則爲熱，然乃陰邪，故但微熱而昏倦也。肩背，手太陰肺之分野。李東垣曰：頭痛脊強，乃太陽之經氣不行也，此湯主之。昂按：此湯雖名勝濕，實傷風頭痛通用之方。

羌活　獨活一錢　川芎　藁本　防風　甘草炙五分　蔓荊子三分　如身重，腰中沉沉然，中有寒濕也，加酒洗漢防己、附子。

此足太陽藥也。經曰：風能勝濕。如物之濕，風吹則乾。羌、獨、防、藁、芎、蔓皆風藥也，濕氣在表，六者辛溫升散，又皆解表之藥，使濕從汗出，則諸邪散矣。藁本專治太陽寒濕，荊、防善散太陽風濕，二活祛風勝濕，兼通關節，川芎能升厥陰清氣，上治頭痛，甘草助諸藥辛甘發散爲陽，氣味甘平，發中有補也。若水濕在裏，則當用行水滲泄之劑。喻嘉言曰：經曰：濕上甚爲熱，表之則易，下之則難，故當變常法而爲表散。吳鶴皋曰：脾弱濕傷者，二陳、平胃之類主之；濕盛濡泄者，五苓、六一之類主之；水腫發黃者，五皮、茵陳之類主之。今濕流關節，非前藥所宜矣。無竅不入，惟風爲能，故凡關節之病，非風藥不能到也。《三因》用此湯加柴胡五分，治臥而多驚悸、多魘溲者，邪在少陽、厥陰也。如淋加澤瀉五分。經曰：肝腎之病同一治。此下焦風寒、三經合病，非風藥行經不可也。

本方除獨活、蔓荆、川芎、甘草，加升麻、蒼朮，名羌活除濕湯，治風濕相搏，一身盡痛。本方除川芎，加黄芪、當歸、蒼朮、升麻，名升陽除濕湯，治水疝腫大，陰汗不絕。再加麥芽、神麯、豬苓、澤瀉，除當歸、黄芪，亦名升陽除濕湯東垣，治脾虚瀉痢。

中滿分消丸東垣

治中滿鼓脹、氣脹、水脹、熱脹。諸病有聲，鼓之如鼓，爲鼓脹。氣不通利爲氣脹，血不通利爲血脹，但氣分心下堅大而病發於上，血分血結胞門而病發於下；氣血不通，則水亦不通而尿少，尿少則水積而爲水脹。濕熱相生，則爲熱脹。《金匱》曰：病有血分、水分何也？師曰：經水前斷，後病水，名曰血分，此爲難治；先病水，後經水斷，名曰水分，此病易治。水去，其經當自下。水分即氣分。

厚朴炒一兩　枳實炒　黄連炒　黄芩炒　半夏薑製五錢　陳皮　知母炒四錢

澤瀉三錢 茯苓 砂仁 乾薑二錢 薑黃 人參 白朮炒 甘草炙 豬苓一錢

蒸餅丸。焙熱服。寒因熱用。東垣立中滿分消丸治熱脹，分消湯治寒脹，二者詳而用之。

此足太陰、陽明藥也。厚朴、枳實行氣而散滿二藥兼能破宿血，黄連、黄芩瀉熱而消痞，薑黃、砂仁暖胃而快脾，乾薑益陽而燥濕，陳皮理氣而和中，半夏行水而消痰，知母治陽明獨勝之火、潤腎滋陰，苓、瀉瀉脾腎妄行之水，升清降濁，少加參、朮、苓、草以補脾胃，使氣運則脹消也。按：此方乃合六君、四苓、瀉心、二陳、平胃而爲一方者，但分兩有多寡，則所治有主客之異矣。朱丹溪曰：脾具坤靜之德，而有乾健之運，故能使心肺之陽降，肝腎之陰升，而成天地之泰，是爲平人。今也七情内傷，六淫外感，飲食失節，房勞致虚，脾土之陰受傷，轉輸之官失職，故陽升陰降，而成天地不交之否，清濁相混，隧道壅塞，鬱而爲熱，熱留爲濕，濕熱相生，遂成脹滿，經曰鼓脹是也。以其外雖堅滿，中空無物，有似於鼓；以其膠固難治，又名曰蠱，若蟲之侵蝕，而有蠱之義焉。宜補其脾，又須養肺金以制木，使脾無賊邪之患。滋腎陰以制火，使肺得清化之令。卻鹹味，斷妄想，無有不安。醫者急於取效，病者苦於脹滿，喜行利藥以求通快，不知寬得一日半日，其脹愈甚，而病邪甚矣，元氣傷矣。

中滿分消湯 東垣

治中滿寒脹寒疝，二便不通，四肢厥逆，食入反出，腹中寒，心下痞，下虛陰躁，奔豚不收。原文曰：或多食寒涼及脾胃久虛之人，胃中寒則脹滿，或藏寒生滿病，此湯主之。

川烏　乾薑　畢澄茄　生薑　黄連　人參　當歸　澤瀉　青皮　麻黄　柴胡二錢　吴茱萸　草蔻仁　厚朴　黄芪　黄柏五分　益智仁　木香　半夏　茯苓　升麻三分　熱服。

此足陽明、太陰藥也。川烏、二薑、吴茱、澄茄、益智、草蔻除濕開鬱，暖胃溫腎以祛其寒；青皮、厚朴以散其滿；升麻、柴胡以升其清；茯苓、澤瀉以瀉其濁；人參、黄芪以補其中；陳皮以調其氣；當歸以和其血；麻黄以泄其汗；半夏以燥其痰；黄柏、黄連以去濕中之熱，又熱因寒用也。李東垣曰：中滿治法，當開鬼門，潔淨府。開鬼門者，發汗也；潔淨府者，利小便也。中滿者，瀉之於內，謂脾胃有病，令上下分消其濕，下焦如瀆，氣血自然分化。如或大實大滿，大小便不利者，從權以寒熱藥下之。

大橘皮湯

治濕熱內攻，心腹脹滿，小便不利，大便滑瀉及水腫等證。小水並入大腸，故小便不利而大便滑泄。

滑石六錢　甘草一錢　赤茯苓一錢　豬苓　澤瀉　白朮土炒　桂五分　陳皮一錢半　木香　檳榔三分　加薑煎。每服五錢。

此足太陽藥也。赤茯、豬苓、澤瀉瀉火行水，白朮補脾，肉桂化氣，此五苓散也；滑石清熱利濕，甘草瀉火調中，此六一散也；濕熱內甚，故加檳榔峻下之藥，陳皮、木香行氣之品，使氣行則水行，以通小便而實大便也。

茵陳蒿湯仲景

治傷寒陽明病，但頭汗出，腹滿口渴，二便不利，濕熱發黃，脈沉實者。經曰：陽明病發熱汗出，此爲熱越，則不發黃。若但頭汗，身無汗，小便不利，渴引水漿，此爲瘀熱在裏，必發黃。黃者脾胃之色也。熱甚者身如橘色，汗如柏汁。頭爲諸陽之會，熱蒸於頭，故但頭汗而身無汗。夫熱外越則不裏鬱，下滲則不內存，今便既不利，身又無汗，故鬱而爲黃。內有實熱故渴。熱甚則津液內竭，故小便不利。凡瘀熱在裏，熱入血室，及水結胸，皆有頭汗之證，乃傷寒傳變，故與雜病不同。濕在經則日晡發熱、鼻塞；在關節則身痛；在藏府則濡泄，小便反澀，腹或脹滿。濕熱相搏則發黃。乾黃，熱勝色明而便燥；濕黃，濕勝色晦而便溏。又黃病與濕病相似，但濕病在表，一身盡痛，黃病在裏，一身不痛。

茵陳六兩　大黃二兩酒浸　梔子十四枚炒

此足陽明藥也。成無己曰：小熱涼以和之，大熱寒以取之。發黃者，濕熱甚也，非大寒不能徹其熱，故以茵陳爲君茵陳發汗利水，以泄太陰、陽明之濕熱，故爲治黃主藥，梔子爲臣，大黃爲佐，分泄前後，則腹得利而解矣。茵陳、梔子能導濕熱由小便出，大黃能導濕熱由大便出。

本方大黃易黃連，名茵陳三物湯，治同。本方加厚朴、枳實、黃芩、甘草，入生薑、燈草煎，名茵陳將軍湯節庵，治同。本方去梔子、大黃，加附子、乾薑，治寒濕陰黃。前證爲陽黃。如身黃而色暗者爲陰黃，宜此湯。大抵治以茵陳爲主，各隨寒熱用藥。諸疸小便黃赤不利爲裏實，宜利小便，或下之；無汗爲表實，宜汗之，或吐之。若小便清，是無熱也。仲景云：發黄，小便自利，當與虚勞，宜小建中湯；自利腹滿而喘，不可除熱，而除之必噦，宜小半夏湯主之。王海藏曰：内感傷寒，勞役形體，飲食失節，中州變寒，病生黄，非外感而得，只宜理中、大小建中足矣，不必用茵陳。

八正散《局方》

治濕熱下注，咽乾口渴，少腹急滿，小便不通，或淋痛尿血，或因熱爲腫。濕熱下注，少腹急滿，則小便當行矣，而卒不行者，熱秘之也。

車前子　木通　瞿麥　萹蓄　滑石　甘草梢　梔子炒黑　大黄　加燈草煎。一方加木香。取其辛能利氣，溫能化氣也。

此手足太陽、手少陽藥也。木通、燈草清肺熱而降心火，肺爲氣化之源，心爲小腸之合也；車前清肝熱而通膀胱，肝脈絡於陰器，膀胱津液之府也；瞿麥、萹蓄降火通淋，此皆利濕而兼瀉熱者也；滑石利竅散結，梔子、大黄苦寒下行，此皆瀉熱而兼利濕者也；甘草合滑石爲六一散，用梢者，取其徑達莖中，甘能緩痛也；雖治下焦而不專於治下，必三焦通利，水乃下行也。膀胱藏水，三焦出水，故治小便不利，刺灸法但取三焦穴，不取膀胱。朱丹溪曰：小便不通，有熱有濕，有氣結於下，宜清宜燥宜升，有隔二隔三之治。如不因肺燥，但膀胱有熱，則瀉膀胱，此正治也；如因肺燥不能生水，則清金，此隔二；如因脾濕不運而清不升，故肺不能生水，則當燥脾健胃，此隔三。車前子、茯苓清肺也，黄柏、黄芩瀉膀胱也，蒼朮、白朮燥脾健胃也。又曰：小便不通，屬氣虛、血虛、實熱、痰閉，皆宜吐之以升其氣，氣升則水自降。氣虛用參、朮、升麻等，先服後吐，或就參、芪藥中調理吐之；血虛用四物湯，先服後吐，或就芎歸湯探吐之；痰多二陳湯，先服後吐，或加香附、木通；實熱當利之，或八正散，蓋大便動則小便自通矣。或問：以吐法通小便，其理安在？曰：取其氣化而已。經謂：三焦者，決瀆之官，水道出焉；膀胱者，州都之官，津液藏焉，氣化則能出矣。三焦之氣，一有不化，則不得如決瀆而出矣，豈獨下焦膀胱氣塞而已哉？又曰：譬如滴水之器，上竅閉則下竅無以自通，必上竅開而下竅始出也。

萆薢分清飲

治陽虚白濁，小便頻數，漩白如油，名曰膏淋。腎氣虚則不能管束，而小便數；膀胱有熱，則小便澀而清濁不分。或敗精滲入胞中，及服熱藥飲食，痰積滲入，皆成淋濁。

川萆薢 石菖蒲 烏藥 益智仁等分 甘草梢減半 入鹽，食前服。一方加茯苓。

此手足少陰、足厥陰、陽明藥也。萆薢能泄陽明、厥陰濕熱，去濁而分清史國信曰：若欲興陽，先滋筋力，若欲便清，先分肝火。萆薢能泄陽明之濕，入厥陰清肝火；烏藥能疏邪逆諸氣，逐寒而溫腎；益智脾藥，兼入心腎，固腎氣而散結烏藥、益智等分，山藥糊丸，名縮泉丸，鹽湯下，治便數；石菖蒲開九竅而通心；甘草梢達莖中而止痛。使濕熱去而心腎通，則氣化行而淋濁止矣，此以疏泄而爲禁止者也。《外臺秘要》曰：腎水虛則心肺俱熱，使小便赤而澀也；腎既虛熱，膀胱不足，加之以渴飲，則小便淋澀，由藏虛不能主其府也。

琥珀散

治氣淋，血淋，膏淋，砂淋。心腎氣鬱，清濁相干，熱蓄膀胱，溺澀而痛曰淋。氣淋便澀餘瀝；血淋尿血而痛；膏淋便出如膏；砂淋精結成石；勞淋遇勞即發；冷淋寒戰後溲。大抵多屬於熱，熱甚生濕，則水液渾濁而爲淋。若冷氣滯於膀胱而作淋者，十不一二也。

滑石二錢　琥珀　木通　萹蓄　木香　當歸　鬱金炒一錢　爲末，服。

此手足少陰、太陽藥也。滑石滑可去著，利竅行水；萹蓄苦能下降，利便通淋；琥珀能降肺氣，通於膀胱；木通能瀉心火，入於小腸小腸爲心之府，主熱者也。諸熱應於心者，其水必自小腸滲入膀胱，經所謂胞移熱於膀胱，則癃溺血是也；血淋由於血亂，當歸能引血歸經；氣淋由於氣滯，木香能升降諸氣；諸淋由心肝火盛，鬱金能涼心散肝，下氣而破血也。大法鬱金、琥珀開鬱，青皮、木香行氣，蒲黄、牛膝破血，黄柏、生地滋陰。東垣用藥凡例：小腹痛用青皮疏肝，黄柏滋腎，蓋小腹、小便，乃肝腎部位。

防己飲

治腳氣足脛腫痛，憎寒壯熱。腳氣自外感得者，山嵐雨水，或履濕熱之地；自内傷得者，生冷茶酒油麵。濕熱之毒，有濕有熱，濕又能生熱。濕性下流，故注於足。濕熱分爭，濕勝則憎寒，熱勝則壯熱。有兼頭痛諸證者，狀類傷寒，亦有六經傳變，但脛腫掣痛爲異耳。此病忌用補劑及淋洗，以濕熱得補增劇也。亦不宜大瀉治之，喜通而惡塞。若腳氣衝心，喘急不止，嘔吐不休者死，水凌火故也。先痛而後腫者，氣傷血也；先腫而後痛者，血傷氣也。筋脈弛長痛腫者，名濕腳氣，宜利濕疏風；踡縮枯細，不腫而痛者，名乾腳氣，即熱也，宜潤血清燥。

防己　木通　檳榔　生地酒炒　川芎　白朮炒　蒼朮鹽炒　黃柏酒炒　甘草梢　犀角　食前服。熱加黃芩；時令熱加石膏；肥人有痰加竹瀝、薑汁或南星；大便秘加桃仁、紅花；小便赤澀加牛膝，或木瓜、薏苡。

此足太陽藥也。防己行水療風，瀉下焦之濕熱；檳榔攻堅利水，墜諸藥使下行；木通降心火由小便出；草梢泄脾火，徑達腎莖；黃柏、生地滋腎陰而涼血解熱；蒼、白二朮燥脾濕而運動中樞；腫由血鬱，川芎行血中之氣；痛由肝實，犀角涼心而清肝。合之清熱利濕，消腫止痛也。

當歸拈痛湯 東垣

治濕熱相搏，肢節煩痛，肩背沉重，或偏身疼痛，或腳氣腫痛，腳膝生瘡，膿水不絕，及濕熱發黃，脈沉實緊數動滑者。濕則腫，熱則痛。足膝瘡腫，濕熱下注也；發黃，濕熱薰蒸脾胃也。腳氣多主水濕，亦有夾風、夾寒之異。濕熱勝而爲病，或成水泡瘡，或成赤腫丹毒，或如疝氣攻上引下，均可用此湯損益爲治。凡手足前廉屬陽明，後廉屬太陽，外廉屬少陽，內廉屬厥陰，內前廉屬太陰，內後廉屬少陰。以臂貼身垂下，大指居前，小指居後定之。手足痛者，當分是何經絡，用本經藥爲引，行其血氣則愈。太陽羌活、防風；陽明升麻、白芷、葛根；少陽柴胡；厥陰吴茱萸、川芎、青皮；太陰蒼朮、白芍；少陰獨活、細辛。

茵陳酒炒　羌活　防風　升麻　葛根　蒼朮　白朮　甘草炙　黄芩酒炒

苦參酒炒　知母酒炒　當歸　豬苓　澤瀉　空心服。一方加人參。

此足太陽、陽明藥也。原文曰：羌活透關節，防風散風濕爲君；升、葛味薄，引而上行，苦以發之；白朮甘溫和平，蒼朮辛溫雄壯，健脾燥濕爲臣；濕熱相合，肢節煩痛，苦參、黄芩、知母、茵陳苦寒以泄之，酒炒以爲因用；血壅不流則爲痛，當歸辛溫以散之；人參、甘草甘溫補養正氣，使苦寒不傷脾胃；治濕不利小便，非其治也，豬苓、澤瀉甘淡鹹平，導其留飲爲佐。上下分消其濕，使壅滯得宣通也。《玉機微義》曰：此方東垣本爲治腳氣濕熱之劑，後人用治諸瘡甚驗。

禹功散 子和

治寒濕水疝，陰囊腫脹，大小便不利。囊如水晶，陰汗不絕，謂之水疝，蓋得之醉後而使內濕熱乘腎虛而流入也。大小便不通，濕鬱爲熱而脹秘也。

黑牽牛四兩　茴香一兩炒

爲末。每一錢，薑汁調下。或加木香一兩。

此足少陰、太陽藥也。牽牛辛烈，能達右腎命門，走精隧，行水泄濕，兼通大腸風秘氣秘；茴香辛熱溫散，能暖丹田，祛小腸冷氣，同入下焦以泄陰邪也。

升陽除濕防風湯 東垣

治大便閉塞，或裏急後重，數至圊而不能便，或有白膿，或血。慎勿利之，利之則必至重病，反鬱結而不通矣，以此湯升舉其陽，則陰自降矣。

昂按：通大便有用升麻者，即此意也。

蒼朮泔浸四錢　防風二錢　茯苓　白朮　芍藥一錢　如胃寒泄瀉腸鳴，加益智仁、半夏各五分，薑、棗煎。

此足太陰、陽明藥也。蒼朮辛溫燥烈，升清陽而開諸鬱，故以爲君；白朮甘溫，茯苓甘淡，佐之以健脾利濕；防風辛溫勝濕而升陽，白芍酸寒斂陰而和脾也。劉宗厚曰：飲食入胃，輸精心肺，氣必上行，然後下降。若脾胃有傷，不能上升，反下流肝腎而成泄利者，法當填補中氣，升之舉之，不可疏下。此東垣發前人所未發也。此方見於《玉機微義》，《東垣十書》不載。

潤燥之劑第十三

經曰：諸澀枯涸，乾勁皴揭，皆屬於燥。乃肺與大腸陽明燥金之氣也。金爲生水之源，寒水生化之源絕，不能溉灌周身，榮養百骸，故枯槁而無潤澤也。或因汗下亡津，或因房勞虛竭，或因服餌金石，或因濃酒厚味，皆能助狂火而損真陰也。燥在外則皮膚皴揭，在内則津少煩渴，在上則咽焦鼻乾，在下則腸枯便秘，在手足則痿弱無力，在脈則細澀而微，皆陰血爲火熱所傷也。治宜甘寒滋潤之劑，甘能生血，寒能勝熱，潤能去燥，使金旺而水生，則火平而燥退矣。《素問》曰：燥乃陽明秋金之化。經曰：金水者，生成之終始。又曰：水位之下，金氣承之。蓋物之化從於生，物之成從於殺。造化之道，生殺之氣，猶權衡之不可輕重也。生之重，殺之輕，則氣殫散而不收；殺之重，生之輕，則氣斂澀而不通。斂澀則傷其分佈之政，不惟生氣不得升，而殺氣亦不得降。經曰：逆秋氣則太陰不收，肺氣焦滿。

瓊玉膏 申先生

治乾咳嗽。有聲無痰謂之乾咳。脾中有濕則生痰，病不由於脾，故無痰；肺中有火則咳，病本於肺，火盛津枯，故乾咳。

地黄四斤　茯苓十二兩　人參六兩　白蜜二斤　先將地黄熬汁去滓，入蜜煉稠，再將參、苓爲末，和入磁罐封，水煮半日，白湯化服。臞仙加琥珀、沉香各五錢，自云奇妙。琥珀以降肺寧心，沉香以升降諸氣。

此手太陰藥也。地黃滋陰生水，水能制火；白蜜甘涼性潤，潤能去燥；金爲水母，土爲金母，故用參、苓補土生金，蓋人參益肺氣而瀉火，茯苓清肺熱而生津也。茯苓色白入肺，能滲濕熱，濕熱去則津生。

炙甘草湯 仲景

治傷寒脈結代，心動悸；及肺痿，咳唾多，心中溫溫液液者。脈動而中止，能自還者曰結，不能自還曰代，血竭虛衰不能相續也。心中動悸，真氣內虛也。按：傷寒脈結代與雜病不同，與此湯補氣血而復脈。肺氣虛則成痿，胃中津液之上供者，悉從燥熱化爲涎沫，故濁唾多。《寶鑒》用治呃逆。

甘草炙四兩　生薑　桂枝三兩　人參　阿膠蛤粉炒二兩　生地黃一斤　麥冬去心　麻仁半斤研　大棗十二枚　水酒各半煎，內阿膠烊化，服。

此手足太陰藥也。人參、麥冬、甘草、大棗益中氣而復脈，生地、阿膠助營血而寧心。麻仁潤滑以緩脾胃，薑、桂辛溫以散餘邪。加清酒以助藥力也。《聖濟經》云：津液散爲枯，五藏痿弱，營衛涸流，濕劑所以潤之。麻仁、麥冬、阿膠、地黄之甘，潤經益血，復脈通心也。喻嘉言曰：此仲景傷寒門中之聖方也。《千金翼》用治虛勞，《外臺》用治肺痿，究竟本方所治亦何止二病哉。《外臺》所取在於益肺氣之虛，潤肺金之燥。至於桂枝辛熱，似有不宜，不知桂枝能通營衛，致津液，則肺氣能轉輸涎沫以漸而下，尤爲要緊，所以云治心中溫溫液液也。《玉機微義》曰：肺痿如咳久，聲啞聲嘶，咯血，此屬陰虛火熱甚也；吐涎沫而不咳不渴，必遺尿小便數，以上虛不能制下，此肺中冷也，必眩，多涎唾，用炙甘草乾薑湯以溫之；肺痿涎唾多，心中溫溫液液者，用炙甘草湯，此補虛勞也，亦與補陰虛火熱不同，故肺痿有寒熱之異。甘草乾薑湯：炙甘草四兩，乾薑二兩。

麥門冬湯《金匱》

治火逆上氣，咽喉不利。論曰：止逆下氣，此湯主之。

麥門冬七升　半夏一升　人參三兩　甘草二兩　大棗十二枚　粳米三合

此手太陰、足陽明藥也。喻嘉言曰：此胃中津液乾枯，虚火上炎之證，用寒涼藥而火反升，徒知與火相爭，知母、貝母屢施不應，不知胃者肺之母氣也。仲景於麥冬、人參、粳米、甘草、大棗大補中氣、大生津液隊中，增入半夏之辛溫一味，用以利嗽下氣。此非半夏之功，實善用半夏之功，擅古今未有之奇矣。按：半夏亦脾胃藥，能燥能潤，以能行水故燥，以味辛故潤也。仲景治咽痛不眠，皆屢用之，今人率以爲燥而疑之，則誤矣。

活血潤燥生津湯 丹溪

治内燥津液枯少。内燥、血液枯少也。火炎水乾，故津液枯少。

當歸　白芍　熟地黄一錢　天冬　麥冬　栝蔞八分　桃仁研　紅花五分

此手太陰、足厥陰藥也。歸、芍、地黄滋陰可以生血；栝蔞、二冬潤燥兼能生津；桃仁、紅花活血又可潤燥。分用各有專能，合用更互相濟。

清燥湯 東垣

治肺金受濕熱之邪，痿躄喘促，胸滿少食，色白毛敗，頭眩體重，身痛肢倦，口渴便秘。經曰：肺也者，傳相之官也，治節出焉。火盛尅金，則肺熱葉焦，氣無所主而失其治節，故肢體或縱或縮而成痿躄也；火上逆肺，故喘促；肺主皮毛，故色白毛敗；濕熱填於膈中故胸滿，壅於陽明則食少，上升於頭則眩，注於身則體重，流於關節則身痛；肺受火傷，天氣不能下降，膀胱絕其化源，故口渴便赤。

黃芪錢半　蒼朮炒一錢　白朮炒　陳皮　澤瀉五分　人參　茯苓　升麻三分

當歸酒洗　生地黃　麥冬　甘草炙　神麯炒　黃柏酒炒　豬苓二分　柴胡　黃連炒一分　五味子九粒　每服五錢。

此手足太陰、陽明藥也。肺屬辛金而主氣，大腸屬庚金而主津。燥金受濕熱之邪，則寒水膀胱生化之源絕，源絕則腎水虧金不能生水，而痿躄諸證作矣。金者水之母也，氣者水之源也。黃芪益元氣而實皮毛，故以爲君；二朮、參、苓、甘、橘、神麯健脾燥濕，理氣化滯，所以運動其土，土者金之母也；麥冬、五味保肺以生津，當歸、生地滋陰而養血，黃柏、黃連燥濕而清熱黃柏合蒼朮，名二妙散，治痿；正藥。加牛膝名三妙散升麻、柴胡所以升清，豬苓、澤瀉所以降濁，使濕熱從小便出，則燥金肅清肺爲高，清之藏水出高原而諸證平矣。喻嘉言曰：燥與濕，相反者也，方名清燥，而以去濕爲首務，非東垣具過人之識，不及此矣。朱丹溪曰：今世風病，大率與諸痿證混同論治。古聖論風痿，條目不同，治法亦異。夫風病外感，善行數變，其病多實，發表行滯，有何不可？諸痿起於肺熱，傳入五藏，散爲諸證，其昏惑瘈瘲瞀悶，暴病鬱冒，蒙昧暴瘖，皆屬於火；其四肢不舉，足痿舌強，痰涎有聲，皆屬於土，悉是濕熱之病，當作諸痿論治，大抵衹宜補養。若以外感風邪治之，寧免實實虛虛之禍乎？或曰：《內經》治痿，獨取陽明何也？曰：只諸痿生於肺熱一語，已見大意。金體燥而居上，主氣畏火者也；土性濕而居中，主四肢，畏木者也。嗜慾不節則水失所養，火寡於畏而侮所勝，肺得火邪而熱矣。肺受熱邪則金失所養，木寡於畏而侮所不勝，脾得木邪而傷矣。肺熱則不能管攝一身，脾虛則四肢不爲人用，而諸痿之病作矣。瀉南方則肺金清而東方不實，何脾傷之有？補北方則心火降而肺金不虛，何肺熱之有？故陽明實則宗筋潤，能束骨而利機關矣。治痿大法，無過與此。

滋燥養榮湯

治火爍肺金，血虛外燥，皮膚皴揭，筋急爪枯，或大便風秘。肺主皮毛，肝主筋爪。肝血不足，風熱勝而金燥，故外見皮毛枯槁、肌膚燥癢，內有筋急便秘之證。

當歸酒洗二錢　生地黃　熟地黃　芍藥炒　黃芩酒炒　秦艽一錢　防風　甘草五分

此手太陰、足厥陰藥也。前證爲血虛而水涸，當歸潤燥養血爲君；二地滋腎水而補肝，芍藥瀉肝火而益血爲臣；黃芩清肺熱，能養陰退陽，艽、防散肝風，爲風藥潤劑（風能生燥，艽、防味辛能潤），又秦艽能養血榮筋，防風乃血藥之使（吐血治崩，皆用，爲使），甘草甘平瀉火，入潤劑則補陰血，爲佐使也。

搜風順氣丸

治中風風秘氣秘，便溺阻隔，偏身虛癢，脈來浮數；亦治腸風下血，中風癱瘓。（風秘者，風生燥也；氣秘者，氣滯也，故大便不通。燥則血澀，津液不行，故偏身虛癢。脈浮爲風，脈數爲熱，風熱流入大腸，無所施泄則下血。）

大黃九蒸九曬五兩　大麻仁　郁李仁去皮　山藥酒蒸　山茱肉　車前子　牛膝酒蒸二兩　菟絲子酒洗　獨活　防風　檳榔　枳殼麩炒一兩　蜜丸。

此手足陽明藥也。大黃苦寒峻猛，能下燥結而祛瘀熱，加以蒸曬，則性稍和緩，故以爲君；麻仁滑利，李仁甘潤，並能入大腸而潤燥通幽；車前利水，牛膝下行，又能益肝腎而不走元氣牛膝引藥下行，車前子利小便而不走氣；燥本於風，獨活、防風之辛以潤腎而搜風；滯由於氣，枳殼、檳榔之苦以破滯而順氣；數藥未免攻散，故又用山藥益氣固脾，山茱溫肝補腎，菟絲益陽強陰，以補助之也。

本方云：久服百病皆除。喻嘉言曰：藥有偏峻，可暫用以搜風潤燥順氣，不可久服。

潤腸丸東垣

治腸胃有伏火，大便秘澀，全不思食，風結血結。風結即風秘，由風搏肺藏，傳於大腸，或素有風病者，亦多秘。氣秘由氣不升降。血秘由亡血血虛，津液不足。熱秘由大腸熱結。冷秘由冷氣橫於腸胃，凝陰固結，津液不通，非燥糞也。仲景曰：脈浮而數，能食不大便者，此爲實，名曰陽結；脈沉而遲，不能食，身體重，大便反鞕，名曰陰結。李東垣曰：實秘、熱秘，即陽結也，宜散之；虛秘、冷秘，即陰結也，宜溫之。

大黄　歸尾　羌活五錢　桃仁研　大麻仁去殼一兩　蜜丸。一方有防風。風濕加秦艽、皂角子燒存性用。

此手足陽明藥也。歸尾、桃仁潤燥活血，羌活搜風散邪，大黄破結通幽，麻仁滑腸利竅，血和風疏，腸胃得潤，則自然通利矣。朱丹溪曰：古方通大便皆用降氣品劑，蓋肺氣不降，則難傳送，用枳殼、沉香、訶子、杏仁等是也。又老人、虛人、風人，津液少而秘者宜滑之，用胡麻、麻仁、阿膠等是也。如妄以峻藥逐之，則津液走，氣血耗，雖暫通而即秘矣，必變生他證。

本方加防風、皂角仁，蜜丸，名活血潤燥丸，治同。皂角得濕則滑，濕滑則燥結自除。本方去羌活，加升麻、紅花、生熟二地，名潤燥湯俱東垣方，治同。加升麻者，能升始能降也。又方：大黄煨熟，當歸酒浸，枳實炒，等分，蜜丸，亦名潤腸丸，治痔病肛門燥澀。

通幽湯 東垣

治幽門不通，上衝吸門，噎塞不開，氣不得下，大便艱難，名曰下脘不通，治在幽門。下脘即幽門，胃之下口也。人身上下有七門，皆下衝上也。幽門上衝吸門，吸門即會厭，氣喉上掩飲食者也。衝其吸入之氣，不得下歸肝腎，爲陰火相拒，故膈噎不通；濁陰不得下降，而大便乾燥不行；胃之濕與陰火俱在其中，則腹脹作矣。治在幽門，使幽門通利，泄其陰火，潤其燥血，生其新血，則幽門通，吸門亦不受邪，膈噎得開，脹滿俱去矣，是濁陰得下歸地也。

當歸身　升麻　桃仁研　紅花　甘草炙一錢　生地黄　熟地黄五分　或加檳榔末五分。本方加大黄、麻仁，名當歸潤腸湯，治同。

此手足陽明藥也。當歸、二地滋陰以養血；桃仁、紅花潤燥而行血；檳榔下墜而破氣滯；加升麻者，天地之道，能升而後能降，清陽不升則濁陰不降，經所謂地氣上爲雲，天氣下爲雨也。李東垣曰：腎開竅於二陰。經曰：大便難者，取足少陰。夫腎主五液，津液足則大便如常。若饑飽勞役，損傷胃氣，及食辛熱味厚之物而助火邪，火伏血中，耗損真陰，津液虧少，故大便燥結。少陰不得大便，以辛潤之，太陰不得大便，以苦泄之。陽結者散之，陰結者溫之。傷食者以苦泄之，血燥者以桃仁、酒製大黄通之，風燥者以麻仁加大黄利之，氣澀者郁李仁、枳實、皂角仁潤之。不可概用牽牛、巴豆之類下之，損其津液，燥結愈甚，遂成不救。

韭汁牛乳飲 丹溪

治胃脘有死血，乾燥枯槁，食下作痛，翻胃便秘。胃脘有死血者，嗜酒食辛，躁暴多怒，積久而成瘀熱也。枯槁者，血聚則肝氣燥，燥熱故槁也。瘀血阻礙，故食下作痛，翻胃而吐出也。瘀血不去，新血不生，故腸枯而便秘。膈噎翻胃，多因氣血兩虛，胃槁胃冷而成。飲可下而食不可下，槁在吸門，即喉間之會厭也。食下胃脘痛，須臾吐出，槁在賁門，胃之上口也，此上焦，名噎。食下良久吐出，槁在幽門，胃之下口也，此中焦，名膈；朝食暮吐，槁在闌門，小腸下口也，此下焦，名反胃。又有寒痰、瘀血、食積壅塞胃口者，或補或消或潤，宜隨病論治。

韭菜汁　牛乳　等分，時時呷之。有痰阻者，加薑汁。本方去牛乳，加陳酒，治血膈。韭汁專消瘀血。

此足陽明藥也。韭汁辛溫，益胃消瘀；牛乳甘溫，潤燥養血。瘀去則胃無阻，血潤則大腸通而食得下矣。朱丹溪曰：反胃膈噎，大便燥結，宜牛羊乳時時嚥之，兼服四物湯爲上策。不可服人乳，人乳有五味之毒，七情之火也。昂按：膈噎不通，服香燥藥取快一時，破氣而燥血，是速其死也。不如少服藥，飲牛乳，加韭汁或薑汁，或陳酒爲佳。丹溪禁用香燥藥，所言補血益陰潤燥，和胃調中，卻無其方，可以意會。治膈噎諸藥，韭汁散瘀，竹瀝、薑汁消痰，童便降火，人乳、牛乳潤燥補血，蘆根汁止嘔，茅根汁涼血，甘蔗汁和胃，荸薺消食，驢尿殺蟲，或加燒酒、米醋、白蜜和諸汁頓服，亦佳。

黄芪湯《本事》

治心中煩躁，不生津液，不思飲食。

黄芪　熟地黄　芍藥　五味子　麥冬三兩　天冬　人參　甘草三錢　茯苓一兩　每服三錢，加烏梅、薑、棗煎。

此手足太陰藥也。黄芪、人參補氣，熟地、芍藥補血，烏梅、五味斂耗生津，天冬、麥冬瀉火補水，茯苓淡以利濕，甘草甘以和中。濕去氣運，則脾和而思食，津生而燥退矣。

消渴方丹溪

治渴證胃熱，善消水穀。渴而多飲爲上消，肺熱也；多食善饑爲中消，胃熱也；渴而小便數，有膏爲下消，腎熱也。皆火盛而水衰也。經曰：二陽結謂之消。二陽者，陽明也。手陽明大腸主津，病消則目黄口乾，是津不足也；足陽明胃主血，熱則消穀善饑，是血中伏火，血不足也。未傳能食者，必發腦疽癰瘡；不能食者，必傳中滿鼓脹，皆不治之證。

氣分渴者，喜飲涼水，宜寒涼滲劑以清其熱；血分渴者，喜飲熱水，宜甘溫酸劑以滋其陰。上輕中重下危，如上中平則不傳下。腎消小便甜者爲重，水生於甘而死於鹹，小便本鹹而反甘，是生氣泄，脾氣下陷入腎中，爲土尅水也。

黄連　天花粉　生地汁　藕汁　牛乳

將黄連、花粉爲末，調服。或加薑汁、蜂蜜爲膏，噙化。

此手足太陰、陽明藥也。經曰：心移熱於肺，傳爲鬲消。火盛灼金，不能生水，故令燥渴。黄連苦寒以瀉心火，生地大寒以生腎水，花粉、藕汁降火生津，牛乳補血潤以去燥。火退燥除，津生血旺，則渴自止矣。黄連、花粉止渴生津，渴證要藥，單用亦可治之。

地黄飲子《易簡》

治消渴煩躁，咽乾面赤。咽乾，腎火上炎也；面赤，陽明鬱熱也。煩屬於心，躁屬於腎。

人參　黃芪蜜炙　甘草炙　生地黃　熟地黃　天冬　麥冬　枇杷葉蜜炙

石斛　澤瀉　枳殼麩炒　等分。每服三錢。

此手足太陰、陽明藥也。喻嘉言曰：此方生精補血，潤燥止渴，佐以澤瀉、枳殼疏導二府澤瀉瀉膀胱之火，枳殼寬大腸之氣，使小府清利，則心火下降心與小腸相表裏，大府流暢，則肺經潤澤肺與大腸相表裏，宿熱既除，其渴自止矣。嘉言又曰：人參白虎湯專治渴證氣分燥熱，此湯專治血分燥熱，竹葉黃芪湯兼治氣血燥熱，宜辨證而用之。附竹葉黃芪湯：淡竹葉、生地黃各二錢，當歸、川芎、芍藥、麥冬、黃芩炒、人參、黃芪、甘草、半夏、石膏煅各一錢。治消渴血氣兩虛，胃火盛而作渴。

白茯苓丸

治腎消，兩腿漸細，腰腳無力。此因中消之後，胃熱入腎，消爍腎脂，令腎枯燥，故致此疾。按：腎消即下消，乃上消、中消之傳變，飲一溲二，溲如膏油。王註曰：肺主氣，肺無病則氣能管束津液，其精微者榮養筋骨血脈，餘者爲溲；肺病則津液無氣管攝，而精微者亦隨溲下如膏油也。

茯苓　黃連　花粉　萆薢　熟地黃　覆盆子　人參　玄參一兩　石斛

蛇床子七錢五分　雞肶胵三十具，音皮鴟，即雞肫皮，微炒　蜜丸。磁石湯送下。

此足少陰藥也。茯苓降心火而交腎，黄連清脾而瀉心，石斛平胃熱而澀腎，能壯筋骨，療風痹腳弱　熟地、玄參生腎水，覆盆、蛇床固腎精，人參補氣，花粉生津，萆薢清熱利濕。肶胵、雞之脾也，能消水穀，通小腸、膀胱而止便數，善治膈消。磁石色黑入腎，補腎益精，故假之爲使也。喻嘉言曰：友人病消渴，後渴少止，反加躁急，足膝痿弱，予主是丸加犀角。有醫曰：腎病而以黄連、犀角治心，毋乃倒乎？予曰：腎者胃之關也，胃熱下傳於腎，則關門大開，心之陽火得以直降於腎，心火灼腎，躁不能濡，予用犀角、黄連對治其下降之陽光，寧爲倒乎？服之果效。再服六味地黄丸加犀角，而肌澤病起矣。

桑白皮等汁十味煎許仁則

治氣嗽經久，將成肺痿，乍寒乍熱，唾涕稠黏，喘息氣上，唇口焦乾，亦有唾血者，漸覺瘦悴，小便赤少，色敗毛聳，此亦成蒸；及久嗽成肺癰，唾悉成膿，出無多少。

桑白皮一升　地骨皮三升，二味合煎，取汁三升　生地汁五升　生麥冬汁二升　生葛根汁　竹瀝三升　生薑汁　白蜜　棗膏一升　牛酥三合　以麥冬、生地、葛根、竹瀝、薑汁和煎，減半，再内桑皮、地骨汁和煎，三分減一，再入酥、蜜、棗膏，攪勿停手，煎如飴糖。夜臥時取一胡桃大含之，稍加至雞子大，或晝日丸服亦得。

此手太陰藥也。桑皮瀉肺行水，麥冬補肺生津，地骨退熱除蒸，竹瀝清痰養血能除陰虛之有大熱者，生薑祛寒而溫胃，棗膏補土以生金，地汁、葛汁甘寒以除大熱，白蜜、牛酥甘潤以止久嗽也。

治久嗽方《千金》

白蜜一斤　生薑二斤取汁

先秤銅銚知斤兩訖，納蜜、薑汁，微火熬，令薑汁盡，惟有蜜斤兩在則止。每含如棗大一丸，日三服。

此手太陰藥也。白蜜滑能潤肺，生薑辛能散寒。宋洪邁有痰疾，晚對，上諭以胡桃三枚、薑三片，臥時嚼服，即飲湯，復嚼薑、桃如前數，靜臥必愈。邁如旨服，久而痰消嗽止，亦同此意。朱丹溪曰：陰分嗽者，多屬陰虛，治用知母止嗽，勿用生薑，以其辛散故也。

豬膏酒

治過勞，四肢筋液耗竭，數數轉筋，爪甲皆痛，不能久立，名曰筋極。肝主筋，筋極，六極之一也。經曰：陽氣者，精則養神，柔則養筋。筋骨過勞，耗其津液，不能榮養，故勁急而筋數轉也。爪甲者，筋之餘，筋屬木，猶木枯則枝葉皆萎也。不能久立，筋衰不能束骨也。

豬脂　薑汁各二升，熬取三升，再入酒　酒五合

分三服。

此足厥陰藥也。津竭筋枯，非草木之藥卒能責效。豬膏潤能養筋，薑汁

辛能潤燥，酒和血而性善行，取易達於四肢也。

本方除薑汁，加亂髮煎，髮消藥成，名豬膏髮煎仲景，治諸黃，令病從小便出。本方除薑汁，加金銀花，煮酒飲，治瘡疥最良。

麻仁蘇子粥《本事方》

治產後大便不通許叔微曰：婦人產後有三種疾，鬱冒，則多汗，多汗則大便秘，故難於用藥，及老人風秘。

大麻仁　紫蘇子　等分。洗淨，合研，再用水研取汁，煮粥啜。

此手陽明藥也。麻仁陽明正藥，滑腸潤燥，利便除風；蘇子兼走太陰，潤肺通腸，和血下氣。行而不峻，緩而能通，故老人、產婦氣血不足者所宜用也。許叔微曰：一婦年八十四，忽腹痛頭痛，惡心不食。醫皆議補脾治風，清利頭目。服藥雖愈，全不進食，其家憂惶。予辨前藥皆誤，此是老人風秘，藏府壅滯，聚於胸中，則腹脹惡心，不思飲食，上至於巔，則頭痛不清也。令作此粥，兩啜而氣泄，下結糞如椒者十餘枚，漸得通利，不藥而愈矣。

瀉火之劑第十四

火者，氣之不得其平者也。五藏六府，各得其平，則榮衛冲和，經脈調暢，何火之有？一失其常度，則衝射搏擊而爲火矣。故丹溪曰：氣有餘便是火也。有本經自病者，如忿怒生肝火，勞倦生脾火之類是也；有五行相尅者，如心火太盛，必尅肺金，肝火太盛，必尅脾土之類是也；有藏府相移者，如肝移熱於膽則口苦，心移熱於小腸則淋閟之類是也。又有他經相移者，有數經合病者。相火起於肝腎，虛火由於勞損，實火生於亢害，燥火本乎血虛，濕火因於濕熱，鬱火出於遏抑。又有無名之火，無經絡可尋，無脈證可辨，致有暴病暴死者。諸病之中，火病爲多，不可以不加察也。有以瀉爲瀉者，大黄、芒硝、芩、連、梔、柏之類是也；有以散爲瀉者，羌、防、柴、葛升陽散火之類是也；有以滋爲瀉者，地黄、天冬、玄參、知母之類，壯水之主以制陽光是也；有以補爲瀉者，參、芪、甘草瀉火之聖藥是也。

黄連解毒湯

相傳此方爲太倉公火劑，而崔氏治劉護軍，又云其自製者

治一切火熱，表裏俱盛，狂躁煩心，口燥咽乾，大熱乾嘔，錯語不眠，吐血衄血，熱甚發斑。毒即火邪也。邪入於陽則狂，心爲熱所擾則煩，躁則煩之甚也；口燥咽乾，火盛津枯也；乾嘔，熱毒上逆也；錯語，熱昏其神也；不眠，陰未得復也；傷寒吐衄血者，當汗不汗，蘊熱逼血上行也；發斑，熱毒入胃也。崔尚書曰：胃有燥糞，令人錯語。邪熱盛亦令人錯語。若秘而錯語者，宜承氣湯；通而錯語者，宜黄連解毒湯。

黄連　黄芩　黄柏　梔子　等分。

此手足陽明、手少陽藥也。三焦積熱，邪火妄行，故用黄芩瀉肺火於上焦，黄連瀉脾火於中焦王海藏曰：黄連瀉心，實瀉脾也。子能令母實，實則瀉其子，黄柏瀉腎火於下焦，梔子通瀉三焦之火從膀胱出。蓋陽盛則陰衰，火盛則水衰，故用大苦大寒之藥，抑陽而扶陰，瀉其亢甚之火，而救其欲絶之水也。然非實熱不可輕投。劉河間曰：傷寒表熱極甚，身痛頭疼不可忍，或眩或嘔，裏有微熱，不可發汗吐下，擬以小柴胡、天水、涼膈之類和解，恐不能退其熱勢之甚；或大下後再三下後，熱勢尚甚，本氣損虚，而脈不能實，擬更下之，恐脱而立死，不下亦熱極而死；或濕熱内餘，小便赤澀，大便溏泄，頻並少而急痛者，必欲作利也，並宜黄連解毒湯。

本方去梔子，名柏皮湯，治三焦實熱。用粥丸，名三補丸，治三焦有火，嗌燥喉乾，二便閉結，及濕痰夜熱。經曰：壯火食氣，少火生氣。故少火宜升，壯火宜降。今以黄芩瀉上，黄連瀉中，黄柏瀉下，則壯火降而少火升，氣得生而血得養，三焦皆受益矣。本方去芩、連，加甘草，名梔子柏皮湯仲景，治傷寒發黄身熱。發黄，胃有瘀熱，宜下之。發熱，爲熱未作實。蓋寒濕之證，難於得熱，熱則勢外出而不内入矣，故不必發汗，利小便，用梔子清肌表，黄柏瀉膀胱以和解之。按：傷寒發黄，有在太陽膀胱者，與陽明瘀熱在胃者不同，故仲景亦有不可下，當於寒濕中求之之說。若瘀熱在裏，亦有用麻黃連翹赤小豆湯發汗利水之劑者，方見《傷寒論》。本方去黃柏、梔子，加酒浸大黃，名三黃瀉心湯《金匱》，治心下痞熱，心氣不足，吐血衄血。大黃用酒蒸曬九次，蜜丸，名三黃丸，治三焦積熱，頭項腫痛，目赤口瘡，心膈煩躁，大便秘結，小便赤澀，及消渴羸瘦。消渴羸瘦，由於火炎水乾。或問：心氣不足而吐衄，何以不補心而反瀉心？丹溪曰：少陰不足，亢陽無輔，致陰血妄行，故用大黃瀉其亢害之火。又心本不足，肺肝各受火邪而病作，故用黃芩救肺，黃連救肝。肺者陰之主，肝者心之母，血之舍也，肺肝火退，則血歸經而自安矣。寇宗奭曰：以苦泄其熱，就以苦補其心，蓋一舉而兩得之。吳鶴皋曰：治病必求其本。陽毒上攻出血，則熱爲本，血爲標，能去其熱，則血不治而自歸經矣。李士材曰：古人用大黃治虛勞吐血，意甚深微。蓋濁陰不降則清陽不化，瘀血不去則新血不生也。昂按：此乃傷寒外感移熱而吐衄，故用三黃寒瀉之劑。若虛寒內傷吐衄而誤服此，則殺人矣。楊仁齋曰：血遇熱則宣流，故止血多用涼藥。然亦有氣虛挾寒，營氣虛散，血亦錯行，所謂陽虛陰必走是已。法當溫中，使血自歸經，宜理中湯加木香，七氣湯加川芎，或甘草乾薑湯，甚效。本方加石膏、淡豉、麻黃，名三黃石膏湯別見表裏門。本方水丸，名三黃金花丸，治中外諸熱，寢汗咬牙，夢語驚悸，吐衄淋秘，勞嗽骨蒸。本方加大黃，名梔子金花丸。去梔子，加大黃，名大金花丸，治略同。

附子瀉心湯 仲景

治傷寒心下痞，而復惡寒汗出者。傷寒心下滿鞭而痛者，爲結胸，爲實；鞭滿而不痛者，爲痞，爲虛。經曰：心下痞，按之濡，關脈浮者，大黃黃連瀉心湯；心下痞而復惡寒汗出者，附子瀉心湯。大抵諸痞皆熱，故攻之多寒劑，此加附子，恐三黃重損其陽，非補虛也。或下後復汗，或下後陽虛，故惡寒汗出。諸瀉心湯皆治傷寒痞滿，滿在心胸，不在胃也。若雜病痞滿，有寒熱虛實之不同。《保命集》云：脾不能行氣於四藏，結而不散則爲痞。傷寒之痞，從外之内，故宜苦泄；雜病之痞，從内之外，故宜辛散。

大黃二兩　黃連　黃芩一兩　附子一枚炮，去皮，破，別煮取汁

此足太陽、手少陰藥也。吳鶴皋曰：心下痞，故用三黃以瀉痞；惡寒汗出，故用附子以固陽。非三黃不能去痞熱，無附子恐三黃益損其陽，寒熱並用，斯爲有制之兵矣。喻嘉言曰：此邪熱既盛，真陽復虛之證，故於三黃湯内加附子汁，共成傾痞之功。《金匱》有大黃附子湯，亦同此意。大黃、細辛各二兩，附子一枚，炮，治脅下偏痛，發熱，脈弦緊。此寒也，以溫藥下之。陽中有陰，當以溫藥下其寒，後人罕識其指。有用寒藥而治熱痞，大黃、黃連之類也；有陰陽不和而痞，用寒熱藥者，大黃、黃連加附子之類也；有陰盛陽虛而痞，用辛熱多而寒藥少者，半夏、生薑、甘草瀉心之類也。經又曰：傷寒大下後，復發汗，心下痞，惡寒者，表未解也，當先解表，乃可攻痞。解表桂枝湯，攻裏大黃黃連瀉心湯。經又曰：本以下之，故心下痞。與瀉心湯，痞不解，口渴而煩躁，小便不利者，五苓散主之，此有停飲故也。李東垣曰：酒積雜病，下之太過，亦作痞傷。蓋下多亡陰，陰者脾胃水穀之陰也，胸中之氣，因虛下陷於心之分野，故致心下痞，宜升胃

氣，以血藥兼之。若全用氣藥導之，則痞益甚，甚而復下之，氣愈下降，必變爲中滿膨脹，非其治也。按：脾無積血，心下不痞，故須兼血藥。

本方去附子，名三黃瀉心湯見前。再去黃芩，名大黃黃連瀉心湯仲景，治傷寒心下痞，按之濡音軟，關上脈浮。沉爲實熱，浮爲虛熱。經曰：按之自濡，但氣痞耳。周揚俊曰：以非痰飲結聚，故無取半夏、生薑也。《活人》云：結胸與痞，關脈須皆沉。若關脈浮而結者，三黃以瀉肝。李時珍曰：仲景治心氣不足，吐衄血者，用瀉心湯，實瀉心包、肝、脾、胃四經血中之伏火也。又治心下痞滿，按之軟者，用瀉心湯，亦瀉脾胃之濕熱，非瀉心也。病發於陰而反下之，則痞滿，乃寒傷營血，邪結上焦。胃之上脘在心，故曰瀉心。經曰：太陰所至爲痞滿。又曰：濁氣在上則生䐜脹是已。病發於陽而反下之，則結胸，乃邪熱陷入血分，亦在上脘，故大陷胸湯丸皆用大黃，亦瀉脾胃血分之邪而散其熱也；若結胸在氣分，則用小陷胸湯；痞滿在氣分，只用半夏瀉心湯。按：發陽發陰，諸解不同，終成疑案。李氏則以寒傷爲陰病，熱陷爲陽病，然仲景所用皆寒藥，未嘗有所分也。周揚俊則謂總屬下早致然，似爲近理。

半夏瀉心湯仲景

治傷寒下之早，胸滿而不痛者爲痞，身寒而嘔，飲食不下，非柴胡證。

經曰：傷寒五六日，嘔血發熱，柴胡證具，而以他藥下之，柴胡證仍在者，復與柴胡湯。此雖已下之不爲逆，必蒸蒸而振，卻發熱汗出而解。若心下滿而鞕痛者，此爲結胸也，大陷胸湯主之；若滿而不痛者，此爲痞，柴胡不中與也，宜半夏瀉心湯。凡用瀉心者，皆屬誤下之證，非傳經熱邪也。

半夏半升　黃連一兩　黃芩　甘草炙　人參　乾薑三兩　大棗十二枚

此手少陰、足太陰藥也。成氏曰：否而不泰爲痞。苦先入心，瀉心者必以苦，故以黃連爲君，黃芩爲臣，以降陽而升陰也；辛走氣，散痞者必以辛，故以半夏、乾薑爲佐，以分陰而行陽也；欲通上下交陰陽者，必和其中，故以人參、甘草、大棗爲使，以補脾而和中已下之後，脾氣必虛，則痞熱消而大汗以解矣。舊註曰：此方藥味，蓋本理中、人參、黃芩湯方。王海藏曰：外證全是下證，而脈反細不可下者，瀉心湯主之。脈有力者，黃連瀉心湯；脈無力者，半夏瀉心湯。喻嘉言曰：諸瀉心湯，原以滌飲。此證因嘔，故推半夏爲君。程郊倩曰：痞雖虛邪，然表氣入裏，拂鬱於心陽之分，寒亦成熱矣。寒已成熱，則不能外出，而熱非實，穢又不能下行，唯用苦寒從其部而瀉之，仍慮下焦之陰邪上入，兼辛熱以溫之，陰陽兩解，不攻痞而痞自散，所以寒熱互用。若陰痞不關陽鬱，即鬱而未成熱，衹是上下陰陽部分拒格而成，瀉心之法概不可用也。又曰：人皆曰汗多亡陽，不知下多亦亡陽，以亡陰中之陽，故曰亡陰耳。下焦之陽驟虛，氣必上逆，則上焦之陽反因下而成實，以火氣不下行故也。治多瀉上補下，心君得苦寒而安，則反能從陽引之入陰，故芩、連、梔子瀉亦成補。若汗下相因，有虛無實，溫補猶恐不足，前法一無所用矣。

本方除人參，再加甘草一兩，合前四兩，名甘草瀉心湯仲景，治傷寒中風，醫反下之，下利穀不化，腹中雷鳴，心下痞鞕而滿，乾嘔心煩，醫復下之，其痞益甚，此非結熱，但以胃虛客氣上逆，故使鞕也。爲下後裏虛胃弱，內損陰氣，故加甘草以和中益胃，復真陰，退虛熱。大要痞滿下利者爲虛，便閉者爲實。按：甘草甘令人滿，故中滿證忌之。而《別錄》、甄權並云甘草能除滿，以脾健運則滿除也。觀仲景用以消痞，豈非取其散滿哉？又按：此乃傷寒之下利腸鳴也。雜證腸鳴，亦多屬脾胃虛。經云：脾胃虛則腸鳴腹滿。又云：中氣不足，腸爲之苦鳴。宜參、朮補劑，加甘草、芩、連、枳實、乾薑等。丹溪又曰：腹中水鳴，乃火激動其水也，宜二陳湯加芩、連、梔子。李梴曰：自利舊分陰證陽證，又分協熱協寒，而治法相同。陽證下利，亦必裏虛而表熱乘之，雖太陽初證下利亦然，與表邪傳裏協熱下利無異。至於陰即協寒，其證尤顯，所以云陽證下利，誤溫則發黃出斑而死，此等支離處，尤當詳辨。

本方加生薑四兩，名生薑瀉心湯仲景，治汗解後胃中不和，心中痞鞕，乾噫噯同食臭，完穀不化，脅下有水氣，腹中雷鳴下利。客氣上逆，伏飲搏膈，故痞鞕；中氣不和，故乾噯；胃虛火盛，邪熱不殺穀，故完穀不化；脅下有水氣，土弱不能制水，故腹中雷鳴下利，謂之協熱利，爲汗後胃虛，外損陽氣，故加生薑以散邪滌飲，益胃復陽。劉河間曰：瀉而水穀變色者爲熱，不變色而澄徹清冷者爲寒。若肛門燥澀，小便黃赤，水穀雖不變，猶爲熱也。此由火性急速，食下即出，無客尅化，所謂邪熱不殺穀也。本方除黃芩、大棗，加枳實、厚朴、麥芽、白朮、茯苓，蒸餅糊丸，名枳實消痞丸東垣。別見消導門。

白虎湯仲景

治傷寒脈浮滑，表有熱，裏有寒浮爲在表，滑爲在裏。裏寒指傷寒，即病熱之本因也；及三陽合病，脈浮大，腹滿身重，難以轉側，口不仁而面垢，譫語遺尿，發汗則譫語，下之則頭上生汗，手足逆冷，自汗出者。腹滿身重，口不仁，譫語，陽明證也；面垢，少陽證也；遺尿，太陽證也。三證之中，陽明爲多，屬表裏有邪。發表則燥熱益甚，故譫語；攻裏則陰氣下竭，而虛陽上脫，必額汗出而手足逆冷。若自汗出者，三陽熱甚也，與此湯以解内外之熱。通治陽明病脈洪大而長，不惡寒，反惡熱，頭痛自汗，口渴舌胎，目痛鼻乾，不得臥，心煩躁亂，日晡潮熱，或陽毒發斑，胃熱諸病。邪熱盛，故脈洪大；熱在表而淺，邪惡正，故惡寒；熱入裏而深，邪甚無畏，故不惡寒，反惡熱；中風有汗，傷寒無汗，傳入陽明則有汗，謂之熱越，故陽明病法多汗；裏熱故作渴；陽明主肌肉，故肌熱；脈交額中，故目痛；脈俠鼻，金燥故鼻乾；胃不和，故臥不安。人之陽氣，晝日行陽二十五度，平旦屬少陽，日中屬太陽，日晡屬陽明。傷寒證中，日晡潮熱爲胃實，無虛證。胃熱失下則發斑。

石膏一斤　知母六兩　甘草二兩　粳米六合　先煮石膏數十沸味淡難出，再投藥、米，米熟湯成，溫服。

此足陽明、手太陰藥也。熱淫於內，以苦發之，故以知母苦寒爲君；熱則傷氣，必以甘寒爲助，故以石膏爲臣石膏、滑石味皆甘寒，凡藥帶甘者，皆瀉中有補；津液內爍，故以甘草、粳米甘平益氣緩之爲使，不致傷胃也。又煩出於肺，躁出於腎，石膏清肺而瀉胃火，知母清肺而瀉腎火，甘草和中而瀉心脾之火，或瀉其子肺，或瀉其母心，不專治陽明氣分熱也。石膏、甘草不但清裏，兼能發表，然必實熱方可用。或有血虛身熱，脾虛發熱，及陰盛格陽，面赤煩躁，類白虎湯證，誤投之，不可救也。按：白虎證脈洪大有力，類白虎證脈大而虛，以此爲辨。又按：陰盛格陽，陽盛格陰，二證至爲難辨。蓋陰盛極而格陽於外，外熱而內寒；陽盛極而格陰於外，外冷而內熱。經所謂重陰必陽，重陽必陰，重寒則熱，重熱則寒是也。當於小便分之，便清者，外雖燥熱而中必寒；便赤者，外雖厥冷而內實熱。再看口中燥潤及舌胎淺深，蓋舌爲心苗，應南方火，邪在表則未生胎，邪入裏，津液搏結則生胎。而滑胎白者，丹田有熱，胸中有寒，邪在半表半裏也。熱入漸深則燥而澀，熱聚於胃則黃，宜承氣及白虎。若熱病口乾舌黑，乃腎水刑於心火，熱益深而病篤矣。然亦有胎黑屬寒者，舌無芒刺，口有津液也，又當用溫補之劑，尤宜細辨。李東垣曰：邪在陽明，肺受火尅，故用辛寒以清肺，所以有白虎之名。白虎，西方金神也。吳鶴皋曰：如秋金之令行，則夏火之炎退。成氏曰：立秋後不可服，爲大寒之劑。易老曰：有是病則投是藥，苟拘於時，何以措手？若以白虎爲大寒，承氣又何以行於冬令乎？太陽發熱無汗而渴，忌白虎，表未解也；陽明汗多而渴，忌五苓、豬苓，津液大耗也。

本方加人參三兩，名人參白虎湯仲景，治傷寒渴欲飲水，無表證者。白虎解熱，人參生津。凡身發熱爲熱在表，渴欲飲水爲熱在裏。身熱飲水，表裏俱有熱；身涼不渴，表裏俱無熱。欲飲水者，不可不與，不可過與。恣飲則有水結胸、心下悸、喘咳、噦噎、腫脹、癃秘、下利諸變證。亦治傷寒無大熱，口燥渴，心煩，背微惡寒者。背爲陽，背惡寒，口中和者，少陰病也，宜附子湯。今熱未退而微惡寒，爲表未全罷，尚屬太陽，然燥渴心煩爲裏熱已熾，與白虎湯，解表邪，清裏熱，加人參補氣生津。太陽病在表，故病寒；少陽在半表半裏，亦微惡寒；陽明在裏，故不惡寒，反惡熱，間有惡寒者，與太陽合病也。許叔微曰：仲景云：傷寒吐下後，七八日不解，表裏俱熱，大渴煩躁者，白虎加人參湯主之。又云：脈浮滑，此表有熱，裏有寒，白虎加人參湯主之。又云：傷寒脈浮，發熱無汗，其表不解，不可與白虎。林億校正謂於此表裏差矣，予謂不然。大抵白虎能除傷寒中渴，表裏發熱，前後二證，或云表裏俱熱，或云表熱裏寒，皆可服之。一種發熱無汗，其表不解，全是麻黃與葛根證，安可行白虎也？亦治太陽中暍音謁。暑也，身熱汗出，惡寒足冷，脈微而渴。身熱惡寒爲在表；足冷脈微，又不可表。亦治火傷肺胃，傳爲膈消。喻嘉言曰：肺消以地黃丸治其血分，腎消以白虎湯治其氣分，病不能除，醫之罪也。本方加蒼朮，名白虎加蒼朮湯，治濕溫脈沉細者。沉細屬濕。先受暑後受濕，暑濕相搏，名濕溫。其證脛冷腹滿，頭痛身痛，多汗，渴而譫語。李東垣曰：動而傷暑，火熱傷氣，辛苦之人多得之，宜人參白虎湯；靜而傷暑，濕勝身重，安樂之人多得之，宜白虎蒼朮湯。本方加桂枝，名桂枝白虎湯《金匱》，治溫瘧，但熱無寒，骨節疼痛，時嘔。本方加柴胡、黃芩、半夏，名柴胡石膏湯，治暑嗽喘渴。本方除粳米，加人參，名化斑湯，治胃熱發斑，脈虛者。

竹葉石膏湯仲景

治傷寒解後，虛羸少氣，氣逆欲吐傷寒解後，餘熱未盡，津液不足，故虛羸少氣；虛熱上逆，故欲吐。；亦治傷暑發渴脈虛。

竹葉二把　石膏一斤　人參三兩　甘草炙二兩　麥冬一升　半夏半升　粳米半升

加薑煎。

此手太陰、足陽明藥也。竹葉、石膏之辛寒以散餘熱竹葉能止喘促，氣逆上衝；人參、甘草、麥冬、粳米之甘平以益肺安胃，補虛生津；半夏之辛溫以豁痰止嘔。故去熱而不損其真，導逆而能益其氣也。

又方：竹葉、石膏、木通、薄荷、桔梗、甘草，亦名竹葉石膏湯，治胃實火盛而作渴。李士材曰：陽明外實則用柴葛以解肌；陽明內實則用承氣以攻下。此云胃實，非有停滯，但陽燄勝耳。火旺則金困，故以竹葉瀉火，以桔梗救金，薄荷升火於上，木通泄火於下，甘草、石膏直入戊土而清其中，三焦火平則炎蒸退，而津液生矣。

升陽散火湯 東垣

治肌熱表熱，四肢發熱，骨髓中熱，熱如火燎，捫之烙手，此病多因血虛得之；及胃虛過食冷物，抑遏陽氣於脾土，並宜服此。脾主四肢，四肢熱即五心煩熱也。火性上行，若鬱而不達，則反以銷爍真陰，而肌膚筋骨皆爲之熱也。若飲食填塞至陰，則清陽不得上行，故不能傳化也。經曰：火鬱發之。

柴胡八錢　防風二錢五分　葛根　升麻　羌活　獨活　人參　白芍五錢　炙甘草三錢　生甘草二錢　每服五錢，加薑、棗煎。

此手足少陽藥也。柴胡以發少陽之火，爲君；升、葛以發陽明之火，羌、防以發太陽之火，獨活以發少陰之火，爲臣，此皆味薄氣輕上行之藥，所以升舉其陽，使三焦暢遂，而火邪皆散矣；人參、甘草益脾土而瀉熱，芍藥瀉脾火而斂陰，且酸斂甘緩，散中有收，不致有損陰氣，爲佐使也。吳鶴皋曰：經曰：少火生氣。天非此火不能生物，人非此火不能有生，揚之則光，遏之則滅。今爲飲食抑遏，則生道幾乎息矣。使清陽出上竅，則濁陰自歸下竅，而飲食傳化無抑遏之患矣。東垣聖於脾胃，治之必主升陽。俗醫知降而不知升，是撲其少火也，安望其衛生耶？又云：古人用辛散者必用酸收，故桂枝湯中亦用芍藥，猶兵家之節制也。

本方除人參、獨活，加葱白，名火鬱湯，治同。火鬱者，内熱外寒，脈沉而數。火鬱無餤，故外寒；沉爲在裏，沉而數，知爲内熱也。

陶節庵升陽散火湯：人參　白朮　茯神　甘草　陳皮　麥冬　當歸　芍藥　柴胡　黄芩　加薑、棗，金器煎。治傷寒叉手冒心，尋衣摸床，譫語昏沉，不省人事。節庵曰：俗醫不識，誤認風證，不知此乃肝熱乘肺，元氣虚衰，不能主持，名撮空證，小便利者可治。有痰加薑炒半夏；大便燥實，譫語發渴，加大黄；泄瀉加白朮、升麻。陽虚，故叉手自冒其心；熱昏其神，故尋衣摸床；小便利則肺氣猶降，膀胱猶能化氣，而腎水未枯，故可治。昂按：此病非升散之證，方中僅柴胡一味，難盡升散之名，而節庵以此名方，何歟？

涼膈散《局方》

治心火上盛，中焦燥實，煩躁口渴，目赤頭眩，口瘡唇裂，吐血衄血，大小便秘，諸風瘛瘲，胃熱發斑發狂；及小兒驚急，痘瘡黑陷。上證皆上中二焦之火爲之患也。

連翹四兩　大黃酒浸　芒硝　甘草二兩　梔子炒黑　黃芩酒炒　薄荷一兩　爲末。每服三錢，加竹葉、生蜜煎。葉生竹上，故治上焦。

此上中二焦瀉火藥也。熱淫於內，治以鹹寒，佐以苦甘，故以連翹、黃芩、竹葉、薄荷升散於上，而以大黃、芒硝之猛利推蕩其中，使上升下行，而膈自清矣。用甘草、生蜜者，病在膈，甘以緩之也。李東垣曰：易老法減大黃、芒硝，加桔梗、竹葉，治胸膈與六經之熱。以手足少陽俱下胸膈，同相火遊行一身之表，乃至高之分，故用舟楫之劑，浮而上之，以去胸膈六經之熱也。重症用前方，輕者用此方。喻嘉言曰：按中風證大勢風木合君相二火主病，古方用涼膈散居多，如轉舌膏用涼膈散加菖蒲、遠志，活命金丹用涼膈散加青黛、藍根。蓋風火上炎胸膈，正燎原之地，所以清心寧神，轉舌、活命、涼膈之功居多，不可以宣通腸胃輕訾之也。按：轉舌膏散心經之蘊熱，活命丹散肝經之鬱火也。潘思敬曰：仲景調胃承氣湯，後人一變，加連翹、梔子、黃芩、薄荷，謂之涼膈散。至河間又變，加川芎、歸、芍、白朮、防風、荊芥、麻黃、桔梗、石膏、滑石，謂之防風通聖散是也，古之複方也。

當歸龍薈丸《宣明》

治一切肝膽之火，神志不寧，驚悸搐搦，躁擾狂越，頭運目眩，耳鳴耳聾，胸膈痞塞，咽嗌不利，腸胃燥澀，兩脅痛引少腹，肝移熱於肺而咳嗽。（肝屬風木，主筋，主怒，主驚，故搐搦驚狂，皆屬肝火；目爲肝竅，膽脈絡於耳，二經火盛，故目眩耳鳴；心脈挾咽歷膈，腎脈貫膈循喉嚨，水衰火盛，故膈咽不利；兩脅少腹皆肝膽經所循，故相引而痛。五藏六府皆有咳，然必傳以與肺，肝之移邪則爲肝咳。）亦治盜汗。（盜汗屬熱，此與當歸六黃湯同意。）

當歸（酒洗）　龍膽草（酒洗）　梔子（炒黑）　黃連（炒）　黃柏（炒）　黃芩（炒，一兩）　大黃（酒浸）　青黛（水飛）　蘆薈（五錢）　木香（二錢）　麝香（五分）　蜜丸。薑湯下。

此足厥陰、手足少陽藥也。肝木爲生火之本，肝火盛則諸經之火相因而起，爲病不止一端矣。故以龍膽、青黛直入本經而折之，而以大黃、芩、連、梔、柏通平上下三焦之火也（黃芩瀉肺火，黃連瀉心火，黃柏瀉腎火，大黃瀉脾胃火，梔子瀉三焦火）；蘆薈大苦大寒，氣燥入肝，能引諸藥同入厥陰，先平其甚者，而諸經之火無不漸平矣；諸藥苦寒已甚，當歸辛溫，能入厥陰，和血而補陰，故以爲君；少加木香、麝香者，取其行氣通竅也。然非實火不可輕投。

龍膽瀉肝湯《局方》

治肝膽經實火濕熱，脅痛耳聾，膽溢口苦，筋痿陰汗，陰腫陰痛，白濁溲血。脅音，肝膽之部也，火盛故作痛；膽脈絡於耳，故聾；肝者，將軍之官也，謀慮出焉，膽者，中正之官也，決斷出焉，膽虛故謀慮而不能決；膽氣上溢，故口爲之苦；肝主筋，濕熱勝故筋痿；肝脈絡於陰器，故或汗或腫或痛；白濁、溲血，皆肝火也。

龍膽草酒炒　黄芩炒　梔子酒炒　澤瀉　木通　車前子　當歸酒洗　生地黄酒炒　柴胡　甘草生用

此足厥陰、少陽藥也。龍膽瀉厥陰之熱肝，柴胡平少陽之熱膽，黄芩、梔子清肺與三焦之熱以佐之；澤瀉瀉腎經之濕，木通、車前瀉小腸、膀胱之濕以佐之；然皆苦寒下瀉之藥，故用歸、地以養血而補肝，用甘草以緩中而不使傷胃，爲臣使也。

東垣無黄芩、梔子、甘草，亦名龍膽瀉肝湯，治前陰熱癢臊臭。此因飲酒，風濕熱合於下焦爲邪。厥陰肝脈絡於陰器，柴胡入肝爲引，澤瀉、車前、木通利小便，亦除濕氣，所謂在下者因而竭之；生地、龍膽苦寒以瀉濕熱；肝主血，當歸以滋肝血不足也。

一方除當歸、生地、木通、澤瀉、車前，加人參、五味、天冬、麥冬、黃連、知母，亦名龍膽瀉肝湯，治筋痿攣急，口苦爪枯，亦治前證。加人參者，扶土所以抑木；用二冬、五味者，清金亦以平木，潤燥所以養筋；用黃連、知母者，上以瀉心火，下以瀉腎火，一爲肝子，一爲肝母也。

左金丸 又名茱連丸

治肝火燥盛，左脅作痛，吞酸吐酸，筋疝痞結。肝火盛，則脅痛；吞酸吐酸，亦由肝火上干肺胃，從木之化，故酸；厥陰之脈絡陰器，寒濕干之，則成筋疝；肝木過盛，尅制脾土，則成痞結。亦治噤口痢，湯藥入口即吐。本方加糯米一撮，濃煎，但得三匙下咽，即不得吐矣。

黃連六兩薑汁炒　吳茱萸一兩鹽水泡　水丸。

此足厥陰藥也。肝實則作痛，心者肝之子，實則瀉其子，故用黃連瀉心清火爲君，使火不尅金，金能制木，則肝平矣；吴茱辛熱，能入厥陰肝，行氣解鬱，又能引熱下行，故以爲反佐。一寒一熱，寒者正治，熱者從治以熱治熱，從其性而治，之，亦曰反治，故能相濟以立功也。肝居於左，肺處於右，左金者，謂使金令得行於左而平肝也。李東垣曰：病機曰：諸嘔吐酸，皆屬於熱。此上焦受外來客邪也。以雜病論之，嘔吐酸水者，甚則酸水浸其心，次令牙酸不能相對，以大辛熱劑療之必減，若以病機作熱攻之，誤矣。或問：吞酸《素問》以爲熱，東垣以爲寒，何也？丹溪曰：吐酸與吞酸不同，吐酸，吐出酸水如醋，平時津液隨上升之氣鬱而成積，濕中生熱，故隨木化，遂作酸味，非熱而何？其有鬱之久伏於腸胃之間，咯不得上，嚥不得下，肌表得風寒，則內熱愈鬱，而酸味刺心，肌表溫暖，腠理開發，或得香熱湯丸，津液得行，亦可暫解，非寒而何？《素問》言熱，言其本也；東垣言寒，言其末也。予嘗治吞酸，用黄連，茱萸製炒，隨時令迭爲佐使，蒼朮、茯苓爲輔，湯浸蒸餅爲丸吞之，仍教糲食蔬果自養，則病易安。丹溪之論，亦未暢盡。總之此證有寒有熱，不可執一。戴氏曰：房勞腎虚之人，胸膈多有隱痛，此腎虚不能納氣，氣虚不能生血之故。氣與血猶水也，盛則流暢，虚則鮮有不滯者，所以作痛，宜破故紙之類補腎，芎、歸之類補血，若作尋常脅痛治，則殆矣。

本方加炒芩、蒼朮、陳皮，亦名茱連丸，治同。本方加芍藥等分，爲丸，名戊己丸，治熱痢熱瀉。熱瀉者，糞黄肛澀也。戊爲胃土，己爲脾土，加芍藥伐肝瀉木，使不尅脾土。本方除吴茱萸，加附子一兩，名連附六一湯，治胃脘痛，寒因熱用也。本方用黄連一味，吴茱萸湯浸一宿，爲丸，名抑青丸，大瀉肝火，治左脅作痛。單黃連煎服，名瀉心湯，治心熱。

瀉青丸錢乙

治肝火鬱熱，不能安臥，多驚多怒，筋痿不起，目赤腫痛。肝屬風木，木盛生火，故發熱多甚於寅卯木旺之時，按之在肉之下，骨之上，爲肝熱；肝膽之經行於兩脅，風火干之，故臥不安；肝在志爲怒，故多怒；肝虛膽怯，故多驚；肝主筋，逢熱則縱，故痿；目爲肝竅，風熱發於目，故腫痛。

龍膽草　山梔炒黑　大黃酒蒸　川芎　當歸酒洗　羌活　防風　等分。蜜丸。竹葉湯下。

此足厥陰、少陽藥也。肝者將軍之官，風淫火熾，不易平也。龍膽、大黃苦寒味厚，沉陰下行，直入厥陰而散瀉之，所以抑其怒而折之使下也；羌活氣雄，防風善散，並能搜肝風而散肝火，所以從其性而升之於上也；少陽火鬱多煩躁，梔子能散三焦鬱火，而使邪熱從小便下行；少陽火實多頭痛目赤，川芎能上行頭目而逐風邪，且川芎、當歸乃血分之藥，能養肝血而潤肝燥血虛故肝燥，肝燥故多怒多驚，又皆血中氣藥，辛能散而溫能和，兼以培之也。一瀉、一散、一補，同爲平肝之劑，故曰瀉青。五藏之中，惟肝常有餘，散之即所以補之，以木喜條達故也。然必壯實之人，方可施用。余子容曰：時醫多執肝常有餘之說，舉手便云平肝。按：《聖濟經》云：原四時之所化始於木，究十二經之所養始於春。女子受娠一月，是厥陰肝經養之。肝者乃春陽發動之始，萬物生化之源，故戒怒養陽，使先天之氣相生於無窮，是攝生之切要也，不可泥於前說。昂按：此說本之《內經·六節藏象論》曰：所謂得五行四時之勝，各以氣命其藏，求其勝也，皆歸始春。蓋春屬肝木，乃吾身升生之氣，此氣若有不充，則四藏何所稟承？如春無所生，則夏長秋收冬藏者何物乎？五行之中，惟木有發榮暢茂之象，水火金土皆無是也。花葉茜蔥艷麗而可愛，結果成實，食之以全生，皆此木也。使天地而無木，則世界黯淡，其無色矣。由是言之，培之養之，猶恐不暇，而尚欲翦之伐之乎？故養血和肝，使火不上炎，則心氣和平而百骸皆理，不特養身之要道，亦養德之切務也。昂又按：世醫多云肝有瀉無補，不知六味地黃丸、七寶美髯丹等劑，皆補肝之藥也，人特習而不察耳。《外臺秘要》曰：五行五藏皆互相生，肝雖處中，而爲藏首，位在甲乙，懷養懷仁，故應春而生也，爲心之母，餘藏循次而生焉。心爲主，主神，四藏爲四鄙，四鄙有憂，王必懷憂，四鄙和平，則王有悅，悅則營衛不錯，憂則經絡患生。心不受邪，所病者惟憂樂能致也。肺爲風府，呼吸之門，諸藏紊亂，氣息皆形，誰能出不由戶耳？若風熱盛，心憂則頭痛，過憂則心煩，寒盛必熱，熱盛必寒，倚伏之道也。但平風熱，抑狂邪，而營衛自然通泰矣。

瀉黃散

治脾胃伏火，口燥唇乾，口瘡口臭，煩渴易饑，熱在肌肉。口爲脾竅，唇者脾之外候。口燥唇乾，口瘡口臭，皆屬脾火；脾熱故煩渴易饑，病名中消；脾主肌肉，故熱在肉分，輕按重按皆不熱，不輕不重乃得之，遇夜尤甚者，爲脾熱。實熱，宜此湯及調胃承氣；虛熱宜補中益氣湯。按：面上熱，身前熱，一身盡熱，狂而妄言妄見，皆足陽明；肩背熱及足外廉脛踝後熱，皆足太陽；口熱舌乾，中熱而喘，足下熱而痛，皆足少陰；肩上熱，項似拔，耳前熱若寒，皆手太陽；身熱膚痛，手少陰；灑淅寒熱，手太陰；掌中熱，手太陰、少陰、厥陰；熱而筋縱不收，陰痿，足陽明、厥陰。又曰：胃居臍上，胃熱則臍以上熱；腸居臍下，腸熱則臍以下熱；肝膽居脅，肝膽熱則脅亦熱；肺居胸背，肺熱則胸背亦熱；腎居腰，腎熱則腰亦熱。可類推也。

防風四兩　藿香七錢　山梔炒黑一兩　石膏五錢　甘草二錢　右末，微炒香，蜜酒調服。

此足太陰、陽明藥也。山梔清心肺之火，使屈曲下行，從小便出；藿香理脾肺之氣，去上焦壅熱，辟惡調中；石膏大寒瀉熱，兼能解肌；甘草甘平和中，又能瀉火；重用防風者，取其升浮能發脾中伏火，又能於土中瀉木也。木盛尅土，防風能散肝火。吴鶴臯曰：或問脾中伏火，何以不用黃連？余曰：燥矣。又問：既惡燥，何以用防風？余曰：東垣有言，防風乃風藥中潤劑也。李東垣曰：瀉黃散非瀉脾也，脾中瀉肺也。實則瀉其子，以脾爲生肺之上源，故用石膏、梔子之類。

錢乙瀉黃散：

白芷　防風　升麻　枳殼　黃芩各錢半　石斛一錢二分　半夏一錢　甘草七分

治同前證；或唇口皴瞤燥裂。脾之華在唇。瞤，動也，風也；皴裂，火也。白芷、升麻皆陽明藥，防風祛風而散脾火，燥在唇口，故從其性而升發之也；黃芩瀉中上之熱，枳殼利中上之氣，半夏能燥能潤，發表開鬱，石斛清脾平胃，退熱補虛，甘草和脾，兼能泄火，亦火鬱發之之義也。治口病諸藥：脾熱則口甘，生地、芍藥、黃連瀉脾，神麯、萊菔消食鬱；肝熱則口酸，黃連、龍膽瀉肝；心熱則口苦，柴胡、龍膽、黃芩、黃連瀉心；肺熱則口辛，黃芩、梔子瀉肺，芍藥瀉脾，麥冬清心；腎熱則口鹹，知母、烏鰂骨瀉腎；胃熱則口淡，茯苓、白朮、半夏、生薑燥脾勝濕；口澀，黃芩瀉火，葛根生津，防風、薄荷疏風，栝蔞、茯苓行痰。

清胃散東垣

治胃有積熱，上下牙痛，牽引頭腦，滿面發熱，其牙喜寒惡熱，或牙齦潰爛，或牙宣出血，或唇口頰腮腫痛。足陽明胃脈循鼻外，入上齒中，俠口環唇，循頰車，上耳前，主上牙齦，喜寒飲而惡熱；手陽明大腸脈上頸貫頰，入下齒，俠口，主下牙齦，喜熱飲而惡寒。足陽明別絡腦，故腦痛；陽明之脈營於面，故面熱；二經熱盛，故唇口齒頰病而腫痛也；齒爲骨屬腎，牙宣、牙齦出血或齒縫出血也，亦名齒衄，乃腎病。若血多而湧出不止，爲陽明熱盛，以陽明多氣多血也。唇屬脾胃大腸經，燥則乾，熱則裂，風則瞤，寒則揭。若腫皴裂如蠶繭，名曰繭唇。唇舌者，肌肉之本也。人中平滿者，爲唇反，唇反者肉先死。

生地黄　牡丹皮　黄連　當歸　升麻。一方加石膏。

此足陽明藥也。黄連瀉心火，亦瀉脾火，脾爲心子，而與胃相表裏者也；當歸和血，生地、丹皮涼血，以養陰而退陽也；石膏瀉陽明之大熱，升麻升陽明之清陽，清升熱降，則腫消而痛止矣。薛新甫曰：濕熱盛而牙痛者，承氣湯，輕者清胃散；大腸熱而齦腫痛者，清胃散，甚者調胃湯；六鬱而痛者，越鞠丸；中氣虛而痛者，補中益氣湯；思慮傷脾而痛者，歸脾湯；腎經虛熱而痛者，六味丸；腎經虛寒而痛者，還少丹，重則八味丸；其屬風熱者，獨活散、茵陳散；風寒入腦者，羌活附子湯。當臨時制宜。附獨活散：獨活、羌活、川芎、防風各五錢，細辛、荆芥、薄荷、生地各二錢。每服三錢。

甘露飲《局方》

治胃中濕熱，口臭喉瘡，齒齦宣露，及吐衄齒血。胃之竅在口，其脈上齒俠鼻。濕熱內盛，故口臭口瘡；陽熱拂鬱胃中，越出於口鼻，故吐血衄血；齒屬少陰腎，齦屬陽明胃，二經有熱，則齒齦齒縫出血，名齒衄，或牙齦袒脫，齒齦宣露也。

生地黃　熟地黃　天冬　麥冬　石斛　茵陳　黃芩　枳殼　枇杷葉　甘草　等分。每服五錢。一方加桂、苓，名桂苓甘露飲。《本事方》加犀角，云如此甚有道理。犀角涼心瀉肝，清胃中大熱。

此足陽明、少陰藥也。煩熱多屬於虛，二地、二冬、甘草、石斛之甘，治腎胃之虛熱，瀉而兼補也；茵陳、黃芩之苦寒，折熱而去濕；火熱上行爲患，故又以枳殼、枇杷葉抑而降之也。

河間桂苓甘露飲：滑石四兩　石膏　寒水石　甘草各二兩　白朮　茯苓　澤瀉各一兩　豬苓　肉桂各五錢　每服五錢。治中暑受濕，引飲過多，頭痛煩渴，濕熱便秘。此亦五苓、六一之合劑也，以清六府之熱。張子和去豬苓，減三石一半，加人參、乾葛各一兩，藿香五錢，木香一分。每服三錢。亦名桂苓甘露飲，治伏暑煩渴，脈虛水逆。渴欲飲水，水入即吐，名水逆。

瀉白散 錢乙

治肺火皮膚蒸熱，灑淅寒熱，日晡尤甚，喘嗽氣急。皮膚蒸熱，肺之皮毛也；灑淅寒熱，邪在膚腠也；日晡尤甚，金旺於酉也；肺苦氣上逆，故咳嗽喘急；輕按即得，重按全無，是熱在皮毛；日西尤甚爲肺熱。

桑白皮　地骨皮一錢　甘草五分　粳米百粒　易老加黄連。

此手太陰藥也。桑白皮甘益元氣之不足，辛瀉肺氣之有餘，除痰止嗽性善行水瀉火，故能除痰，痰除則嗽止；地骨皮寒瀉肺中之伏火，淡泄肝腎之虚熱，涼血退蒸肝木盛能生火，火盛則尅金。腎爲肺子，實則瀉其子；甘草瀉火而益脾，粳米清肺而補胃土爲金母，虚則補其母，並能瀉熱從小便出。肺主西方，故曰瀉白。李時珍曰：此瀉肺諸方之凖繩也。瀉白散瀉肺經氣分之火，黄芩一物湯、丹溪清金丸瀉肺經血分之火。清金丸即黄芩炒爲末，水丸。

本方加人參、五味、茯苓、青皮、陳皮，名加減瀉白散東垣，治咳嗽喘急嘔吐。本方加知母、黃芩、桔梗、青皮、陳皮，亦名加減瀉白散《寶鑒》，治咳而氣喘，煩熱口渴，胸膈不利。本方除甘草、粳米，加黃芩、知母、麥冬、五味、桔梗，亦名加減瀉白散羅謙甫，治過飲傷肺，氣出腥臭，唾涕稠黏，嗌喉不利，口苦乾燥。原文云：桑皮、地骨味苦微寒，降肺中伏火而補氣，爲君；黃芩、知母苦寒，治氣出腥臭，清肺利氣，爲臣；五味酸溫以收肺氣，麥冬苦寒治唾涕稠黏，口苦乾燥，爲佐；桔梗辛溫輕浮，治痰逆，利咽膈，爲使也。

導赤散錢乙

治小腸有火，便赤淋痛，面赤狂躁，口糜舌瘡，咬牙口渴。心與小腸相表裏，心熱則小腸亦熱，故便赤淋痛；心屬君火，是五藏六府火之主，故諸經之熱皆應於心，面赤煩躁，咬牙口渴，皆爲心熱也；舌爲心苗，若心火上炎，薰蒸於口，則口糜舌瘡；輕手按至皮毛之下肌肉之上則熱，日中尤甚，是熱在血脈，爲心熱。朱丹溪曰：五藏各有火，五志激之，其火隨起。若諸寒病必身犯寒氣，口食寒物，非若諸火病自內作者。

生地黃　木通　甘草梢　淡竹葉　等分。煎。

此手少陰、太陽藥也。生地涼心血，竹葉清心氣葉生竹上，故清上焦，木通降心火，入小腸君火宜木通，相火宜澤瀉，行水雖同，所用各別。君，心火也；相，腎火也，草梢達莖中而止痛便赤淋痛，以共導丙丁之火由小水而出也。小腸爲丙火，心爲丁火。心熱泄小腸，釜底抽薪之義也。易老用導赤散合五苓散治口糜，神效。經曰：膀胱移熱於小腸，膈腸不便，上爲口糜。亦有用理中湯加附子者，因脾胃虛衰之火，被逼上炎，故用參、朮、甘草補其土，薑、附散其寒，則火得所助，接引退舍矣。《綱目》曰：心氣則上竄，宜導赤散；腎氣虛則下竄，宜地黃丸。

蓮子清心飲《局方》

治憂思抑鬱，發熱煩躁，或酒食過度，火盛尅金，口苦咽乾，漸成消渴，遺精淋濁，遇勞即發，四肢倦怠，五心煩熱，夜靜晝甚，及女人崩帶。

煩躁遺精淋濁者，心虛而有熱也；心火妄動，則不能下交於腎，故元精失守也；遇勞則發爲勞淋，勞則動其心火也；晝偏熱者，陽虛也；崩中由損傷衝任，氣血俱虛。經曰：陰虛陽搏謂之崩。由陰虛而陽搏之，血得熱而妄行也；帶者，病本於帶脈而得名，赤屬血，白屬氣，由陰虛陽竭，榮氣不升，衛氣下陷，或濕痰濕熱蘊積而下流也。

石蓮肉　人參　黄芪　茯苓　柴胡三錢　黄芩炒　地骨皮　麥冬　車前子　甘草炙二錢　空心服。

此手足少陰、足少陽、太陰藥也。參、芪、甘草所以補陽虚而瀉火東垣曰：參、芪、甘草瀉火之聖藥，助氣化而達州都膀胱也，氣化則能出；地骨退肝腎之虚熱，柴胡散肝膽之火邪；黄芩、麥冬清熱於心肺上焦；茯苓、車前利濕於膀胱下部；中以石蓮清心火而交心腎，則諸證悉退也。

導赤各半湯節菴

治傷寒後，心下不鞭，腹中不滿，二便如常，身無寒熱，漸變神昏不語，或睡中獨語，目赤口乾，不飲水，與粥則嚥，不與勿思，形如醉人，名越經證。傷寒不鞭不滿，二便如常，病不在府也；神昏睡語，不思食，形如醉人，此邪熱傳手少陰心，心火上而逼肺也；邪熱入裏，故目赤舌乾；邪熱在陰，故不渴。此證自足而傳手經，故曰越經。

黃連　黃芩　犀角　知母　山梔　滑石　麥冬　人參　甘草　茯神

加燈心、薑、棗煎。

此手少陰、太陰、太陽藥也。陳來章曰：熱入心經，涼之以黃連、犀角、梔子；心移熱於小腸，泄之以滑石、甘草、燈心；心熱上逼於肺，清之以黃芩、梔子、麥冬；然邪之越經而傳於心者，以心神本不足也，故又加人參、茯神以補之。昂按：傷寒傳邪手足，原無界限，故仲景亦有瀉心數湯，而麻黃、桂枝，先正以爲皆肺藥也。此湯瀉心肺之邪熱，從小腸、膀胱出，故亦曰導赤。其與瀉心異者，以無痞鞕之證也。

普濟消毒飲 東垣

治大頭天行，初覺憎寒體重，次傳頭面腫盛，目不能開，上喘，咽喉不利，口渴舌燥。俗云，大頭天行，親戚不相訪問。染者多不救。泰和間多有病此者，醫以承氣加藍根下之，稍緩，翌日如故，下之又緩，終莫能愈，漸至危篤。東垣視之，曰：夫身半以上，天之氣也；身半以下，地之氣也。此邪熱客於心肺之間，上攻頭而爲腫盛，以承氣瀉胃中之實熱，是爲誅伐無過。病以適至其所爲，故遂處此方，全活甚眾，遂名普濟消毒飲子。

黃芩酒炒　黃連酒炒五錢　陳皮去白　甘草生用　玄參二錢　連翹　板藍根　馬勃　鼠黏子　薄荷一錢　僵蠶　升麻七分　柴胡　桔梗二錢　爲末。湯調，時時服之，或蜜拌爲丸，噙化。一方無薄荷，有人參三錢。亦有加大黃治便秘者，或酒浸或煨用。

此手太陰、少陰、足少陽、陽明藥也。芩、連苦寒，瀉心肺之熱，爲君；玄參苦寒，橘紅苦辛，甘草甘寒，瀉火補氣，爲臣；連翹、薄荷、鼠黏辛苦而平，藍根甘寒，馬勃、僵蠶苦平，散腫消毒定喘，爲佐；升麻、柴胡苦平，行少陽、陽明二經之陽氣不得伸，桔梗辛溫，爲舟楫，不令下行，爲載也。此解本之東垣而稍加刪潤。然《十書》中無此方，見於《準繩》。

清震湯 河間

治雷頭風，頭面疙瘩腫痛，憎寒壯熱，狀如傷寒。一云頭如雷鳴，風動作聲也。李東垣曰：病在三陽，不可過用寒藥重劑誅伐無過，處清震湯治之。三陽之氣皆會於頭額，從額至顛，絡腦後者屬太陽；從額至鼻下面者屬陽明；從頭角下耳中、耳之前後者屬少陽。

升麻　蒼朮五錢　荷葉一枚

此足陽明藥也。升麻性陽，味甘氣升，能解百毒，蒼朮辛烈，燥濕強脾，能辟瘴癘，此《局方》升麻湯也。荷葉色青氣香，形仰象震震仰盂，爲雷，述類象形以治，之能助胃中清陽上行。用甘溫辛散藥以升發之，使其邪從上越，且固胃氣，使邪不傳裏也。

紫雪《局方》

治內外煩熱不解，狂易叫走，發斑發黃，口瘡脚氣，瘴毒蠱毒，熱毒藥毒，及小兒驚癇。

黄金百兩　寒水石　石膏　滑石　磁石水煮三斤，搗，煎去滓，入後藥　升麻　玄參一斤　甘草炙半斤　犀角　羚羊角　沉香　木香五兩　丁香一兩，並搗銼，入前藥汁中煎，去滓，入後藥　朴硝　硝石各二斤，提淨，入前藥汁中，微火煎，不住手將柳木攪，候汁欲凝，再加入後二味　辰砂三兩研細　麝香當門子一兩二錢，研細，入前藥拌勻　合成退火氣，冷水調服，每一二錢。《本事方》無黄金。

此手足少陰、足厥陰、陽明藥也。寒水石、石膏、滑石、硝石以瀉諸經之火而兼利水，爲君；磁石、玄參以滋腎水而兼補陰，爲臣；犀角、羚角以清心寧肝，升麻、甘草以升陽解毒，沉香、丁香、木香以溫胃調氣，麝香以透骨通竅，丹砂、黄金以鎮驚安魂，瀉心肝之熱，爲佐使。諸藥用氣，硝獨用質者，以其水鹵結成，性峻而易消，以瀉火而散結也。

人參清肌散

治午前潮熱，氣虛無汗。熱發午前，陽虛而陰火乘之也；火燥熱鬱，故無汗。經曰：陽氣有餘，爲身熱無汗；陰氣有餘，爲多汗身寒；陰陽有餘，則無汗而寒。按：此有餘，乃病邪有餘，即不足也。陰陽和則無病，過中則皆病也。經又曰：陽盛生外熱，陰盛生內寒，皆亢則爲害，非真陰真陽盛也。

人參　白朮　茯苓　甘草炙　半夏麯　當歸　赤芍藥　柴胡　乾葛

加薑、棗煎。

此足少陽、陽明藥也。四君以補陽虛參、朮、苓、草，歸、芍以調陰血，半夏和胃而行痰，柴、葛升陽而退熱，而以甘溫瀉火甘溫能退大熱，酸寒活血汗即血也，辛甘解肌。有汗宜實表，無汗宜解肌。此之無汗與傷寒無汗不同，故但解其肌熱，而不必發出其汗也。

前藥各一兩，加黃芩五錢，每服三錢，加薑、棗煎。名人參散許叔微，治邪熱客於經絡，痰嗽煩熱，頭痛目昏，盜汗倦怠，一切血熱虛勞。喻嘉言曰：此邪熱淺在經絡，未深入藏府，雖用柴、葛之輕，全藉參、朮之力，以達其邪。又恐邪入痰隧，用茯苓、半夏兼動其痰，合之當歸、赤芍、黄芩，並治其血中之熱。止用三錢爲劑，蓋方成知約，庶敢用柴胡、乾葛耳？此叔微一種苦心，特爲發之。

白朮除濕湯 東垣

治午後發熱，背惡風，四肢沉困，小便色黄；又治汗後發熱。午後發熱，熱在陰分，陽陷陰中也；背爲陽，腹爲陰，背惡風者，陽不足也；脾主四肢，四肢沉困，濕勝而脾不運也；小便黄，濕兼熱也；汗後而熱不退，陽虚也。

人參　赤茯苓　甘草炙　柴胡五錢　白朮一兩　生地黄　地骨皮　知母　澤瀉七錢

每服五錢。如有刺痛，加當歸七錢；小便利，減苓、瀉一半。

此足太陰、少陰、少陽藥也。陽陷陰中，熱在血分，故以生地滋其少陰，而以知母、地骨瀉血中之伏火也；柴胡升陽以解其肌陽陷陰中，故以柴胡提出其陽，苓、瀉利濕兼清其熱；參、朮、甘草益氣助脾。氣足陽升，虚熱自退，脾運而濕亦除矣。方名除濕而治在退熱，欲熱從濕中而下降也。

清骨散

治骨蒸勞熱。火炎水竭，真陰銷鑠，故肌骨之間蒸蒸而熱也。李東垣曰：晝熱夜靜者，是陽氣旺於陽分也；晝靜夜熱者，是陽氣下陷入陰中也，名曰熱入血室；晝熱夜熱，是重陽無陰也，當亟瀉其陽，峻補其陰。晝病則在氣，夜病則在血。

銀柴胡錢半　胡黃連　秦艽　鱉甲童便炙　地骨皮　青蒿　知母一錢　甘草炙五分

此足少陽、厥陰藥也。地骨皮、黃連、知母之苦寒，能除陰分之熱而平之於內；柴胡、青蒿、秦艽之辛寒，能除肝膽之熱而散之於表；鱉陰類而甲屬骨，能引諸藥入骨而補陰；甘草甘平，能和諸藥而退虛熱也。

石膏散《外臺》

治勞熱骨蒸，四肢微瘦，有汗，脈長者。勞熱之證，不盡屬陰虛，亦有陽邪入裏，傳爲骨蒸，令人先寒後熱，漸成羸瘦者。有汗，胃實也；脈長，陽明證也。

石膏　研細。每夕新汲水服方寸匕，取熱退爲度。

此足陽明藥也。石膏大寒質重，能入裏降火；味辛氣輕，能透表解肌；雖寒而甘，能緩脾益氣。火勞有實熱者，非此不爲功，《外臺秘要》《名醫錄》皆載之。《玄珠》曰：五行六氣，水特其一耳。一水既虧，豈能勝五火哉？醫不知邪氣未除，便用補劑，邪氣得補，遂入經絡，至死不悟。夫涼劑能清火養水，熱劑能補火燥水，理易明也。勞爲熱證明矣，尚可補乎？惟無熱無積之人，脈微無力，方可補之。必察其胃中及右腎二火果虧，後用補劑可也。《證治要訣》云：治虛勞獨用熱藥者，猶釜中無水而進火也；過用冷藥者，猶釜下無火而添水也。非徒無益，而反害之。

二母散

治肺勞有熱，不能服補氣之劑者。肺虛挾火，或咳嗽發熱，陰虛已甚，再服補陽之藥，則火益亢而陰愈虧，故有雖病虛勞不能服溫補藥者。

知母炒　貝母炒　等分。爲末服。古方二母各一兩，加巴霜十粒，薑三片，臨臥白湯嚼服，治咳嗽痰喘，必利下寒痰。

此手太陰藥也。火旺鑠金，肺虛勞熱，能受溫補者易治，不能受溫補者難治，故又設此法滋陰。用貝母化痰瀉肺火，知母滋腎清肺金，取其苦能泄熱，寒能勝熱，潤能去燥也。二母皆潤燥之藥。

利膈湯《本事》

治脾肺火熱，虛煩上壅，咽痛生瘡。十二經脈惟足太陽在表，別下項，不歷膈咽，餘經皆循喉嚨歷膈。或實熱上攻，或虛火妄行，痰涎結聚，則成咽痛咽瘡。實火宜升之散之，若虛火宜用人參、薑、附辛熱之藥，多有過服寒涼而病反甚者。張子和曰：經何以言一陰一陽結爲喉痹？蓋君相二火獨勝，則熱結正絡，故痛且速也。嗌乾嗌痛，咽腫頷腫，舌本強，皆君火也。惟喉痹急速，相火也。君火，人火也；相火，龍火也。

薄荷　荆芥　防風　桔梗　甘草　牛蒡子炒　人參　等分。或爲末，每服二錢。或加僵蠶。其氣清化，能散相火逆結之痰。

此手太陰、少陰藥也。咽痛咽瘡，由於火鬱，桔梗、甘草，甘桔湯也，辛苦散寒，甘平除熱，爲清膈利咽之要藥；加薄荷、荆、防以散火除風，加牛蒡子以潤腸解毒；火者元氣之賊，正氣虚則邪火熾，故又加人參以補虚退熱。喻氏曰：此方清上焦壅熱，全用辛涼輕清之味，不用苦寒下降之藥，較涼膈散更勝。

甘桔湯《金匱》名桔梗湯

治少陰咽痛喉痹，肺癰吐膿，乾咳無痰，火鬱在肺。手少陰心脈俠咽，足少陰腎脈循喉嚨，火炎則痛。經曰：一陰一陽結謂之喉痹。一陰，少陰君火；一陽，少陽相火也。肺癰者，《金匱》云：熱之所過，血爲之凝滯，蓄結癰膿，吐如米粥，始萌可救，膿成難治。火鬱在肺，則乾咳無痰。亦治心藏發咳，咳則心痛，喉中介介如梗狀。

甘草二兩　桔梗一兩　或等分。王好古加法：失音，加訶子；聲不出，加半夏；上氣，加陳皮；涎嗽，加知母、貝母；咳渴，加五味；酒毒，加葛根；少氣，加人參；嘔，加半夏、生薑；吐膿血，加紫菀；肺痿，加阿膠；胸膈不利，加枳殼；痞滿，加枳實；目赤，加梔子、大黃；面腫，加茯苓；膚痛，加黃芪；發斑，加荆芥、防風；痰火，加牛蒡子、大黃；不得眠，加梔子。昂按：觀海藏之所加，而用藥之大較亦可識矣。

此手太陰、少陰藥也。甘草甘平，解毒而瀉火，桔梗苦辛，清肺而利膈，又能開提血氣，表散寒邪，排膿血而補內漏，故治咽痛喉痹、肺癰咳嗽，取其辛苦散寒，甘平除熱也。《金匱》曰：咳而胸滿振寒，咽乾不渴，時出濁唾腥臭，爲肺癰，此湯主之。喻嘉言曰：此上提之法，乘其新起，提其敗血，或從唾出，或從便出，足以殺其毒。此因胸滿振寒不渴，病尚在表，用此開提肺氣。若熱已入裏，又當引之從胃入腸，此法不中用矣。《綱目》曰：喉痹惡寒，爲寒閉於外，熱鬱於内，忌用膽礬酸寒等劑點喉，使陽鬱不得伸，又忌硝、黃等寒劑下之，使陽邪陷裏。宜用表藥提其氣，升以助陽也。如不惡寒，脈滑實者，又當用寒劑下之，酸劑收之也。《外臺秘要》曰：五藏之尊，心雖爲主，而肺居其上，肺爲華蓋，下覆四藏，合天之德，通達風氣，性愛溫而惡寒。心火更炎，上蒸其肺，金被火傷則葉萎，倚著於肝，肝發癢則嗽。因心肝虛弱不能傳陽於下焦，遂至正陽俱躋，變成嗽矣。肺主皮毛，遇寒則慄而粟起。肺嗽因痿倚著於肝而成病，由木能扣金興鳴也，先養肺，抑心肝虛熱，和其腎則愈矣。

本方除桔梗，名甘草湯《金匱》，治同。本方加防風，名甘桔防風湯，治同。本方加防風、荆芥、連翹，名如聖湯宋仁宗，治上焦風熱。本方加連翹、薄荷、竹葉、梔子、黃芩，名桔梗湯，治上焦壅熱，喉痹熱腫。又方：桔梗、桑皮、貝母、栝蔞、當歸、枳殼、苡仁、防已一作防風，各五分，黃芪七分，杏仁、百合、甘草各三分，加薑煎，亦名桔梗湯《濟生》，治肺癰吐膿，嗌乾多渴。如大便閉，加大黃；小便赤，加木通。本方加訶子，名訶子清音湯，加童便服，治中風不語。肺屬金，主音，金空則有聲，風痰壅塞，則不能言。訶子斂肺清痰，散逆破結，桔梗利肺氣，甘草和元氣，童便降火潤肺，或加木通以利機竅也。足少陰腎脈俠舌本，足太陰脾脈連舌本，手少陰心別脈系舌本，三經虛則痰涎塞其脈道，舌不轉運而不能言。或三脈亡血，舌無血榮養而瘖。舌瘖者，中風不能轉運之類，而咽喉音聲如故；喉瘖者，勞嗽失音之類，而舌本則能轉運言語也。本方除甘草，加枳殼，名枳桔湯，治胸中痞塞，噫氣吐酸，或咳。枳殼、桔梗，苦下氣而散痞，寒消熱而除咳。《活人》云：傷寒應發汗，反下之，遂成痞，枳實理中丸最良。審知是痞，先用枳桔湯尤妙，緣桔梗、枳殼行氣下膈也。

玄參升麻湯《活人》

治發斑咽痛。發斑者，陽明胃熱也；咽痛者，少陰相火也。

玄參　升麻　甘草　等分。

此足陽明、少陰藥也。升麻能入陽明，升陽而解毒；玄參能入少陰，壯水以制火；甘草甘平，能散能和。故上可以利咽，而內可以散斑也。

本方除玄參，加犀角、射干、黄芩、人參，名陽毒升麻湯，治陽毒發斑，頭項背痛，狂躁罵詈，咽腫吐血。溫服取汗。

消斑青黛飲 節庵

治傷寒熱邪傳裏，裏實表虛，陽毒發斑。血熱不散，蒸於皮膚則爲斑，輕如疹子，重若錦紋，紫黑者熱極而胃爛也，多死。此或因陽證誤投熱藥，或因下早，表熱乘虛入胃，或因下遲，熱留胃中，皆發斑。斑證有六：曰傷寒發斑，或下早，或下遲也；曰溫毒發斑，冬時感寒，至春始發也；曰熱病發斑，冬時感寒，至夏乃發也；曰時氣發斑，天疫時行之氣也，治略相同；曰內傷發斑，先因傷暑，次食涼物，逼其暑火浮游於表也，宜加香薷、扁豆；曰陰證發斑，元氣大虛，寒伏於下，逼其無根失守之火，上騰薰肺，傳於皮膚，淡紅而稀少也，宜大建中湯，誤投寒劑則殆矣。

青黛　黃連　犀角　石膏　知母　玄參　梔子　生地黃　柴胡　人參　甘草

加薑、棗煎，入苦酒醋也一匙，和服。大便實者，去人參，加大黃。

此足陽明藥也。發斑雖由胃熱，亦諸經之火有以助之。青黛、黃連以清肝火，梔子以清心肺之火，玄參、知母、生地以清腎火，犀角、石膏以清胃火，此皆大寒而能解鬱熱之毒者；引以柴胡，使達肌表柴胡清少陽相火；使以薑、棗，以和營衛；其用人參、甘草者，以和胃也，胃虛故熱毒乘虛入裏而發於肌肉也。加苦酒者，其酸收之義乎。

玉屑無憂散 陳無擇

治纏喉風痹，咽喉腫痛，咽物有礙，或風涎壅滯，口舌生瘡，大人酒癥，小兒奶癖，及骨屑哽塞。

玄參　黃連　荊芥　貫衆　山豆根　茯苓　甘草　砂仁　滑石五錢　硼砂　寒水石三錢　爲末。每一錢，先挑入口，徐以清水嚥下。能除三屍，去八邪，辟瘟療渴。[硼砂、玄參最能生津，凡瀉火利水之藥，皆能療渴。]

此足陽明、少陰藥也。玄參、黃連、寒水石清火，貫衆、山豆根解毒，滑石、茯苓利水，砂仁、硼砂軟堅[並能消骨哽]，荊芥散結，甘草和中，故能統治諸證也。[朱丹溪曰：咽痛必用荊芥，虛火上炎必用玄參。又有陰氣大虛，虛火遊行無制，客於咽喉，遂成咽痛，脈必浮大，重取必澀，宜濃煎人參湯，細細呷之。如用清降之藥，立斃。]

香連丸《直指》

治下痢赤白，膿血相雜，裏急後重。濕熱之積，干於血分則赤，干於氣分則白，赤白兼下者，氣血俱病也。後重裏急者，氣滯不通也。

按：裏急後重，有因火熱者，有因氣滯者，有因積滯者，有因氣虚者，有因血虚者，當審證論治。

黄連二十兩，吴茱萸十兩同炒，去茱萸用　木香四兩八錢不見火　醋糊丸。米飲下。一方等分，蜜丸。一方加甘草八兩，黄連用蜜水拌，蒸曬九次，入木香爲丸。

此手足陽明藥也。痢爲飲食不節，寒暑所傷，濕熱蒸鬱而成。黄連苦燥濕，寒勝熱，直折心脾之火，故以爲君。用吴茱同炒者，取其能利大腸壅氣痢乃脾病，傳於大腸，且以殺大寒之性也。裏急由於氣滯，木香辛行氣，溫和脾，能通利三焦，泄肺以平肝，使木邪不尅脾土，氣行而滯亦去也。一寒一熱，一陰一陽，有相濟之妙，經所謂熱因寒用也。痢疾初起忌用，爲黄連厚胃澀腸也。《原病式》曰：或言下痢白爲寒者，誤也。寒則不能消穀，何由反化爲膿也？燥鬱爲白，屬肺金也，泄痢皆兼於濕，濕熱甚於腸胃之内，致氣液不得宣通，使煩渴不止也。下痢赤白，俗言寒熱相兼，其説尤誤。寒熱異氣，豈能俱甚於腸胃而同爲痢乎？各隨五藏之部而見其色，其本則一出於熱，但分淺深而已。或曰：何故服辛熱之藥亦有愈者？曰：爲能開發鬱結，使氣液宣通，流濕潤燥，氣和而已。莫若用辛苦寒之藥，微加辛熱佐之，如錢氏香連丸之類是也。昂按：劉說固是，然病亦有寒熱合邪者。

本方加石蓮肉，治噤口痢。本方倍大黃，治熱痢積滯。本方加吳茱萸、肉豆蔻，烏梅湯丸。本方加訶子、龍骨，名黃連丸《宣明》，並治痢疾斷下。石蓮清心火，開胃口；大黃瀉胃熱，蕩積滯；吳茱利壅氣；肉蔻、訶子、烏梅、龍骨皆澀大腸。

白頭翁湯 仲景

治傷寒熱利下重，欲飲水者。此傷寒轉利之證也，仲景見於厥陰篇。欲飲水與渴不同，渴但津乾，欲水是陰分爲火所灼，欲得涼以解之也，不可過與。利與痢不同，利者瀉也。陽熱之利與陰寒不同，陰利宜理中、四逆溫藏；陽利糞色必焦黃，熱臭，出作聲，臍下必熱，得涼藥則止。《原病式》曰：瀉白爲寒，赤黃紅黑皆爲熱也。

白頭翁二兩　秦皮　黃連　黃柏三兩

此足陽明、少陰、厥陰藥也。白頭翁苦寒，能入陽明血分而涼血止澼；

秦皮苦寒性澀，能涼肝益腎而固下焦漬水色青，故能入肝除熱；黄連涼心清肝，黄柏瀉火補水，並能燥濕止利而厚腸，取其寒能勝熱，苦能堅腎，澀能斷下也。成無己曰：腎欲堅，急食苦以堅之。利則下焦虚，故以純苦之劑堅之。徐可忠曰：此主熱利下重，乃熱傷氣，氣下陷而重也。陷下則傷陰，陰傷則血熱，雖後重而不用調氣之藥，病不在氣耳。周揚俊曰：邪傳厥陰，少陽其表也，藏府相連，於法禁下，故但謀去其熱，熱除而利自止矣。

腎熱湯《千金》

治腎熱耳流膿血，不聞人聲。耳爲腎竅，舌爲心竅，以舌非孔竅，故心亦寄竅於耳。十二經中除足太陰、手厥陰，其餘十經皆入絡耳中。腎治內之陰，心治外之陽，清淨精明之氣，上走空竅，而聽斯聰矣。若二經不調，陰陽不和，或煩勞陰虚，或衛氣不下循經脈，或得於風邪，或經藏積熱，或大怒氣逆，或濕飲痞膈，或熱聚不散，流出膿血，或風熱搏結成核塞耳，皆令暴聾。宜通耳調氣安腎之劑。

磁石煅紅、淬七次　牡蠣鹽水煮，煅粉　白朮炒五兩　麥冬　芍藥四兩　甘草一兩　生地黄汁　葱白一升　大棗十五枚　分三服。

此足少陰藥也。磁石體重，辛鹹色黑，補腎祛熱，通耳明目，故以爲君；牡蠣鹹寒，軟痰破結；生地大寒，瀉火滋腎；麥冬、甘草補肺清金（肺爲腎母，又聲屬金。王太仆曰：肺虛則少氣不能報息而耳聾），白芍酸寒，平肝和血（經曰：肝病氣逆則耳聾不聰。又曰：耳得血而能聽），皆能生水而制火，退熱而斂陰；白朮、甘草、大棗補脾之品，益土氣正以制腎邪也。（土能防水。經曰：頭痛耳鳴，九竅不利，腸胃之所生也。）數者皆固本之藥，使精氣充足，邪熱自退，耳竅自通。加蔥白者，以引腎氣上通於耳也。

辛夷散 嚴氏

治鼻生瘜肉，氣息不通，不聞香臭。（鼻爲肺竅，氣清則鼻通，氣熱則鼻塞。濕熱盛甚，蒸於肺門則生瘜肉，猶濕地得熱而生芝菌也。）

辛夷　白芷　升麻　藁本　防風　川芎　細辛　木通　甘草　等分。爲末。每服三錢，茶調下。（外用燒礬爲末，加硇砂少許，吹鼻中，能消化之。）

此手太陰、足陽明藥也。經曰：天氣通於肺。若腸胃無痰火積熱，則平常上升皆清氣也。由燥火内焚，風寒外束，血氣壅滯，故鼻生瘜肉而竅窒不通也。辛夷、升麻、白芷辛溫輕浮，能引胃中清氣上行頭腦；防風、藁本辛溫雄壯，亦能上入巔頂，勝濕祛風；細辛散熱破結，通精氣而利九竅；芎藭補肝潤燥，散諸鬱而助清陽，此皆利竅升清，散熱除濕之藥；木通通中，茶清寒苦，以下行瀉火；甘草和中，又以緩其辛散也。李時珍曰：肺開竅於鼻，陽明胃脈俠鼻上行，腦爲元神之府，鼻爲命門之竅。人之中氣不足，清陽不升，則頭爲之傾，九竅爲之不利。

蒼耳散 無擇

治鼻淵。鼻流濁涕不止曰鼻淵，乃風熱爍腦而液下滲也。經曰：腦滲爲涕。又曰：膽移熱於腦，則辛頞鼻淵。頞即山根，辛頞，酸痛也。《原病式》曰：如以火爍金，熱極則反化爲水。肝熱甚則出泣，心熱甚則出汗，脾熱甚則出涎，肺熱甚則出涕，腎熱甚則出唾，皆火熱盛極，銷爍以致之也。

白芷一兩　薄荷　辛夷五錢　蒼耳子炒二錢半　爲末。食前葱茶湯調下二錢。

此手太陰、足陽明藥也。凡頭面之疾，皆由清陽不升，濁陰逆上所致。白芷主手足陽明，上行頭面，通竅表汗，除濕散風；辛夷通九竅，散風熱，能助胃中清陽上行頭腦；蒼耳疏風散濕，上通腦頂，外達皮膚；薄荷泄肺疏肝，清利頭目；葱白升陽通氣，茶清苦寒下行，使清升濁降，風熱散而腦液自固矣。

除痰之劑第十五

痰之源不一，有因熱而生痰者，有因痰而生熱者，有因氣而生者，有因風而生者，有因寒而生者，有因濕而生者，有因暑而生者，有因驚而生者，有多食而成者，有傷冷物而成者，有嗜酒而成者，有脾虛而成者。俗云百病皆由痰起，然《內經》有飲字而無痰字，至仲景始立五飲之名，而痰飲居其一。龐安常曰：善治痰者，不治痰而治氣，氣順則一身津液亦隨氣而順矣。《準繩》云：痰之生由於脾氣不足，不能致精於肺，而淤以成者也。治痰宜先補脾，脾復健運之常而痰自化矣。腎虛不能制水，水泛爲痰，是無火之痰，痰清而稀；陰虛火動，火結爲痰，是有火之痰，痰稠而濁。痰證初起，發熱頭痛，類外感表證；久則朝咳夜重，又類陰火內傷；走注肢節疼痛，又類風證，但肌色如故，脈滑不匀爲異。

二陳湯《局方》

治一切痰飲爲病，咳嗽脹滿，嘔吐惡心，頭眩心悸。脾虛不能健運，則生痰飲，稠者爲痰，稀者爲飲。水濕其本也，得火則結爲痰，隨氣升降，在肺則咳，在胃則嘔，在頭則眩，在心則悸，在背則冷，在脅則脹，其變不可勝窮也。

半夏薑製二錢　陳皮去白　茯苓一錢　甘草五分　加薑煎。薑能制半夏之毒。陳皮、半夏貴其陳久，則無燥散之患，故名二陳。治痰通用二陳。風痰加南星、白附、皂角、竹瀝；寒痰加半夏、薑汁；火痰加石膏、青黛；濕痰加蒼朮、白朮；燥痰加栝蔞、杏仁；食痰加山楂、麥芽、神麯；老痰加枳實、海石、芒硝；氣痰加香附、枳殼；脅痰在皮裏膜外，加白芥子；四肢痰加竹瀝。

此足太陰、陽明藥也。半夏辛溫，體滑性燥，行水利痰，爲君。痰因氣滯，氣順則痰降，故以橘紅利氣；痰由濕生，濕去則痰消，故以茯苓滲濕，爲臣。中不和則痰涎聚，又以甘草和中補土，爲佐也。或曰：有痰而渴，宜去半夏，代以貝母、栝蔞。吳鶴皋曰：渴而喜飲水者易之。渴而不能飲水者，雖渴猶宜半夏也。此濕爲本，熱爲標，濕極而兼勝己之化，非真象也。按：貝母寒潤，主肺家燥痰，半夏溫燥，主脾家濕痰，雖俱化痰，而寒溫燥潤各異。脫或誤施，貽害匪淺，用者宜審之。有血不足，陰火上逆，肺受火傷，肅清之令不得下行，由是津液渾濁，生痰不生血者，名燥痰，當用潤劑，如地黃、門冬、枸杞之類，滋陰降火而痰自清，若投二陳，立見危殆。有痰飲流入四肢，肩背酸痛，手足罷軟，誤以爲風，則非其治，宜導痰湯加木香、薑黃。大凡痰飲變生諸證，當以治飲爲先，飲消則諸證自愈。如頭風眉棱骨痛，投以風藥不效，投以痰藥見功。又如眼赤羞明，與之涼藥不瘳，畀以痰劑獲愈。凡此之類，不一而足。有人坐處吐痰滿地，不甚稠黏，祇是沫多，此氣虚不能攝涎，不可用利藥，宜六君子加益智仁一錢以攝之。

本方加人參、白朮，名六君子湯，治氣虛有痰。本方去茯苓、甘草，名陳皮半夏湯；再加桔梗，名桔梗半夏湯；本方去陳皮、甘草，名半夏茯苓湯；再加生薑，名小半夏加茯苓湯《金匱》，並治水氣嘔惡。本方加黄芩，名茯苓半夏湯《宣明》，治熱痰。本方加黄連、梔子、生薑，名二陳加梔連生薑湯，治膈上熱痰，令人嘔吐。去生薑，治嘈雜。本方加砂仁、枳殼，名砂枳二陳湯，行痰利氣。本方加膽星、枳實，名導痰湯，治頑痰膠固，非二陳所能除者。加膽星以助半夏，加枳實以成衝牆倒壁之功。再加菖蒲，治驚悸健忘，怔忡不寐。導痰湯加木香、香附，名順氣導痰湯，治痰結胸滿，喘咳上氣。本方加枳實、栝蔞、菔子、山楂、神麯，治食積痰嗽發熱。本方加蒼朮、枳殼、片子薑黄，名加味二陳湯《仁齋》，治痰攻眼腫，並酒家手臂重痛麻木。本方除甘草，加乾薑，薑汁糊丸，名溫中化痰丸《寶鑒》，治胸膈寒痰不快。本方除茯苓、甘草，加黄連，麵糊丸，薑湯下，名三聖丸，治痰火嘈雜，心懸如飢。單用陳皮、生薑，名橘皮湯《金匱》，治乾嘔噦及手足厥者。單用半夏、薑汁，名生薑半夏湯《金匱》，治似喘不喘，似嘔不嘔，似噦不噦，心中憒憒然無奈者。本方半夏醋煮，除陳皮，薑汁丸，名消暑丸見暑門。

潤下丸即二賢散

治膈中痰飲。

廣陳皮去白，八兩，鹽水浸洗　甘草二兩蜜炙　蒸餅糊丸。或將陳皮鹽水煮爛，曬乾，同甘草爲末，名二賢散，薑湯下。濕勝加星、夏，火盛加芩、連。

此足太陰、陽明藥也。陳皮燥濕而利氣，濕去則痰涸，氣順則痰行，食鹽潤下而軟堅，潤下則痰降，軟堅則痰消。痰在膈中，故用甘草引之入胃，甘草經蜜炙能健脾調胃，脾胃健則痰自行矣。虛弱人慎用。朱丹溪曰：胃氣亦賴痰以養，攻盡則虛而愈弱。

桂苓甘朮湯《金匱》

治心下有痰飲，胸脅支滿，目眩。稀者爲飲，稠者爲痰。痰飲積於厥陰心包，則胸脅支滿；痰飲阻其胸中之陽，水精不能上布，故目眩。

茯苓四兩　桂枝　白朮三兩　甘草二兩

此足太陰藥也。喻嘉言曰：茯苓治痰飲，伐腎邪，滲水道；桂枝通陽氣，開經絡，和營衛；白朮燥痰水，除脹滿，治風眩；甘草得茯苓，則不資滿而反泄滿，故本草曰：甘草能下氣除煩滿。此證爲痰飲阻抑其陽，故用陽藥以升陽而化氣也。《金匱》曰：短氣有微飲者，當從小便去之，桂苓甘朮湯主之，腎氣丸亦主之。按：腎氣丸亦通陽行水之藥也。

清氣化痰丸

治痰熱。熱痰者，痰因火盛也。痰即有形之火，火即無形之痰。痰隨火而升降，火引痰而横行，變生諸證，不可紀極。火借氣於五藏，痰借液於五藏，氣有餘則爲火，液有餘則爲痰，故治痰者必降其火，治火者必順其氣也。

半夏薑製　膽星兩半　橘紅　枳實麸炒　杏仁去皮尖　栝蔞仁去油　黄芩酒炒　茯苓一兩

薑汁糊丸。淡薑湯下。

此手足太陰之藥，治痰火之通劑也。氣能發火，火能役痰。半夏、南星以燥濕氣，黄芩、栝蔞以平熱氣，陳皮以順裏氣，杏仁以降逆氣，枳實以破積氣，茯苓以行水氣。水濕火熱，皆生痰之本也。蓋氣之亢則爲火，猶民之反而爲賊，賊平則還爲良民而復其業矣，火退則還爲正氣而安其位矣，故化痰必以清氣爲先也。

順氣消食化痰丸《瑞竹堂》

治酒食生痰，胸膈膨悶，五更咳嗽。過飲則脾濕，多食辛熱油膩之物，皆能生痰，壅於胸膈，故滿悶；五更咳嗽，由胃有食積，至此時火氣流入肺中，故嗽。

半夏薑製　膽星一斤　青皮　陳皮去白　萊菔子生用　蘇子沉水者炒　山楂炒

麥芽炒　神麯炒　葛根　杏仁去皮尖，炒　香附製各一兩　薑汁和，蒸餅糊丸。

一方半夏、南星各一斤，白礬、皂角、生薑各一斤，同煮至南星無白點爲度，去皂角、薑，切，同曬乾用。

此手足太陰藥也。痰由濕生，半夏、南星所以燥濕；痰由氣升，蘇子、萊菔子、杏仁所以降氣；痰由氣滯，青皮、陳皮、香附所以導滯；痰因於酒食，葛根、神麯所以解酒，山楂、麥芽所以化食。濕去食消則痰不生，氣順則咳嗽止，痰滯既去，滿悶自除也。久嗽有痰者，燥脾化痰；無痰者，清金降火。蓋外感久則鬱熱，內傷久則火炎，俱要開鬱潤燥。其七情氣逆者，順氣爲先；停水宿食者，分導爲要；氣血虛者，補之斂之，不宜妄用澀劑。

清肺飲

治痰濕氣逆而咳嗽。肺受火傷，則氣逆而爲咳；脾有停濕，則生痰而作嗽。病有五藏六府之殊，而其要皆歸於肺，以肺爲五藏華蓋，下通膀胱，外達皮毛，爲氣之主而出聲也。大法新嗽脈浮爲表邪，宜發散；脈實爲内熱，宜清利；脈濡散爲肺虚，宜溫補；久嗽曾經解利，以致肺胃俱虚，飲食不進，宜溫中助胃，兼治嗽藥。《素問》曰：肺之能令人咳，何也？曰：五藏六府皆令人咳，非獨肺也。皮毛者，肺之合也，皮毛先受邪氣，邪氣以從其合也。五藏各以其時受病，非其時各傳以與之。有自外得者，肺主皮毛，風寒暑濕之邪自皮毛入，内傳藏府而爲嗽也；有自内發者，七情饑飽，内有所傷則邪氣上逆，肺爲氣出入之道，故五藏之邪上蒸於肺而爲嗽也。然風寒暑濕有不爲嗽者，蓋所感者重，不留於皮毛，徑傷藏府而成傷寒濕熱諸病；七情亦有不爲嗽者，蓋病尚淺，只在本藏，未傳入肺。所以傷寒以有嗽爲輕，而七情饑飽之嗽必久而後發也。

杏仁去皮尖　貝母　茯苓一錢　桔梗　甘草　五味子　橘紅五分　加薑煎，食遠服。若春時傷風咳嗽，鼻流清涕，宜清解，加防風、薄荷、紫蘇、炒芩；夏多火熱，宜清降，加桑皮、麥冬、黄芩、知母、石膏；秋多濕熱，宜清熱利濕，加蒼朮、桑皮、防風、梔、芩；冬多風寒，宜解表行痰，加麻黄、桂枝、乾薑、生薑、半夏、防風；火嗽加青黛、栝蔞、海石；食積痰加香附、山楂、枳實；濕痰除貝母，加半夏、南星；燥痰加栝蔞、知母、天冬；午前嗽屬胃火，宜清胃，加石膏、黄連；午後嗽屬陰盛，宜滋陰降火，加芎、歸、芍、地、知、柏、二冬，竹瀝、薑汁傳送；黄昏嗽爲火浮於肺，不可用涼藥，宜五倍、五味、訶子斂而降之；勞嗽見血，多是肺受熱邪，宜加歸、芍、阿膠、天冬、知母、款冬、紫菀之類；久嗽肺虚，加參、芪；如肺熱，去人參，用沙參可也。

此手太陰之藥，治肺之通劑也。杏仁解肌散寒，降氣潤燥；貝母清火散結，潤肺化痰；五味斂肺而寧嗽，茯苓除濕而理脾；橘紅行氣，甘草和中；桔梗清肺利膈，載藥上浮，而又能開壅發表也。

金沸草散《活人》

治肺經傷風，頭目昏痛，咳嗽多痰。風盛則氣壅，氣壅則痰生，故頭目昏痛而咳嗽。《直指方》云：咳嗽感風者，鼻塞聲重；傷冷者，淒慘怯寒；挾熱爲焦煩；受濕爲纏滯；瘀血則膈間腥悶；停水則心下怔忡。或實或虛，痰之黄白，唾之稀稠，從可知也。

旋覆花即金沸草　前胡　細辛一錢　荆芥錢半　赤茯苓六分　半夏五分　甘草炙三分

加薑、棗煎。《局方》加麻黄、赤芍，無赤茯、細辛。《玉機微義》曰：《局方》辛平，《活人》辛溫。如滿悶，加枳殼、桔梗；有熱加柴胡、黄芩；頭痛加川芎。

此手太陰藥也。風熱上壅，荆芥辛輕發汗而散風；痰涎内結，前胡、旋覆消痰而降氣；半夏燥痰而散逆，甘草發散而緩中；茯苓行水，細辛溫經。蓋痰必挾火而兼濕，故下氣利濕而證自平。茯苓用赤者，入血分而瀉丙丁也。小腸爲丙火，心爲丁火。《三因方》云：一婦人牙痛，治療不效，口頰皆腫，以金沸草散大劑煎湯薰漱而愈。

百花膏《濟生》

治喘咳不已，或痰中有血，虚人尤宜。

百合　款冬花　等分。蜜丸，龍眼大。食後臨臥薑湯下，或噙化。加紫菀、百部、烏梅，名加味百花膏，治同，煎服亦可。

此手太陰藥也。款冬瀉熱下氣，清血除痰，百合潤肺寧心，補中益氣，並爲理嗽要藥。

三仙丸《百一方》

治中脘氣滯，痰涎不利。按：氣滯不通爲氣痰，走注攻刺亦曰氣痰。

南星麯　半夏麯四兩　香附二兩　糊丸。薑湯下。

此足陽明、手足太陰藥也。星、夏以燥肺胃之痰，香附以快三焦之氣，使氣行則痰行也。《玉機微義》曰：此方與《局方》四七湯、《指迷》茯苓丸，皆行痰而兼用氣藥，即嚴氏氣順則痰自下之意。然紫蘇、枳殼肺氣藥也，厚朴脾胃氣藥也，香附肝氣藥也，隨藏氣而用，不可不分。又云：嚴氏以人之七情鬱結，氣滯生痰，氣道通利，痰自降下。又有原有積痰，其氣因痰而結滯者，必先逐去痰結，則氣自行，豈可專主一說？有一咳痰即出者，脾濕勝而痰滑也，宜半夏、南星、皂角之屬燥其脾，若利氣之劑所當忌也；有連咳痰不出者，肺燥勝而痰澀也，宜枳殼、紫蘇、杏仁之屬利其肺，若燥脾之劑所當忌也。

半夏天麻白朮湯 東垣

治脾胃內傷，眼黑頭眩，頭痛如裂，身重如山，惡心煩悶，四肢厥冷，謂之足太陰痰厥頭痛。痰厥者，濕痰厥逆而上也。痰逆則上實，故令頭痛，目眩，眼前見黑色也。東垣曰：太陰頭痛，必有痰也；少陰頭痛，足寒而氣逆也。太陰、少陰二經雖不上頭，然痰與氣逆壅於膈中，頭上氣不得暢而爲痛也。

半夏薑製　麥芽錢半　神麯炒　白朮炒一錢　蒼朮泔浸　人參　黃芪蜜制　陳皮　茯苓　澤瀉　天麻五分　乾薑三分　黃柏二分酒洗　每服五錢。

此足太陰藥也。痰厥頭痛，非半夏不能除半夏燥痰而能和胃；頭旋眼黑，虛風內作，非天麻不能定天麻有風不動，名定風草；黃芪、人參甘溫，可以瀉火，亦可以補中；二朮甘苦而溫，可以除痰，亦可以益氣去濕故除痰，健脾故益氣；苓、瀉瀉熱導水；陳皮調氣升陽；神麴消食，蕩胃中滯氣；麥芽化結，助戊己運行胃爲戊土，脾爲己土；乾薑辛熱，以滌中寒；黃柏苦寒，酒洗，以療少火在泉發燥也。李東垣曰：夫風從上受之，風寒傷上，邪從外入，令人頭痛，身重惡寒，此傷寒頭痛也；頭痛耳鳴，九竅不利，腸胃之所生，乃氣虛頭痛也；心煩頭痛者，過在手太陽、少陰，乃濕熱頭痛也；如氣上不下，頭痛巔疾者，下虛上實也；過在足太陽、少陰，甚則入腎，寒濕頭痛也；如頭半邊痛者，先取手少陽、陽明，次取足少陽、陽明，此偏頭痛也。有厥逆頭痛者，所犯大寒，內至骨髓，髓者以腦爲主，腦逆故令頭痛，齒亦痛。有真頭痛者，甚則腦盡痛，手足寒至節，死不治。頭痛每以風藥治之者，高巔之上唯風可到，味之薄者，陰中之陽，乃自地升天者也。太陽頭痛，惡風寒，脈浮緊，川芎、羌活、獨活、麻黃之類爲主；少陽頭痛，脈弦細，往來寒熱，柴胡、黃芩爲主；陽明頭痛，自汗，發熱惡寒，脈浮緩長實者，升麻、葛根、白芷、石膏爲主；太陰頭痛，必有痰體重，或腹痛，爲痰癖，其脈沉緩，蒼朮、半夏、南星爲主；少陰頭痛，三陰三陽經不流行，而足寒氣逆，爲寒厥，其脈沉細，麻黃附子細辛湯主之；厥陰頭頂痛，或吐涎沫厥冷，脈沉緩，吳茱萸湯主之；血虛頭痛，當歸、川芎爲主；氣虛頭痛，人參、黃芪爲主；氣血俱虛頭痛，補中益氣湯少加川芎、蔓荊子、細辛。清空膏，風濕頭痛藥也；白朮半夏天麻湯，痰厥頭痛藥也；羌活附子湯，厥逆頭痛藥也。如濕氣在頭者，以苦吐之，不可執方而治。昂按：以苦吐之，瓜蒂散、濃茶之類是也。

茯苓丸《指迷方》

治痰停中脘，兩臂疼痛。飲伏於內，停滯中脘，脾主四肢，脾滯而氣不下，故上行攻臂，其脈沉細者是也。

半夏麯二兩　茯苓一兩乳拌　枳殼五錢麩炒　風化硝二錢半，如一時未易成，但以朴硝撒於盤中，少時成水，置當風處，即乾如芒硝，刮取亦可用

薑汁糊丸，薑湯下。

此足太陰、陽明藥也。半夏燥濕，茯苓滲水，枳殼行氣，化硝軟堅去堅痰，生薑製半夏之毒而除痰，使痰行氣通，臂通自止矣。喻嘉言曰：痰藥雖多，此方甚效。痰飲流入四肢，令人肩背酸痛，兩手罷軟，誤以爲風，則非其治，宜導痰湯加木香、薑黄各五分，輕者《指迷》茯苓丸，重者控涎丹。外有血虚不能榮筋而致臂痛，宜蠲痹、四物湯各半貼和服。

控涎丹一名妙應丸。《三因方》

治人忽患胸背手足腰項筋骨牽引釣痛，走易不定；或手足冷痹，氣脈不通。此乃痰涎在胸膈上下，誤認癱瘓，非也。

甘遂去心 大戟去皮 白芥子 等分。爲末，糊丸。臨臥薑湯服五七丸至十丸。痰猛加丸數。脚氣加檳榔、木瓜、松脂、卷柏；驚痰加硃砂、全蠍；驚氣成塊加穿山甲、鱉甲、延胡索、蓬朮；熱痰加盆硝；寒痰加胡椒、丁香、薑、桂。

此手足太陽、太陰藥也。十棗湯加減，行水例藥，亦厲劑。李時珍曰：痰涎爲物，隨氣升降，無處不到，入心則迷成癲癇，入肺則塞竅爲喘咳背冷，入肝則膈痛乾嘔、寒熱往來，入經絡則麻痹疼痛，入筋骨則牽引釣痛，入皮肉則瘰癧癰腫。陳無擇《三因方》並以控涎丹主之，殊有奇效。此乃治痰之本。痰之本，水也，濕也，得氣與火，則結爲痰。大戟能泄藏府水濕，甘遂能行經隧水濕直達水氣所結之處，以攻決爲用，白芥子能散皮裏膜外痰氣，唯善用者能收奇功也。

三子養親湯 韓悉

治老人氣實痰盛，喘滿懶食。痰不自動，因火而動。氣有餘便是火。氣盛上湧，故喘，痰火塞胸，故懶食。

紫蘇子沉水者　白芥子　萊菔子　各微炒，研，煎服。或等分，或看病所主爲君。

此手足太陰藥也。白芥子除痰，紫蘇子降氣，萊菔子消食，然皆行氣豁痰之藥，氣行則火降而痰消矣。吳鶴皋曰：治痰先理氣，此治標耳，終不若二陳能健脾去濕，有治本之功也。李士材曰：治病先攻其甚，若氣實而喘，則氣反爲本，痰反爲標矣，是在智者神而明之。若氣虚者非所宜也。

滌痰湯 嚴氏

治中風痰迷心竅，舌強不能言。心在竅爲舌，心別脈繫舌根，脾脈連舌本，散舌下，腎脈俠舌本，三脈虚則痰涎乘虚閉其脈道，故舌不能轉運言語也。若三脈亡血，不能榮養而瘖者，又當加補血藥。風痰塞其經絡，舌強不能言，其證爲重；若壅熱上攻，舌腫不能轉者，其證爲輕。

半夏薑製　膽星三錢五分　橘紅　枳實　茯苓二錢　人參　菖蒲一錢　竹茹七分　甘草五分　加薑煎。

此手少陰、足太陰藥也。心脾不足，風邪乘之，而痰與火塞其經絡，故舌本強而難語也。人參、茯苓、甘草補心益脾而瀉火，陳皮、南星、半夏利氣燥濕而祛痰，菖蒲開竅通心，枳實破痰利膈，竹茹清燥開鬱，使痰消火降，則經通而舌柔矣。喻嘉言曰：此證最急，此藥最緩，有兩不相當之勢。審其屬實，用此湯調下牛黃丸，審其屬虛，用此湯調下二丹丸，庶足開痰通竅。附二丹丸：丹參、熟地、天冬兩半，麥冬、茯神、甘草一兩，丹砂、人參、菖蒲、遠志五錢。蜜丸。安神養血，清熱息風，服之得睡。有風中心脾者，有痰塞心竅者，有風寒壅滯者，致舌本木強。又有氣虛、血虛、腎虛及老人暴不能言者，宜十全大補湯加菖蒲、遠志。

礞石滾痰丸王隱君

治實熱老痰，怪證百病。風木太過，尅制脾土，氣不運化，積滯生痰，壅塞上中二焦，迴薄腸胃曲折之處，謂之老痰，變生百病，不可測識，非尋常藥餌所能療也，此丸主之。

青礞石一兩　沉香五錢　大黃酒蒸　黃芩八兩　右將礞石打碎，用焰硝一兩，同入瓦罐，鹽泥固濟，曬乾，火煅，石色如金爲度，研末，和諸藥水丸。量人虛實服之，薑湯送下。服後仰卧，令藥在胸膈之間，除逐上焦痰滯，不宜飲水行動。昂按：凡藥必先入胃，然後能分佈於某經某絡。胃乃人身分金之爐也，安有長在膈中而可以見功者乎？若云膈藥必須在膈，將治頭痛之藥亦必令之上駐於頭耶？吐痰水上，以礞石末摻之，痰即隨下，故爲利痰聖藥。礞石煅過無金星者不堪用，陳久者佳，新煅者火毒硝毒未除。

此手足太陰、陽明藥也。礞石剽悍之性，能攻陳積伏匿之痰；大黃蕩熱去實，以開下行之路；黃芩瀉肺涼心，以平上僭之火；沉香能升降諸氣，上至天而下至泉，以導諸藥爲使也。然乃峻劑，非體實者不可輕投。王隱君曰：痰證古今未詳，方書雖有五飲、諸飲之異，而究莫知其爲病之源。或頭風作眩，目運耳鳴；或口眼蠕動，眉稜耳輪痛癢；或四肢游風腫硬，似疼非疼；或爲齒頰癢痛，牙齒浮而痛癢；或噯氣吞酸，心下嘈雜；或痛或噦；或咽嗌不利，咯之不出，嚥之不下，其痰似墨，有如破絮、桃膠、蜆肉之狀；或心下如停冰鐵，心氣冷痛；或夢寐奇怪之狀；或足腕酸軟，腰背骨節卒痛；或四肢筋骨疼痛，難以名狀，並無常處，以致手臂麻痛，狀如風濕；

或脊上一條如線之寒起者；或渾身習習如臥芒刺者；或眼黏濕癢，口糜舌爛喉痹等證；或繞項結核，狀若瘰癧；或胸腹間如有二氣交紐，噎息煩悶，有如煙火上衝，頭面烘熱；或爲失志癲癇；或中風癱瘓；或勞瘵荏苒之疾；或風毒腳氣；或心下怔忡，如畏人捕；或喘嗽嘔吐；或嘔冷涎綠水黑汁，甚爲肺癰腸毒，便膿攣跛。內外爲病百端，皆痰所致，其狀不同，難以盡述。蓋津液既凝爲痰，不復周潤三焦，故口燥咽乾，大便秘結，面如枯骨，毛髮焦槁，婦人則因此月水不通。若能逐去敗痰，自然服餌有效。余用滾痰丸以愈諸疾，不可勝數，特相傳於世云。

本方加玄明粉一兩，硃砂爲衣，治同。本方減大黃、黃芩各六兩，加橘紅、半夏各二兩，甘草一兩，竹瀝、薑汁爲丸，名竹瀝達痰丸，治同，力稍和緩。單用礞石一味，制如前法，名奪命丹楊氏，薄荷自然汁、蜜調溫服，治小兒急慢驚風，痰涎壅盛，藥不得下，命在須臾。

牛黃丸

治風癇迷悶，涎潮抽掣。風癇或因母腹中受驚，或因大驚而得。蓋小兒神氣尚弱，驚則神不守舍，舍空則痰涎歸之，以致痰迷心竅。或感風寒暑濕，或飲食不節，逆於藏氣，鬱而生涎，閉塞諸經，厥而乃成。或數日一發，或一日數發，發則眩仆倒地，昏不知人，瘈瘲抽掣，口目喎邪，或隨藏氣作六畜之聲。

膽星　全蠍去足、焙　蟬蛻二錢五分　牛黄　白附子　僵蠶洗、焙　防風　天麻錢半　麝香五分　煮棗肉和水銀五分，細研，入藥末爲丸。荆芥、薑湯下。

此手少陰、足太陰、厥陰藥也。牛黄清心解熱，開竅利痰；天麻、防風、南星、全蠍辛散之味，僵蠶、蟬蛻清化之品，白附頭面之藥去頭面之游風，皆能搜肝風而散痰結；麝香通竅，水銀劫痰；引以薑、芥者，亦以逐風而行痰也。按：牛黄丸之方頗多，互有異同，然大要在於搜風化痰，寧心通竅，多用冰、麝、牛、雄、金、珠、犀、珀。若中藏者宜之，如中府中血脈者，反能引風入骨。此方藥味頗簡，故姑録之以概其餘也。喻嘉言曰：牛黄丸與蘇合丸異治，熱阻關竅宜牛黄丸；寒阻關竅宜蘇合丸。若手撒口開遺尿等死證，急用參附峻補，間有生者，若牛黄、蘇合入口即斃。

辰砂散《靈苑》

治風痰諸癇，癲狂心疾。諸癇因驚恐憂怒，火盛於心，痰塞心竅，發時卒倒，抽掣叫吼，吐涎，食頃乃醒。身熱脈浮，在表者，陽癇，屬六府，易治；身冷脈沉，在裏者，陰癇，屬五藏，難治。其實痰火與驚而已，癲狂亦出於此。

辰砂光明者一兩　乳香光瑩者　棗仁五錢炒　溫酒調下，恣飲沉醉，聽睡一二日勿動，萬一驚寤，不可復治。

此手少陰藥也。辰砂鎮心瀉心火，乳香入心散瘀血，棗仁補肝膽而寧心。

本方加人參一兩，蜜丸，彈丸大，名寧志膏《本事》，每服一丸，薄荷湯下，治同。

白金丸

治癲狂失心。癲多喜笑，尚知畏懼，證屬不足；狂多忿怒，人不能制，證屬有餘。此病多因驚憂，痰血塞於心竅所致。《難經》曰：諸陽爲狂，諸陰爲癲。喜屬心，怒屬肝，二經皆火有餘之地也。

白礬三兩　鬱金七兩　薄荷糊丸。

此手少陰藥也。白礬酸鹹，能軟頑痰；鬱金苦辛，能去惡血。痰血去則心竅開而疾已矣。

青州白丸子

治風痰湧盛，嘔吐涎沫，口眼喎邪，手足癱瘓，小兒驚風皆風痰壅塞經絡；及痰盛泄瀉。肥人滑泄，多屬之痰。脈滑責之痰，不食不飢責之痰。

白附子生用　南星生用二兩　半夏水浸生衣，生用七兩　川烏去皮臍，生用五錢　爲末，絹袋盛之，水擺出粉，未盡，再搖再擺，以盡爲度。貯磁盆，日暴夜露，春五日，夏三，秋七，冬十日，曬乾。糯米糊丸，如綠豆大。每服二十丸，薑湯下。癱瘓，酒下；驚風，薄荷湯下三五丸。

此足厥陰、太陰藥也。痰之生也，由風由寒由濕，故用半夏、南星之辛溫以燥濕散寒，川烏、白附子辛熱以溫經逐風。浸而暴之者，殺其毒也。

喻嘉言曰：此治風痰之上藥也，然熱痰迷竅者，非所宜施。

星香散

治中風痰盛，體肥不渴者。

膽星八錢　木香二錢　爲末服。或加全蠍。

此足厥陰藥也。南星燥痰之品，製以牛膽，以殺其毒，且膽有益肝膽之功肝膽之經；屬風木佐以木香，取其行氣以利痰也。木香能疏肝氣、和脾氣。肥而不渴，宜燥可知。加全蠍者，以散肝風也。中風體虛有痰者，宜四君子或六君子湯調下此散。

常山飲《局方》

瘧久不已者，用此截之。瘧初起不宜禁，禁則邪氣未盡，變生他證，發久則可截之。

常山燒酒炒二錢　草菓煨　檳榔　知母　貝母一錢　烏梅二個　薑三片、棗一枚，半酒半水煎，露一宿，日未出時，面東空心溫服。渣用酒浸煎，待瘧將發時先服。一方有良薑、甘草，無檳榔；一方加穿山甲、甘草。

此足少陰、太陰藥也。古云無痰不作瘧，常山引吐行水，祛老痰積飲；檳榔下氣破積，能消食行痰；陰陽不和則瘧作陽勝則熱，陰勝則寒，知母滋陰，能治陽明獨勝之火，草菓辛熱，能治太陰獨勝之寒；貝母清火散結，瀉熱除痰；烏梅酸斂澀收，生津退熱斂陰故退熱，合爲截瘧之劑也。趙以德曰：嘗究本草，知母、草菓、常山、甘草、烏梅、檳榔、穿山甲皆云治瘧。集以成方者，爲知母性寒，入足陽明治獨勝之熱，使退就太陰；草菓溫燥，治足太陰獨勝之寒，使退就陽明，二經和則無陰陽交錯之變，是爲君藥。常山主寒熱瘧，吐胸中痰結，是爲臣藥。甘草和諸藥；烏梅去痰；檳榔除痰癖、破滯氣，是爲佐藥。穿山甲穴山而居，遇水而入，則是出入陰陽，貫穿經絡於榮分，以破暑結之邪，爲使藥也。惟脾胃有鬱痰者，用之收效。李士材曰：常山生用多用則吐，與甘草同用亦必吐。若酒浸炒透，但用錢許，每見奇功，未見其或吐也。世人泥於老人久病忌服之説，使良藥見疑，沉痾難起，抑何愚耶？李時珍曰：常山、蜀漆劫痰截瘧，須在發散表邪及提出陽分之後，用之得宜，得甘草則吐，得大黄則利，得烏梅、穿山甲則入肝，得小麥、竹葉則入心，得秫米、麻黄則入肺，得龍骨、附子則入腎，得草菓、檳榔則入脾。蓋無痰不作瘧，一物之功，亦在驅逐痰水而已。

截瘧七寶飲《易簡》

治實瘧久發不止，寸口脈弦滑浮大者脈弦爲肝風，滑爲痰，浮爲在表，大爲陽。若脈沉澀微細者禁用，不問鬼瘧食瘧，並皆治之。瘧有經瘧、藏瘧、寒瘧、風瘧、溫瘧、暑瘧、濕瘧、痰瘧、食瘧、瘴瘧、鬼瘧之別。

常山酒炒　草菓煨　檳榔　青皮　厚朴　陳皮　甘草　等分。用酒水各一鍾，煎熟，絲綿蓋之，露一宿。於當發之早，面東溫服。瘧正發時，不可服藥。經曰：工不能治其已發，爲其氣逆也。若正發而服藥，反能助寒助熱。

此足少陽、太陰藥也。常山能吐老痰積飲，檳榔能下食積痰結，草菓能消太陰膏粱之痰，陳皮利氣，厚朴平胃，青皮伐肝瘧爲肝邪，皆爲溫散行痰之品。甘草入胃，佐常山以吐瘧痰也。《玉機微義》曰：上方乃溫脾燥烈之藥，蓋作脾寒治也。用之亦效者，值病人陰陽相並，脾氣鬱結，濁液凝痰，閉塞中脘，因得燥熱，亦以暫開，所以氣通而痰止。若中氣虚弱，內有鬱火之人，復用燥熱，愈劫愈虚，咎將誰執？楊仁齋曰：瘧有水有血，惟水飲所以作寒熱，惟瘀血所以憎寒熱。常山能逐水固也，若是血證，當加五靈脂、桃仁爲佐，入生薑、蜜同煎。苟無行血之品，何以收十全之功耶？《保命集》云：瘧夜發者，乃邪氣深遠而入血分，爲陰經有邪，宜加桃仁於桂、麻湯中，發散血中之風寒。按：瘧晝發屬氣，夜發屬血。

消導之劑第十六

消者，散其積也；導者，行其氣也。脾虚不運則氣不流行，氣不流行則停滯而爲積，或作瀉痢，或成癥痞，以致飲食減少，五藏無所資稟，血氣日以虚衰，因致危困者多矣，故必消而導之。輕則用和解之常劑，重必假峻下之湯丸。蓋濁陰不降，則清陽不升，客垢不除，則真元不復。如戡定禍亂，然後可以致太平也。峻劑見攻裏門。茲集緩攻平治、消補兼施者，爲消導之劑。

平胃散《局方》

治脾有停濕，痰飲痞膈，宿食不消，滿悶嘔瀉，及山嵐瘴霧，不服水土。土濕太過，木邪乘所不勝而侮之，脾虚不能健運，故有痰食留滞中焦，致生痞滿諸證。胃寒則嘔，濕盛則瀉。嵐瘴水土之病，亦由胃虚，故感之也。

蒼朮泔浸二錢　厚朴薑炒　陳皮去白　甘草炙一錢　加薑、棗煎。傷食加神麯、麥芽或枳實，濕勝加五苓，痰多加半夏，脾倦不思食加參、芪，痞悶加枳殼、木香，大便秘加大黄、芒硝，小便赤澀加苓、瀉，傷寒頭痛加葱、豉取微汗。

此足太陰、陽明藥也。蒼朮辛烈，燥濕而強脾；厚朴苦溫，除濕而散滿苦降能瀉實滿，辛溫能散濕滿；陳皮辛溫，利氣而行痰；甘草中州主藥，能補能和，蜜炙爲使，泄中有補，務令濕土底於和平也。

本方加藿香、半夏，名藿香平胃散，又名不換金正氣散《局方》，治胃寒腹痛嘔吐，及瘴疫濕瘧。再加人參、茯苓、草菓、生薑、烏梅，名人參養胃湯，治外感風寒，內傷生冷，夾食停痰，嵐瘴瘟疫，或飲食傷脾，發爲痎瘧老瘧也。本方合二陳，加藿香，名除濕湯，治傷濕腹痛，身重足軟，大便溏瀉。本方加藁本、枳殼、桔梗，名和解散《局方》，治四時傷寒頭痛，煩躁自汗，咳嗽吐利。本方一兩，加桑白皮一兩，名對金飲子，治脾胃受濕，腹脹身重，飲食不進，肢酸膚腫。本方除蒼朮，加木香、草蔻、乾薑、茯苓，名厚朴溫中湯，治脾胃虛寒，心腹脹滿，及秋冬客寒犯胃，時作疼痛。散以辛熱，佐以苦甘，滲以甘淡，氣溫胃和，痛自止矣。本方加麥芽、炒麯，名加味平胃散，治宿食不消，吞酸噯臭。

枳朮丸 潔古

消痞除痰，健脾進食。消痞除痰，消也；健脾進食，補也。

白朮二兩土蒸　枳實一兩麸炒　爲末。荷葉包陳米飯煨乾爲丸。痞悶加陳皮，氣滯加木香，傷食加麥芽、神麯。

此足太陰、陽明藥也。李東垣曰：白朮甘溫，補脾胃之元氣，其苦味除胃中濕熱，利腰臍間血，過於枳實尅化之藥一倍；枳實苦寒，泄胃中痞悶，化胃中所傷，是先補其虛而後化其傷，則不峻矣；荷叶中空色青，形仰象震，在人爲少陽膽，生化之根蒂也。飲食入胃，營氣上行，即少陽甲膽之氣也。胃氣、元氣、穀氣、甲膽上升之氣一也，食藥感此氣化，胃氣何由不上升乎？燒飯與白朮協力，滋養穀氣，補令胃厚，不至再傷，其利廣矣。王安道曰：勞倦飲食雖俱爲内傷，然勞倦傷誠不足矣，飲食傷又當於不足之中分其有餘。夫飢餓不飲食者，胃氣空虛，此爲不足而傷也；飲食自倍，腸胃乃傷者，此不足之中兼有餘而傷也。惟其不足故補益，惟其有餘故消導。亦有物滯氣傷，消補兼行者；亦有物滯氣不傷，但須消導者；亦有不須消導，但須補益者。枳朮丸之類，雖曰消導，固有補益之意焉。若所滯之物，非枳朮丸之力所能去者，備急丸、煮黄丸、瓜蒂散等，潔古、東垣亦未嘗委之而勿用也。

本方作湯名枳朮湯《金匱》，治水飲，心下堅大如盤，邊如旋盤。心下，上焦陽分也，屬氣分之水。本方加半夏一兩，名半夏枳朮丸，治脾濕停痰及傷冷食。淋者加澤瀉一兩。本方加橘皮一兩，名橘皮枳朮丸，治飲食不消，氣滯痞悶。本方加陳皮、半夏，名橘半枳朮丸，健脾消痞化痰。本方加木香一兩，名木香枳朮丸，治氣滯痞滿。木香平肝行氣，使木不尅土。再加砂仁，名香砂枳朮丸，破滯氣，消飲食，強脾胃。如加乾薑五錢，名木香乾薑枳朮丸，兼治氣寒。再加人參、陳皮，名木香人參乾薑枳朮丸，開胃進食。本方加神麴、麥芽各一兩，名麴蘖枳朮丸，治内傷飲食，或泄瀉。本方加酒炒黄連、黄芩、大黄、炒神麴、橘紅各一兩，名三黄枳朮丸，治傷肉食、濕麵、辛熱味厚之物，填塞悶亂不快。本方加茯苓五錢、乾薑七錢，名消飲丸，治停飲胸滿嘔逆。

保和丸

治食積飲停，腹痛泄瀉，痞滿吐酸，積滯惡食，食瘧下痢。傷於食飲，脾不運化，滯於腸胃，故有泄痢、食瘧等證。傷而未甚，不欲攻以厲劑，惟以平和之品消而化之，故曰保和。李東垣曰：傷飲者，無形之氣也，宜發汗、利小便，以導其濕；傷食者，有形之物也，輕則消化，或損其穀，重者方可吐下。《脈經》云：大腸有宿食，寒栗發熱有時如瘧。輕則消導，重則下之。當求之傷食門。

山楂三兩去核，或云核亦有力。　神麴炒　茯苓　半夏一兩　陳皮　萊菔子微炒　連翹五錢

麴糊丸，麥芽湯下。或加麥芽入藥亦可。

此足太陰、陽明藥也。山楂酸溫收縮之性，能消油膩腥羶之食收縮故食消；神麯辛溫蒸窨之物窨，遏合切，能消酒食陳腐之積；菔子辛甘，下氣而制麪；麥芽鹹溫，消穀而軟堅堅積堅痰；傷食必兼乎濕，茯苓補脾而滲濕；積久必鬱爲熱，連翹散結而清熱；半夏能溫能燥，和胃而健脾；陳皮能降能升，調中而理氣。此內傷而氣未病者，但當消導，不須補益。大安丸加白朮，則消補兼施也。

本方加白朮、白芍，去半夏、菔子、連翹，蒸餅糊丸，名小保和丸，助脾進食。本方加白朮二兩，名大安丸，或加人參，治飲食不消，氣虛邪微。本方加白朮、香附、黃芩、黃連、厚朴、枳實，治積聚痞塊。本方合越鞠丸，扶脾開鬱。

健脾丸

治脾虛氣弱，飲食不消。

人參　白朮土炒二兩　陳皮　麥芽炒二兩　山楂去核兩半　枳實三兩　神麴糊丸，米飲下。

此足太陰、陽明藥也。脾胃者，倉廩之官。胃虛則不能容受，故不嗜食；脾虛則不能運化，故有積滯。所以然者，由氣虛也。參、朮補氣，陳皮利氣，氣運則脾健而胃強矣；山楂消肉食，麥芽消穀食，戊己不足胃爲戊土，脾爲己土，故以二藥助之使化；枳實力猛，能消積化痞，佐以參、朮，則爲功更捷，而又不致傷氣也。夫脾胃受傷，則須補益；飲食難化，則宜消導。合斯二者，所以健脾也。

本方去山楂、麥芽，加茯苓、炙甘草，名益氣健脾丸，治脾虛食少。本方去山楂、麥芽、陳皮，加當歸、芍藥、芎藭、麥冬、柏子仁，名養榮健脾丸，治脾陰不足，飲食不爲肌膚。血充然後肉長。本方去人參、枳實、麥芽，加香附、木香、半夏、茯苓、神麯、黃連、當歸、芍藥一方無芍藥，荷葉燒飯丸，名理氣健脾丸，治脾胃虛弱，久瀉久痢。本方去人參、山楂、麥芽，加神麯、川芎、香附，麯糊丸，名舒鬱健脾丸，治脾氣鬱滯，飲食不消。本方去山楂、麥芽，加半夏、膽星、蛤粉、茯苓，神麯糊丸，名化痰健脾丸，治內傷挾痰。本方去人參、山楂、麥芽，加半夏、山梔、黃連，水丸，名清火健脾丸，治脾虛有火。本方去人參、山楂、麥芽，加木香、檳榔、厚朴、半夏、甘草，名和中健脾丸，治胃虛饑不欲食。再加人參，名妙應丸，治胃虛不能食，藏府或結或瀉。本方去山楂，加半夏、青皮、木香、砂仁、草蔻、乾薑、炙甘草、茯苓、豬苓、澤瀉，蒸餅丸，名寬中進食丸東垣，補脾胃，進飲食。

枳實消痞丸 東垣

治心下虛痞，惡食懶倦，右關脈弦。脾虛不運，故痞滿惡食；脾主四肢，虛故懶倦；右關屬脾，脈弦者，脾虛而木來侮之也。經曰：太陰所至，爲積飲痞膈，皆陰勝陽也。受病之藏，心與脾也。因而鬱塞爲痞者，火與濕也。蓋心，陽火也，主血；脾，陰土也，主濕。凡傷其陽，則火拂鬱而血凝；傷其陰，則土壅塞而濕聚。陰陽之分，施治之法不可同也。

枳實麩炒　黃連薑汁炒五錢　厚朴薑炒四錢　半夏麯　麥芽炒　人參　白朮土炒　茯苓三錢　甘草炙　乾薑二錢　蒸餅糊丸。

此足太陰、陽明藥也。枳實苦酸，行氣破血脾無積血，心下不痞；黃連苦寒，瀉熱開鬱，並消痞之君藥；厚朴苦降，散濕滿而化食厚腸；麥芽鹹溫，助胃氣而軟堅破結；半夏燥痰濕而和胃，乾薑去惡血而通關開五藏六府，通四肢關節，皆所以散而瀉之也；參、朮、苓、草甘溫補脾，使氣足脾運而痞自化，既以助散瀉之力，又以固本使不傷真氣也。《玉機微義》曰：此半夏瀉心湯加減法也。內有枳朮、四君、平胃等藥，利濕消痞，補虛之劑也。

痞氣丸 東垣

治脾積在於胃脘，大如盤，久不愈，令人四肢不收，或發黄疸，飲食不爲肌膚。《金匱》云：堅而不移者，名積，爲藏病；推移不定者，名聚，爲府病。按：痞病由陰伏陽蓄，氣血不運而成，處心下，位中央，填塞痞滿，皆土病也。與脹滿有輕重之分，痞惟内覺滿悶，脹滿則外有脹急之形也。前人皆指誤下所致。蓋傷寒之病，由於誤下則裏氣虚，表邪乘虚入於心下。若雜病亦有中氣虚衰，不能運化精微而成痞者，有飲食痰積不能施化而成痞者，有濕熱太甚上乘心下而成痞者。古方用黄連、黄芩、枳實之苦以泄之，厚朴、半夏、生薑之辛以散之，人參、白术之甘苦溫以補之，茯苓、澤瀉之淡以滲之，惟宜上下分消其氣。果有内實之證，庶可略施疏導。世人苦於痞塞，喜用利藥，暫時通快，藥過滋甚，皆不察夭下多亡陰之意也。

黄連八錢　厚朴五錢　吴茱萸三錢　白术土炒　黄芩二錢　茵陳酒炒　乾薑炮　砂仁錢半　人參　茯苓　澤瀉一錢　川烏炮　川椒炒五分　桂　巴豆霜四分　蜜丸。燈草湯下。

此足太陰、陽明藥也。黄連瀉熱燥濕，治痞君藥仲景治痞滿，諸瀉心湯皆用之；厚朴、砂仁行氣而散滿；茵陳、苓、瀉利水以實脾；黄芩清肺而養陰；椒、萸燥脾而逐冷；薑、桂、川烏補命火以生脾土，而薑、桂又能去瘀生新痞多血病，黃連、枳實皆血分藥；巴豆能消有形積滯，爲斬關奪門之將，藉之以爲先驅；加參、朮者，以補脾元正氣，正旺然後可以祛邪也。潔古曰：養正積自除。李東垣曰：痞滿皆血證也。下多亡陰，謂脾胃水穀之陰亡也。心主血，心虛而邪陷於血之分，故致心下痞，宜理脾胃，以血藥治之。若全用氣藥，則痞益甚，而復下之，氣愈下降，必變爲中滿鼓脹矣。世有用氣藥治痞而不效者，蓋未明此理也。

本方除吳茱萸、白朮、茯苓、澤瀉、茵陳、川椒、砂仁，加菖蒲、茯神、丹參、紅豆，名伏梁丸，治心積起臍上至心下，大如臂，令人煩心。本方除吳茱、砂仁、桂、朮、黃芩、澤瀉，加柴胡、莪朮、皂角、昆布、甘草，名肥氣丸，治肝積在左脅下，有頭足，令人發咳，痎瘧不已。本方除吳茱、白朮、砂仁、黃芩、茵陳、澤瀉，加紫菀、桔梗、天冬、白蔻、陳皮、青皮、三棱，名息賁丸，淡薑湯下，治肺積在右脅下，令人灑淅寒熱，喘咳發肺癰，秋冬黃連減半。本方除吳茱、白朮、砂仁、人參、乾薑、川椒、黃苓、茵陳，加菖蒲、丁香、附子、苦楝、延胡索、獨活、全蠍，名賁豚丸，淡鹽湯下，治腎積發於小腹，上至心下，若豚狀，上下無時，令人喘咳骨痿，及男子七疝，女子瘕聚帶下。此東垣五積方也。雖有破滯消堅之藥，多藉人參之力贊助成功。經曰：大積大聚，其可犯也，衰其大半而止，過者死。

吳鶴皋曰：五積非東垣之方也，故《醫方考》中皆不錄。

葛花解酲湯

專治酒積，或嘔吐，或泄瀉，痞塞，頭痛，小便不利。酒、大熱有毒，又水之所釀成，故熱而兼濕，濕熱積於腸胃，故見諸證。

葛花　豆蔻　砂仁一錢　木香一分　青皮　陳皮　人參　白朮炒　茯苓四分　神麴炒　乾薑　豬苓　澤瀉三分

此手足陽明藥也。過飲無度，濕熱之毒積於腸胃，葛花獨入陽明，令濕熱從肌肉而解，豆蔻、砂仁皆辛散解酒，故以爲君。神麯解酒而化食，木香、乾薑調氣而溫中，青皮、陳皮除痰而疏滯，二苓、澤瀉能驅濕熱從小便出，乃內外分消之劑。飲多則中氣傷，故又加參、朮以補其氣也。人參補氣，最能解酒。李東垣曰：酒大熱有毒，無形之物也。傷之只當發汗，次利小便，上下分消其濕氣。今人或用酒癥丸大熱之藥下之，或用大黃、牽牛下之，是無形元氣受傷，反損有形陰血，陰血愈虛，陽毒太旺，元氣消亡，而虛損之病成矣。或曰：葛花解酒而發散，不如枳椇。枳椇一名雞距，一名木蜜，經霜黃赤而味甘，其葉入酒，酒化爲水，門外植此木者，屋內釀酒多不佳。

鱉甲飲 嚴氏

治瘧久不愈，腹中結塊，名曰瘧母。瘧久不愈爲痎瘧，多成癖於左脅之下，名曰瘧母，乃肝之積也。瘧屬少陽膽經，膽與肝相表裏，久瘧屬在血分，血亦肝所主也，當以鱉甲爲君，隨證虛實而施佐使之藥。

鱉甲醋炙　白朮土炒　黃芪　芎藭　白芍酒炒　檳榔　草菓麵煨　厚朴　陳皮　甘草等分。薑三片，棗一枚，烏梅少許，煎。

此足少陽、厥陰、太陰藥也。久瘧必由脾虛，白朮補脾氣，黄芪補肺氣，使氣足脾運，方能磨積也；川芎補肝而行血中氣滯，芍藥助脾而散肝經火邪，二藥並和厥陰榮氣，榮血調則陰陽和矣陰陽爭，故發寒發熱；檳榔下氣而攻積，草菓暖胃而祛寒，厚朴破血而散滿，陳皮理氣而消痰，甘草和中而補土；鱉甲鹹平屬陰，色青入肝，專能益陰補虛，消熱散結，故爲痎瘧之君藥也。

收澀之劑第十七

滑則氣脫，脫則散而不收，必得酸澀之藥斂其耗散，而後發者可返，脫者可收也。如汗出亡陽，精滑不禁，泄痢不止，大便不固，小便自遺，久嗽亡津，此氣脫也；若亡血不已，崩中暴下，諸大吐衄，此血脫也。《十劑》曰：澀可去脫，牡蠣、龍骨之屬是也。氣脫兼以氣藥，血脫兼以血藥，亦兼氣藥，氣者血之帥也。陽脫者見鬼，陰脫者目盲，此神脫也，當補陽助陰，非澀劑所能收也。

赤石脂禹餘糧湯 仲景

治傷寒服湯藥下利不止，心中痞鞕，服瀉心湯已，復以他藥下之，利不止，醫以理中與之，利益甚。理中者理中焦，此利在下焦，赤石脂禹餘糧湯主之。下焦主分別清濁。復利不止者，當利其小便。利小水，所以實大腸也。

赤石脂　禹餘糧　等分。杵碎，煎。

此手陽明藥也。澀可去脫，重可達下，石脂、餘糧之澀以止脫，重以固下，甘以益氣。李先知曰：下焦有病人難會，須用餘糧赤石脂。

桃花湯 仲景

治少陰病二三日至四五日，腹痛，小便不利，下利不止，便膿血者。成氏曰：陽明下利便膿血者，協熱也；少陰下利腹痛便膿血者，下焦不約而裏寒也。凡下利便膿血，身涼脈小者易治，身熱脈大者難治。

赤石脂一斤　乾薑一兩　粳米一升

此足少陰藥也。李時珍曰：赤石脂之重澀，入下焦血分而固脫；乾薑之辛溫，暖下焦氣分而補虛；粳米之甘溫，佐石脂、乾薑而潤腸胃也。朱丹溪曰：桃花湯主下焦血虛且寒，非乾薑之溫、石脂之重澀不能止血。用粳米之甘以引入腸胃。《準繩》曰：便膿血，熱勢下流也。成氏釋爲里寒，非也。桃花湯雖用乾薑，然分兩最微，石脂、粳米居多，以調正氣，澀滑脫，佐以乾薑，用辛以散之之義。諸便膿血，皆傳經之熱邪也。吳鶴皋曰：少陰腎水主禁固二便，爲火所灼，尅伐大腸庚金，故下利膿血。石脂寒能勝熱，澀可收脫；用乾薑者，假其辛熱以從治；用粳米者，恐石脂性寒損胃也。聊攝[一]之明而猶昧此，況其下乎？程郊倩曰：此證終是火衰不能生土，未可指爲傳經之熱邪也。不知此而漫云滲泄，腎防一徹，前後泄利而陽神陷矣。昂按：成氏生於千載之後，而能昌明仲景之書，使後學有所

[一] 成無己聊攝人。

循入，其功非小。奈何後起之士，動輒非之。成氏之死已久，安能起而辨其是非乎？如此證成氏以爲寒，而王肯堂、吳鶴皋皆以爲熱。竊謂便膿血者，固多屬熱，然豈無下焦虛寒，腸胃不固而亦便膿血者乎？若以此爲傳經熱邪，仲景當用寒劑以散其熱，而反用石脂固澀之藥，使熱閉於內而不得泄，豈非關門養盜，自貽伊戚也耶？觀仲景之治協熱利，如甘草瀉心、生薑瀉心、白頭翁等湯，皆用芩、連、黃柏，而治下焦虛寒下利者，用赤石脂禹餘糧湯。比類以觀，斯可見矣。此證乃因虛以見寒，非大寒者，故不必用熱藥，惟用甘辛溫之劑以鎮固之耳。本草言石脂性溫，能益氣、調中、固下，未聞寒能損胃也。若《準繩》則執凡傳經者皆屬熱邪一語，遂以爲熱耳。程郊倩每以直中爲寒邪，傳經爲熱邪，古今相傳，二語覺未盡然，不爲無見。若學未深造，而輕議古人，多見其不知量也矣。

訶子散 東垣

治虛寒泄瀉，米穀不化，腸鳴腹痛，脫肛及作膿血，日夜無度。

御米殼去蒂，蜜炒五分　訶子煨，去核七分　乾薑炮六分　橘紅五分　右末。空心服。

此手足陽明藥也。御米殼酸澀微寒，固腎澀腸；訶子酸澀苦溫，收脫住瀉；炮薑辛熱，能逐冷補陽；陳皮辛溫，能升陽調氣。以固氣脫，亦可收形脫也。泄瀉爲氣脫，脫肛爲形脫。

河間訶子散：訶子一兩半生半煨　木香五錢　甘草二錢　黄連三錢　爲末。每服二錢，用白朮芍藥湯調下。治瀉久腹痛漸已，瀉下漸少，以此止之。如不止，加厚朴一兩，竭其餘邪。木香、黄連，香連丸也，行氣清火，止痢厚腸；甘草、芍藥，甘芍湯也，甘緩酸收，和中止痛；加訶子澀以收脱；加白朮補以強脾；厚朴除濕散滿，平胃調中，故更藉之以去餘邪也。

真人養藏湯 謙甫

治瀉痢日久，赤白已盡，虚寒脱肛。肛門爲大腸之使，大腸受熱受寒，皆能脱肛。大腸者傳導之官，腎者作強之官，酒色過度，則腎虚而泄母氣，肺因以虚，大腸氣無所主，故脱肛。小兒血氣未壯，老人血氣已衰，皆易脱肛。亦治下痢赤白，臍腹疼痛，日夜無度。

罌粟殼去蒂、蜜炙三兩六錢　訶子麵裹煨一兩三錢　肉豆蔻麵裹煨五錢　木香二兩四錢　肉桂八錢　人參　白朮炒　當歸六錢　白芍炒一兩六錢　生甘草一兩八錢　每服四錢。藏寒甚，加附子。一方無當歸。

此手足陽明藥也。脫肛由於虚寒，故用參、朮、甘草以補其虚，肉桂、肉蔻以袪其寒，木香溫以調氣，當歸潤以和血，芍藥酸以收斂，訶子、罌殼則澀以止脫也。此虚寒脫肛之劑，宜大補元氣，或加芎、歸調血，及升、柴以升提之。又有氣熱、血熱而肛反挺出者，宜用芩、連、槐、柏，或四物加升麻、柴胡、秦艽、防風之類。

附　丹溪脫肛方：人參　黄芪　當歸　川芎　升麻此治氣血兩虚而脫肛者。

當歸六黄湯

治陰虚有火，盗汗發熱。心之所藏於内者爲血，發於外者爲汗，汗乃心之液也。五藏六府，表裏之陽，皆心主之，以行其變化，隨其陽氣所在之處而生津，亦隨其火擾所在之處泄而爲汗，是汗盡由心出也。醒而出汗曰自汗，屬陽虚；睡而出汗曰盗汗，屬陰虚。汗者心之陽，寢者腎之陰。陰虚睡熟，衛外之陽乘虚陷入陰中，表液失其固衛，故濈濈然汗出，覺則陽氣復而汗止矣。因熱邪乘陰虚而出者，汗必熱；因寒邪乘陽虚而出者，汗必冷。有火者，謂有面赤、口乾、脣燥、便赤、音重、脈數諸證。凡傷風、傷濕、中暑、風溫、柔痓、氣虚、血虚、脾虚、胃熱、亡陽、痰飲、驚怖、勞役、房室、癱瘍、産蓐等證，皆能令人出汗。經又云：飲食飽甚，汗出於胃；驚而奪精，汗出於心；持重遠行，汗出於腎；疾走恐懼，汗出於肝；搖體勞苦，汗出於脾。凡頭汗，左顴屬肝，右顴屬肺，鼻屬脾，頤屬腎，額屬心。津液自胃府旁達於外，爲手足汗，有胃熱、胃寒二證。自汗亦有屬實者，故外感初證多自汗。

當歸　生地黄　熟地黄　黄芩　黄柏　黄連等分　黄芪加倍

此手足少陰藥也。盜汗由於陰虚，當歸、二地所以滋陰；汗由火擾，黄芩、柏、連所以瀉火濕無熱不作汗，濕得熱蒸則令人汗出；汗由腠理不固，倍用黄芪，所以固表。

李時珍曰：當歸六黄湯加麻黄根，治盜汗甚捷。蓋其性能行周身肌表，引諸藥至衛分而固腠理也。按：此盜汗與傷寒盜汗不同。傷寒盜汗，邪在半表半裏，故以和表爲主，古法小柴胡加桂主之；此屬陰虚，故以補陰爲主。李士材曰：陰虚則元氣有降而無升，而復用此苦寒肅殺之劑，得無犯虚虚之戒乎？惟火實氣強者宜之，不然苦寒損胃，禍彌深耳。《準繩》曰：陰虚陽必湊，故發熱盜汗，當歸六黄湯加地骨皮；陽虚陰必乘，故發厥自汗，黄芪建中湯，甚者加附子，或芪附湯；有濕熱合邪、汗出不休，以風藥勝其濕，苦藥泄其熱，羌活勝濕湯；有痰證冷汗自出，宜理氣降痰，痰去則汗自止；有用固澀藥汗愈不收止，可理心血，汗乃心之液，心失所養，不能攝血，故溢而爲汗，宜大補黄芪湯加酸棗仁；有微熱者，更加石斛，下靈砂丹。王海藏曰：晉郎中童子盜汗七年，諸藥不效，予與涼膈散、三黄丸，三日病已。蓋腎主五液，化爲五濕，腎水上行，乘心之虚，心火上炎而入肺，欺其不勝，皮毛以是而開，爲汗出也。先以涼膈散瀉胸中相火，次以三黄丸瀉心火以助陰，則腎水還本藏，玄府閉而汗自已矣。

附　撲汗法：白朮　藁本　川芎各二錢半　米粉兩半　爲末。絹袋盛，週身撲之，治汗出不止。又方：龍骨　牡蠣　糯米　等分。爲末，撲之。

牡蠣散

治陽虚自汗。

牡蠣煅，研　黄芪　麻黄根一錢　浮小麥百粒　煎服。

此手太陰、少陰藥也。陳來章曰：汗爲心之液，心有火則汗不止。牡蠣、浮小麥之鹹凉，去煩熱而止汗；陽爲陰之衛，陽氣虚則衛不固，黄芪、麻黄根之甘溫，走肌表而固衛。

柏子仁丸

治陰虚盜汗。

柏子仁炒，研，去油二兩　人參　白朮　半夏　五味子　牡蠣　麻黄根一兩　麥麩五錢　棗肉丸。米飲下五十丸，日三服。

此手足太陰、少陰藥也。陳來章曰：心血虚則睡而汗出。柏子仁之甘辛平，養心寧神，爲君；牡蠣、麥麩之鹹涼，靜躁收脱，爲臣；五味酸斂澀收，半夏和胃燥濕，爲佐濕能作汗；麻黄根專走肌表，引人參、白朮以固衛氣，爲使。

茯菟丹《局方》

治遺精白濁，及強中消渴。心腎爲水火之藏，法天施地生之道。心神傷則火動，火動不已則腎水受傷，腎主藏精，所受五藏六府輸至之精，皆不得藏而時下矣，故爲遺精夢泄。戴氏曰：遺精有用心過度，心不攝腎，以致失精者；有因思色慾不遂，致精失位，輸泄而出者；有色慾太過，滑泄不禁者；亦有年壯氣盛，久無色慾，精滿而泄者。赤濁屬血，由心、小腸，屬火也；白濁屬氣，由肺、大腸，屬金也。又曰：赤濁爲心虚有熱，因思慮而得；白濁由腎虚有寒，由嗜慾而得。渴證下消者名強中，腎水虧，心火亢也。

菟絲子十兩　五味子八兩　石蓮肉　白茯苓三兩　山藥六兩　將菟絲用酒浸，浸過餘酒煮山藥糊爲丸。漏精，鹽湯下；赤濁，燈心湯下；白濁，茯苓湯下；消渴，米飲下。

此手足少陰藥也。菟絲辛甘和平，強陰益陽，能治精寒遺泄，五味滋腎生津，石蓮清心止濁，山藥健脾利濕，皆澀精固氣之品也。茯苓能通心氣於腎，利小便而不走氣，取其淡滲於補正中能泄腎邪也。

治濁固本丸

治胃中濕熱，滲入膀胱，下濁不止。淋病在溺竅，屬肝膽部；濁病在精竅，屬腎膀胱部。或由濕熱、或由虛寒，大抵熱者多而寒者少。赤屬血，白屬氣。或由敗精瘀血壅塞竅道，痛澀異常，非是熱淋，不可用淋藥治。

蓮鬚　黃連炒二兩　黃柏　益智仁　砂仁　半夏薑製　茯苓一兩　豬苓二兩　甘草炙三兩

此足少陰、太陽、太陰藥也。精濁多由濕熱與痰，黃連瀉心火，黃柏瀉腎火，所以清熱，二苓所以利濕，半夏所以除痰；濕熱多由於鬱滯，砂仁、益智辛溫利氣，又能固腎強脾，既以散留滯之氣，且稍濟連、柏之寒；甘草和中而補土；惟蓮鬚之澀，則所以固其脫也。朱丹溪曰：巢氏《原病候論》曰：白濁者，由勞傷腎，腎氣虛冷故也。歷代宗其說，不惟白濁之理不明，所治之法亦誤。不思《內經》本無白濁之名，惟言少陰在泉，客勝溲便變；少陽在泉，客勝則溲白。又言：思想無窮，入房太甚，發爲白淫，與脾移熱於腎出白。二者皆隨溲而下，夫非白濁之源乎？《原病式》因舉《內經》，謂諸病水液渾濁皆屬於熱，言天氣熱則水渾濁，寒則清潔，可謂發聖人之旨，以正千載之誤矣。予嘗聞先生論赤白濁，多因濕熱下流膀胱而成，即《靈樞》所謂中氣不足，溲便爲之變是也。必先補中氣使升舉之，而後分其藏府氣血，赤白虛實以治。與夫其他邪熱所傷者，固在濕熱補虛。設腎氣虛甚，或火熱亢極者，則不宜過用寒涼之劑，必以反佐治之，在權衡輕重而已矣。葉氏曰：遺滑多作腎虛，補澀之而罔效。不知此因脾胃濕熱所乘，飲酒厚味痰火之人多有此疾。腎雖藏精，其精本於脾胃，飲食生化而輸於腎。若脾胃受傷，濕熱內鬱，使中氣淆而不清，則所輸皆濁氣，邪火擾動，水不得而安靜，故令遺滑也。

水陸二仙丹

治遺精、白濁。精與濁所出之竅不同。便濁即是膏淋，肝膽之火也；精濁乃精氣滑出，不便亦然，此腎水不足，淫火薰蒸，故精離其位也。

金櫻膏取半黄者，熬膏一斤，熟則全甘而失澀味 芡實一斤，蒸熟，爲粉 和丸。鹽酒下。

此足少陰藥也。金櫻、芡實甘能益精，潤能滋陰，澀能止脱。一生於水，一生於山，故名水陸二仙丹。

金鎖固精丸

治精滑不禁。精滑者，火炎上而水趨下，心腎不交也。

沙苑蒺藜炒 芡實蒸 蓮鬚二兩 龍骨酥炙 牡蠣鹽水煮一日一夜，煅粉，一兩 蓮子粉糊爲丸。鹽湯下。

此足少陰藥也。蒺藜補腎益精，蓮子交通心腎，牡蠣清熱補水，芡實固腎補脾，合之蓮鬚、龍骨，皆澀精秘氣之品，以止滑脱也。治遺精大法有五：心神浮越者，辰砂、磁石、龍骨之類鎮之；痰飲迷心者，豬苓丸之類導之；思想傷陰者，潔古珍珠粉丸：黄柏、蛤粉等分，滋陰降火；思想傷陽者，謙甫鹿茸、蓯蓉、菟絲等補陽；陰陽俱虚者，丹溪作心虚治，用珍珠粉丸、定志丸補之。附《本事》豬苓丸：豬苓末二兩，先將一半炒半夏，令黄，取半夏爲末，糊丸。更用豬苓末一半同炒，微裂，砂瓶養之，申未間空心酒鹽湯任下。釋曰：半夏有利性，豬苓導水，蓋腎閉導氣使通之意也。定志丸見目門。

人參樗皮散

治藏毒挾熱下血，久痢膿血不止。挾熱者，謂挾客熱及飲酒煎炙之熱也。久痢不止，氣虚也。

人參　樗根白皮東引者，去粗皮，醋炙　等分，爲末。米飲或酒調下。

此手足陽明藥也。人參之甘以補其氣，樗皮之苦以燥其濕，寒以解其熱，澀以收其脱，使虚者補而陷者升，亦劫劑也。初起勿用。

桑螵蛸散寇氏

治小便數而欠。數，便頻也；欠，便短也。溺雖出於膀胱，然泌別者小腸也，小腸虚則便數，小腸熱則便短。能安神魂，補心氣，療健忘。

人參　茯苓一用茯神　遠志　石菖蒲鹽炒　桑螵蛸鹽水炒　龍骨煅　龜板酥炙，一方用鱉甲醋炙　當歸　等分。爲末。臨臥服二錢，人參湯下。

此足少陰、手足太陰藥也。虛則便數，故以螵蛸、龍骨固之。螵蛸補腎，龍骨澀精。熱則便欠，故以當歸、龜板滋之。人參補心氣，菖蒲開心竅，茯苓能通心氣於腎，遠志能通腎氣於心，並能清心解熱。心者，小腸之合也，心補則小腸不虛，心清則小腸不熱矣。

殺蟲之劑第十八

關尹子曰：人之一身，內包蟯蚘，外蒸蟣虱。萬物有依，人身以爲生者，是吾身一小天地也。蟯蚘爲人所常有之蟲，倘寒侵火迫，則不安其位，亦能爲病。若飲食不慎，氣血虛衰，又能變生諸蟲，不可名狀，如髮癥、鱉瘕、勞瘵、傳屍之類，至於殺身滅門。蟲之爲患，若斯其酷也。是以先賢以法殺之。苟人不能殺蟲，則蟲必且殺人矣。

烏梅丸 仲景

治傷寒厥陰證，寒厥吐蚘。傷寒藏厥者死。藏厥者，脈微而厥，至七八日，膚冷發躁，無暫安時也。蚘厥者，蚘上入膈則煩，須臾復止，得食則嘔而又煩，蚘聞食臭復出也。此爲藏寒，當自吐蚘，與烏梅丸溫藏安蚘。亦治胃府發咳，咳而嘔，嘔甚則長蟲出，亦主久痢。

烏梅三百個　細辛　桂枝　人參　附子炮　黃柏六兩　黃連一斤　乾薑十兩　川椒去汗　當歸四兩　苦酒醋也浸烏梅一宿，去核，蒸熟，和藥蜜丸。

此足陽明、厥陰藥也。蚘得酸則伏，故以烏梅之酸伏之；蚘得苦則安，故以連、柏之苦安之；蚘因寒而動，故以桂、附、薑、椒溫其中藏，而以細辛、當歸潤其腎肝；人參用以助脾，烏梅兼以斂肺。吐蚘爲胃寒之故，則成蚘厥，宜理中湯加炒川椒五粒、檳榔五分，吞烏梅丸。程郊倩曰：烏梅丸於辛酸入肝藥中微加苦寒，納上逆之陽邪而順之使下也，名曰安蚘，實是安胃，故並主久痢，見陰陽不相順接而下利之證，皆可以此方括之也。經曰：凡陰陽不相順接，便爲厥。方中行曰：經曰手之三陰從腹走手，手之三陽從手走頭，足之三陽從頭走足，足之三陰從足走腹。是三陰三陽俱相接於手足者也。陽氣內陷，不與陰氣相順接，故手足逆冷也。

集效丸《三因》

治蟲齧腹痛，作止有時，或耕起來往。腹痛有作止者，蟲齧則痛，不齧則止也。氣耕往來者，蟲不安於胃也。

大黄炒兩半　鶴虱炒　檳榔　訶子皮　蕪荑炒　木香　乾薑炒　附子七錢五分

蜜丸。食前烏梅湯下，婦人醋湯下。

此手足陽明藥也。蟲喜溫惡酸而畏苦，故用薑、附之熱以溫之，烏梅、訶皮之酸以伏之，大黄、檳榔、蕪荑、鶴虱之苦以殺之，木香辛溫以順其氣也。

雄檳丸

治腹痛胃痛，乾痛有時。乾痛者，不吐不瀉而但痛也。有時者，淡食而饑則痛，厚味而飽則否，此爲蟲也。

雄黄　檳榔　白礬　等分。飯丸。每五分，食遠服。

此手足陽明藥也。雄黄之辛毒，檳榔之苦降，白礬之酸澀，皆殺蟲之品也，故合用以治之。

化蟲丸

治腸胃諸蟲爲患。腸胃之中，無物不容。所以變生諸蟲者，緣正氣虛衰，或誤食生蟲之物，或濕熱蒸鬱而成，亦猶物必先腐而後蟲生之義也。

鶴虱　胡粉炒　苦楝根東引未出土者　檳榔一兩　蕪荑　使君子五錢　枯礬二錢五分

爲末，酒煮麵糊作丸。量人大小服之，一歲兒可五分。

此手足陽明藥也。數藥皆殺蟲之品也，單用尚可治之，類萃爲丸，而蟲焉有不死者乎？吴鶴皋曰：古方殺蟲，如雷丸、貫衆、乾漆、蠟塵、百部、鉛灰之類，皆其所常用者也。有加附子、乾薑者，壯正氣也；加苦參、黃連者，蟲得苦而伏也；加烏梅、訶子者，蟲得酸而軟也；加藜蘆、瓜蒂者，欲其帶蟲吐出也；加芫花、黑丑者，欲其帶蟲瀉下也；用雄黃、川椒、蛇床、樟腦、水銀、檳榔者，治瘡疥之蟲也；用胡桐淚、莨菪子、韭子、蟾酥者，治䘌齒之蟲也；用川槿皮、海桐皮者，治風癬之蟲也；用青葙子、覆盆葉者，治九竅䘌蝕之蟲也；用敗鼓心、桃符板、虎糞骨、死人枕、獺爪、鶴骨者，驅勞瘵之蟲也。

使君子丸

治蟲脹腹痛，及食勞發黃，喜食茶米炭土等物。飲食停滯，濕熱蒸鬱則生諸蟲，至脹滿嚙痛，或發黃身腫，喜食生米、茶葉、土炭者，蟲之所嗜也。

使君子去殼二兩　南星薑製　檳榔一兩　諸藥合炒。如喜食生米，用麥芽一斤炒；喜食茶葉，用茶葉炒；喜食炭土，用炭土炒。取藥爲末，蜜丸。每晨砂糖水下。

此手足陽明藥也。使君子之甘，南星之毒，檳榔之苦，皆能殺蟲。炒以諸物，因其所嗜。引以砂糖，誘之以甘也。

獺肝丸《肘後》

治鬼疰傳屍勞瘵。此五疰之一。其證使人寒熱，沉沉默默，不知所苦，而無處不惡，死後傳人，乃至滅門。

獺肝一具須從獺身取下，不爾多僞 陰乾，爲末。水服三錢，日三次。

此三陰藥也。吳鶴皋曰：獺肝治鬼疰，此何以故？凡物惡人而僻處，晝伏而夜出者，皆陰類也，故假之以治陰疾。獨用其肝者，肝爲厥陰，藏魂之藏也。昂按：物之惡人僻處，晝伏夜出者，狐鼠皆然，不獨獺也。本草云：諸肝皆有葉數，惟獺一月一葉，其間又有退葉，獨異於他獸，此其所以能治鬼疰也歟。

消渴殺蟲方《夷堅誌》

治消渴有蟲。

苦楝根　取新白皮一握，切焙，入麝香少許，煎。空心服。雖瞑頓不妨，取下蟲三四條，類蚘而色紅，其渴乃止。

此陽明藥也。消渴一證，有蟲耗其精液而成者，蓋飲醇食炙，積成胃熱，濕熱生蟲，理固有之，臨病宜諦審也。

明目之劑第十九

目之在人，特五官之一耳，而古人立有專科，蓋以餘竅各主一藏，或兼二藏，目雖爲肝竅，而五藏六府之精氣，皆上注於目而爲之精，精之窠爲眼，骨之精爲瞳子，筋之精爲黑眼，血之精爲絡，氣之精爲白眼，肉之精爲約束裹擷，筋骨氣血之精而與脈並爲系，上屬於腦，後出於項中，此則眼具五藏六府也，故其證多而方亦廣。茲集限於篇章，故略錄專治目疾者數方，以備採用。其疏風、燥濕、瀉火、養血之劑，可以通用者，則散見於各門。目有五輪，白睛爲氣輪，屬肺金，故獨堅；青睛爲風輪，屬肝木，內包膏汁，涵養瞳神；目角大小眥爲血輪，大眥屬心君火，大眥赤者爲實火，小眥屬心包相火，小眥赤者爲虛火；兩睥爲肉輪，屬脾土，土藏萬物，故包四輪，開動爲陽，爲應用，閉靜爲陰則睡矣。目中有神膏，此由膽中滲潤精汁積而成者，能涵養瞳神；有神水，先天真氣所化，潤澤之水也；有神光，原於命門，通於膽，發於心，是火之用也；有真血，肝中升運，滋目經絡之血也；有真氣，目之經絡中往來生用之氣，先天之元陽也；有真精，先後天元氣所化精汁，起於腎，施於膽，而及瞳神也。目有堅殼數重，真血滋神水，神水包神膏，膏中一點青瑩，乃膽腎所聚之精華，惟此一點，鑒照萬物，空闊無窮，爲水輪，屬腎水。人之邪正壽夭貴賤皆可驗目而得之，豈非人身之至寶乎？

滋陰地黃丸

一名熟地黃丸。東垣

治血弱氣虚，不能養心，心火旺盛，肝木自實，瞳子散大，視物不清。

肝爲心母，子能令母實，故心火旺則肝木自實。肝主風，心主火，瞳子散大，風火搖動之徵也。水不能制火，則清和之氣乖亂，而精液隨之走散矣，精液走則光華失，故視物不清也。《綱目》曰：心脈俠目系，肝脈連目系，手足少陽之脈絡於目外小眥，風熱從此道上攻頭目，致偏頭痛腫，瞳子散大，視物昏花，血虚陰弱故也。宜涼血養血，收火散火而除風熱。

熟地黄一兩　生地黄一方兩半，一方七錢半　柴胡八錢　黄芩酒炒　當歸酒洗，五錢　天門冬　地骨皮　五味子　黄連酒炒三錢　人參　甘草炙　枳殼麩炒二錢　蜜丸。茶清下，日二服。忌食辛熱之物助火，寒冷之物損胃，使藥不上行。

此手足少陰、足厥陰、少陽藥也。熟地、當歸養血，生地、地骨涼血，黄芩瀉肺火，黄連瀉肝火，天冬清肺而滋腎，柴胡散肝而升陽，五味收耗而斂散，人參、甘草以益氣補中，枳殼以利氣行滯也。本草云：枳實、枳殼皆能明目，故目疾方多用之。

加減駐景丸《易簡》

治肝腎氣虚，兩目昏暗。目爲肝竅，瞳子神光屬腎，故肝腎虚則目昏暗也。

枸杞子　五味子　車前子炒二兩　楮實　川椒炒一兩　熟地黄　當歸五兩　菟絲子八兩酒浸　蜜丸。酒下。本方除當歸、五味、楮實、川椒，名駐景丸，治同。

此足少陰、厥陰藥也。熟地、枸杞補肝滋腎，菟絲、楮實益精強陰，五味斂耗散而助金水五味子酸鹹居多，能斂肺金，滋腎水，收瞳人散大，當歸和氣血而益肝脾肝藏血，脾統血，目得血而能視，川椒補火以逐下焦虛寒，車前利水而瀉肝腎邪熱也。車前子清肝明目，利小便而不走氣，得此瀉邪，則補藥更爲得力。張子和曰：目赤腫是厥陰肝經風熱，利小便能去肝經風熱。

定志丸《局方》

治目不能遠視能近視者。王海藏曰：目能近視，責其有水；不能遠視，責其無火，法宜補心。常服益心強志，能療健忘。

遠志　菖蒲二兩　人參　茯苓一兩　蜜丸，硃砂爲衣。張子和方無菖蒲，加茯神、柏子仁、酸棗仁，亦名定志丸，酒糊丸，薑湯下，安魂定驚。

此手少陰藥也。人參補心氣，菖蒲開心竅，茯苓能交心氣於腎，遠志能通腎氣於心，硃砂色赤，清肝鎮心。心屬離火，火旺則光能及遠也。

地芝丸東垣

治目能遠視不能近視。王海藏曰：目能遠視，責其有火；不能近視，責其無水，法當補腎。

生地黃焙　天冬四兩　枳殼炒　甘菊花去蒂二兩　蜜丸。茶清或酒下。用茶者，欲火熱之下降；用酒者，欲藥力之上行。

此足少陰藥也。生地涼血生血，天冬潤肺滋腎，枳殼寬腸去滯，甘菊降火除風。

人參益胃湯

治勞役飲食不節，內障目病。內障者，睛裏昏暗，與不病之眼無異，唯瞳人內有隱隱青白者。李東垣曰：五藏六府之精氣，皆稟受於脾胃而上貫於目。脾者，諸陰之首也，目者，血氣之宗也，故脾虛則五藏之精氣皆失所司，不能歸明於目矣。心者君火也，主神，宜靜而安，相火代行其令。相火者，包絡也，主百脈，皆榮於目。既勞役運動，勢乃妄行，及因邪氣所並，則損其血脈，故諸病生焉。醫者不理脾胃及養血安神，治標不治本，不明至理也。

黃芪　人參一兩　甘草炙八錢　白芍藥炒　黃柏酒炒四次三錢　蔓荊子二錢　每四錢，日二服。本方加升麻、葛根，名益氣聰明湯別見補門。

此足太陰、陽明藥也。參、芪、甘草大補中氣以強脾胃；蔓荊升清陽而通九竅；白芍入厥陰而和榮血目得血而能視；黃柏除濕熱而滋腎水。腎水足則目明。使精氣足而清陽升，則藏府和而障翳退矣。婁全善曰：治目不明，氣虛而未脫，可於參、芪中微加連、柏。若氣已脫，連、柏等涼藥不可施矣。

消風養血湯

治目赤腫痛。風熱傷血則赤，風熱作實則腫，風熱攻注則痛。目外向面者爲外眥，在内近鼻者爲内眥，上爲外眥，下爲内眥。目痛，赤脈從上下者，爲太陽證，宜溫之散之；從下上者，爲陽明證，宜寒之下之；從外走内者，爲少陽證，宜和解之。

荆芥　蔓荆子　菊花　白芷　麻黄　防風　桃仁去皮尖　紅花酒炒　川芎五分　當歸酒洗　白芍酒炒　草决明　石决明　甘草一錢

此足太陽、厥陰藥也。荆芥、防風、麻黄、白芷、甘菊、蔓荆輕浮上升，並能消風散熱；桃仁、紅花、川芎、歸、芍辛散酸收，並能養血去瘀；兩决明皆除肝經風熱，專治目疾。瘀去血活則腫消，風散熱除則痛止。又目爲肝竅，搜風養血，皆以和肝，加甘草者，亦以緩肝而止痛也。《保命集》云：目病在府則爲表，當除風散熱；在藏則爲裏，當養血安神。暴發者爲表，易療；久病者在裏，難治。

洗肝散《局方》

治風毒上攻，暴作赤腫，目痛難開，隱澀眵淚。凡目赤腫，或大府秘，脈實有力者，爲有裏證，宜微利之，瀉青丸、洗肝散之類是也。眵音鴟，眼脂。

薄荷　羌活　防風　當歸　川芎　梔子　大黄　炙甘草　等分。爲末。每服二錢。無裏證者，除梔子、大黄。

此足厥陰、陽明藥也。肝屬木而主目，木喜條達，風熱鬱於内，故用薄荷、羌、防以升之散之；肝藏血，故用當歸、川芎以和之養之；大黄瀉胃火而通燥結，梔子降心火而利小便二便利則熱毒下降而赤腫消；甘草緩肝氣而和中州。

補肝散《局方》

治肝虚目痛，筋脈疼痛，冷淚不止，羞明怕日，及夜則痛甚，點苦寒之藥反劇。目白珠屬陽，白珠痛者則晝甚；黑珠屬陰，黑珠痛者則夜甚。

夏枯草五錢　香附一兩　每服五錢，臘茶下。丹溪方：夏枯草、香附各二兩，加甘草五錢。

此足厥陰藥也。夏枯草遇夏至陰生則枯，蓋稟純陽之氣，有補養厥陰血脈之功，夜痛及用苦寒藥反甚者，夜與寒皆陰也，夏枯草能治之者，陽勝陰也；香附行氣散肝，和中解鬱，推陳致新，故用以爲佐。

撥雲退翳丸皇統間醫官劉昌世傳

治風熱障翳。翳膜有氣血虛實，或挾痰挾濕，陰虛火動，七情六淫，種種不同。

當歸兩半　川芎　地骨皮　白蒺藜　密蒙花　甘菊花　羌活　荊芥　木賊一兩　天花粉　蔓荊子　薄荷　枳實　甘草炙五錢　川椒七錢五分　黃連　蛇

蜕　蟬蜕三錢　蜜丸，每兩作十丸。每服一丸，日三。翳者米泔下；睛暗當歸湯下；内障木香湯下。

此足太陽、厥陰藥也。羌活、荆芥、蔓荆、薄荷以升陽散風，當歸、川芎以和肝養血，黄連、地骨、花粉清火熱，枳實破滯氣，川椒溫下焦，木賊、蛇蜕、蟬蜕以退翳，密蒙、蒺藜、甘菊目家專藥，以潤肝補腎，瀉火清金，炙草補中以和諸藥也。

石膏羌活散《宣明》

治久患雙目不明，遠年近日，内外氣障風昏，拳毛倒睫，一切眼疾。

羌活　荆芥　白芷　藁本　細辛　川芎　蒼朮　甘菊　密蒙花　菜子　麻子　木賊　黄芩　石膏　甘草　等分。爲末。每服一二錢，食後臨臥蜜水調下，或茶清、米泔亦得。

此足太陽、陽明、厥陰藥也。原文曰：羌活治腦熱頭風，藁本治正偏頭痛，白芷清頭目，川芎療頭風，荊芥治目中生瘡，密蒙治羞明怕日，蒼朮明目暖水藏，木賊退障翳，麻子起拳毛，細辛、菜子起倒睫，黄芩、石膏洗心退熱，甘菊降火除風，甘草調和諸藥。

防風飲子

治倒睫拳毛。倒睫拳毛，由目急皮縮之故也。蓋伏熱內攻，陰氣外行，當去其內熱並火邪，使眼皮緩則眼毛立出。

黄連炒　甘草炙　人參一錢　當歸錢半　葛根　防風五分　細辛　蔓荊子三分

食後服。避風寒濕熱。

此足太陰、陽明藥也。參、甘以補其氣，歸身以濡其血，黄連以清其火，防、葛以散其風熱，細辛入少陰而潤腎，蔓荆走頭面而升陽。

本方除人參、當歸、黄連，加黄芪，名神效明目湯東垣，治前證兼赤爛昏痛，冷淚多眵。

又法：摘去拳毛，以虱血點數次，即愈。

羊肝丸《類苑》

治目疾内障。倪仲賢曰：經曰：心者五藏之專精，目者其竅也，又爲肝竅。腎主骨，骨之精爲神水，故肝木不平，内挾心火，爲勢妄行，火炎不制，神水受傷，上爲内障，此五藏病也。諸脈皆屬於目，相火者心包絡也，主百脈，上榮於目，火盛則百脈沸騰，上爲内障，此虚陽病也。膀胱、小腸、三焦、膽脈俱循於目，其精氣亦上注爲目之精，四府一衰，則精氣盡敗，邪火乘之，上爲内障，此六府病也。神水黑眼，皆法於陰；白眼赤脈，皆法於陽。陰齊陽侔，故能爲視。陰微不立，陽盛即淫，經曰：壯火食氣，壯火散氣。上爲内障，此弱陰病也。四者皆爲陰弱不能配陽也。

夜明砂淘淨　蟬蛻　木賊去節　當歸一兩酒洗　羊肝四兩煮或生用　以羊肝去筋膜，水煮，擣爛和丸。

此足厥陰藥也。蚊食血之蟲，夜明砂皆蚊眼也，故能散目中惡血而明目蝙蝠食蚊而眼不化，其矢爲夜明砂；木賊輕揚而善磨木，故能平肝散熱而去障；蟬性善蛻，故能退翳；當歸能入厥陰，養血而和肝；用羊肝者，羊性屬火，取其氣血之屬能補氣血，引諸藥入肝以成功也。羊肝丸之方頗多，茲量錄其一二。

《濟生》羊肝丸：黄連一兩，羯羊肝一具，去筋膜，生用，搗爛和丸。

《本事方》煮爛搗用，治肝經有熱，目赤睛痛，及内障青盲。《綱目》云：但是目疾及障翳青盲皆治。忌豬肉冷水。婁全善曰：誠哉！河間之言。目盲耳聾，鼻不聞臭，舌不知味，手足不能運用者，皆由玄府閉塞，而神氣出入升降之道路不通利也。故先賢治目昏花，如羊肝丸用羊肝引黄連等藥入肝，解肝中諸鬱，蓋肝主目，肝鬱解則目之玄府通利而明矣。黄連之類解熱鬱也，椒目之類解濕鬱也，茺蔚之類解氣鬱也，芎、歸之類解血鬱也，本賊之類解積鬱也，羌活之類解經鬱也，磁石之類解頭目鬱、墜邪氣使下降也，蔓菁下氣通中，理亦同也。凡此諸劑，皆治氣血鬱結目昏之法。河間之言，信不誣矣。至於東垣、丹溪用參、芪補氣血，亦能明者，蓋目主氣血，盛則玄府得利，出入升降而明，虛則玄府無以出入升降而昏，此則必用參、芪、四物等劑，助氣血運行而明也。

兔矢湯

治瘡疹入眼及昏暗障翳。

兔矢二錢　茶清調下，或吞服。須待瘡疹瘥後服之。

此足厥陰、陽明藥也。兔者明目之精，得金之氣，其矢名明目砂，能解毒殺蟲，故專能明目，又可兼治勞疳也。

二百味草花膏趙謙

治目赤流淚，或痛或癢，晝不能視，夜惡燈光。血熱則目赤，肝熱則多淚，熱微則癢，熱甚則痛。赤腫昏眊，故晝不能視；陽勝，故夜惡火光。

羯羊膽　蜂蜜　入蜜膽中，蒸熟，候乾，細研爲膏。每含少許，或點目中。又法：臘月入蜜膽中，紙籠套住，懸屋檐下，待霜出，掃取點眼。

此足少陽、厥陰藥也。羊膽苦寒，益膽瀉熱；蜂蜜甘潤，補中緩肝。曰二百味草花膏者，以羊食百草，蜂採百花也。李時珍曰：肝開竅於目，膽汁減則目暗。目者，肝之外候，膽之精華也，故諸膽皆治目疾。點、服，說云：病有內外，治各不同。內疾既發，非服不除；外疾既成，非點不退。內疾始盛，治流不如塞源，伐枝不如去根，不服藥而除者，未之見也；外障既成，如物污須濯，鏡垢須磨，不點而去者，未之有也。若內障不服而外點，反激其火，動其血氣，無益反損；若外障已成，雖服藥不發不長，而所結不除，當內外夾攻，方盡其妙。

點眼方 丹溪

治目中百病。屬陽證者。

黃連　人乳　浸點，或煎點。或加朴硝。

此足厥陰藥也。《衍義》曰：人心主血，肝藏血，目受血而能視，蓋水入於經，其血乃成。又曰：上則爲乳汁，下則爲月水。故知乳汁即血也，用以點目，豈有不相宜者哉？昂按：加黃連者，以清心肝之火也。

百點膏 東垣

治翳遮瞳人，如雲氣障隔。

黄連二錢，以水一碗煎至半碗，再入後藥　當歸　甘草六分　防風八分　蕤仁去皮尖，研三分　同熬，滴水不散，去滓，入蜜少許，再煎少時。要病人淨心點之，點至目微痛爲度，日五七點，使藥力相續，故曰百點。臨臥點尤妙。

此足厥陰藥也。黄連瀉火，防風散風，甘草和中，當歸養血，蕤仁消風散熱，益水生光。

圓明膏 東垣

治内障生翳，及瞳子散大，因勞心過度，飲食失節。

柴胡　麻黄　黄連　生地五錢　歸身三錢　甘草　訶子皮濕紙裹煨二錢　以水二

碗，先煮麻黄至一碗，去沫，入後藥，同熬至滴水不散，去滓，入蜜少許，再熬，點之。

此足少陽、厥陰藥也。柴胡、麻黄發表散邪，當歸、生地和肝養血，黄連清肝火，甘草和中州，瞳子散大，故加訶子以收之也。

飛絲芒塵入目方

陳墨　濃磨，點之。

癰瘍之劑第二十

朱丹溪曰：癰疽皆因陰陽相滯而生。蓋氣陽也，血陰也。血行脈中，氣行脈外，相並周流。寒與濕搏之，則凝滯而行遲，爲不及；熱與火搏之，則沸騰而行速，爲太過。氣得邪而鬱；津液稠黏，爲痰爲飲，積久滲入脈中，血爲之濁，此陰滯於陽也；血得邪而鬱，隧道阻滯，或溢或結，積久滲出脈外，氣爲之亂，此陽滯於陰也。百病皆由於此，不止癰疽而已也。《內經》曰：榮氣不從，逆於肉理，乃生癰腫。又曰：諸痛癢瘡，皆屬心火。外科方證至爲繁多，茲取可通用者量錄數方，以備緩急。其餘各證，各有專方，不能多錄。若夫瀉熱解毒，活血托裏之劑，多散見於諸門，惟在用者之圓神而已。

真人活命飲

治一切癰疽腫毒初起未消者。

金銀花三錢　陳皮去白　當歸酒洗，錢半　防風七分　白芷　甘草節　貝母　天花粉　乳香一錢　沒藥二味另研，候藥熟下　皂角刺五分　穿山甲三大片，剉，蛤粉炒，去粉用　用好酒煎。毒在上飽服，在下饑服，善飲者，多飲酒以行藥勢。忌酸物、鐵器。

酸性收斂，凡藥多忌鐵。

此足陽明、厥陰藥也。金銀花散熱解毒，癰疽聖藥，故以爲君；花粉清痰降火，白芷除濕祛風，並能排膿消腫，當歸和陰而活血，陳皮燥濕而行氣，防風瀉肺疏肝，貝母利痰散結，甘草化毒和中，故以爲臣；乳香調氣，托裏護心能使毒氣外出，不致內攻，沒藥散瘀消腫定痛，故以爲佐；穿山甲善走能散，皂角刺辛散剽鋭，皆厥陰、陽明正藥，能貫穿經絡，直達病所而潰壅破堅，故以爲使。加酒者，欲其通行週身，使無邪不散也。此藥當服於未潰之先，未成者散，已成者潰，若已潰後不可服。

金銀花酒

治一切癰疽惡瘡，不問發在何處，或肺癰、腸癰，初起便服，奇效。

癰疽之生，始於喜怒憂樂之不時，飲食居處之不節，或金石草藥之發動，寒暑燥濕之不調，致陰陽不平而蘊結，榮衛凝澀而腐潰，輕者起於六府，浮達而爲癰，重者發於五藏，沉澀而爲疽。淺者爲癤，實者爲癰，深則爲疽矣。發於外者，爲背疽、腦疽、眉鬢等疽；發於内者，爲肝癰、肺癰、腸臍等癰。外證易識，内證難明。太陽經虚從背而出，少陽經虚從鬢而出，陽明經虚從髭而出，督脉經虚從腦而出。

金銀花五兩，乾者亦可，不及生者力速　甘草一兩　水二碗，煎一碗，再入酒一碗，略煎。分三服，一日一夜服盡。重者日二劑，服至大小腸通利，則藥力到。外以生者搗爛，酒調，敷毒四圍。

此足太陰、陽明藥也。金銀花寒能清熱解毒，甘能養血補虚，爲癰瘡聖藥，甘草亦扶胃解毒之上劑也。

本方用金銀花二兩，甘草一兩，加黄芪四兩，酒一升，重湯煮服，名回毒金銀花湯，治癰瘍色變紫黑者。

附　忍冬膏金銀花，一名忍冬藤：四月採鮮花，搗汁熬膏，茶酒任點服。養陰退陽，補虚療風，尤宜於火熱熾盛之人，永無疔疽之患。窨酒亦佳。花葉同功，而花香尤勝。

蠟礬丸 李迅

治一切瘡癰惡毒，先服此丸，護膜托裏，使毒不攻心；或爲毒蟲蛇犬所傷，並宜服之。

黄蠟二兩　白礬一兩　先將蠟溶化，候少冷，入礬，和勻爲丸。酒下，每服十丸、二十丸，漸加至百丸，則有力。瘡愈後服之亦佳。加雄黄，名雄礬丸，治蠱毒、蛇犬蟲咬毒。

此手少陰藥也。心爲君主，不易受邪，凡患癰疽及蛇犬所傷，毒上攻心，則命立傾矣。黄蠟甘溫，白礬酸澀，並能固膜護心，解毒定痛，托裏排膿，使毒氣不致内攻，故爲患諸證者所必用也。

托裏散

治一切惡瘡、發背、疔疽、便毒始發，脈弦洪實數，腫甚欲作膿者。脈弦洪實數，乃實熱堅滿之證，故宜下之。

金銀花 當歸一兩 大黃 朴硝 花粉 連翹 牡蠣 皂角刺三錢 黃芩 赤芍一錢 每五錢，半酒半水煎。

此足陽明、厥陰藥也。金銀花清熱解毒，瘡癰主藥。當歸、赤芍調榮血，大黃、芒硝蕩胃熱，黃芩清肺火。牡蠣軟堅痰，連翹、花粉散結排膿，角刺鋒銳，直達病所而潰散之也。李東垣曰：瘡瘍及諸病面赤，雖伏火熱，禁不得攻裏，爲陽氣怫鬱，邪氣在經，宜發表以去之，故曰火鬱則發之。雖大便數日不見，宜多攻其表，以發散陽氣，少加潤燥藥以潤之。如見風脈風證，只宜發表風藥，便可以通利大便。若止乾燥秘澀，尤宜潤之，慎不可下。九竅不利，瘡瘍鬱冒，皆不可下，汗之則愈。《綱目》曰：大便秘實，不知其氣不降也，便以爲實而行大黃；些少寒熱，不知其血氣不和也，便以爲有外感而行表散，如此害人甚速。

救苦勝靈丹方 一名救苦化堅湯。東垣

治瘰癧馬刀挾癭，從耳下或耳後下頸至肩，或入缺盆中，乃手足少陽經分；其瘰癧在頸下或至頰車，乃足陽明經分受心脾之邪而作也。今將三證合而治之。一切雜病，皆有六經所見之證，外科亦然。

黄芪護皮毛，實元氣，活血生血，瘡家聖藥　連翹能散諸經血凝氣聚，十二經瘡藥中不可無也　漏蘆　升麻各一錢　葛根五分，此三味足陽明本經藥也　丹皮去腸胃中留滯宿血　當歸　生地　熟地此三味和血涼血生血　白芍藥各三分，酸寒能補中益肺，治腹痛必用之，夏月倍之，冬寒則不可用　防風五分　羌活　獨活一錢，此三味必關手足太陽證，脊痛項強，腰似折，頂似拔者用之。防風辛溫，若瘡在膈已上，雖無太陽證亦當用之，爲能散上部風邪，去病人拘急也　柴胡八分，功同連翹，如瘡不在少陽經去之　鼠黏子解毒，無腫不用　人參各三分，補肺氣，如氣短不調反喘者加之　甘草炙，五分，能調中和諸藥，瀉火益胃氣，亦去瘡邪　肉桂二分，能散結積，陰證瘡瘍當少用之，此寒因熱用之意，又爲陰寒覆蓋其瘡，用大辛熱以消浮凍之氣，煩燥者去之　黄連以治煩悶　黄柏炒各三分，如有熱或腿腳無力加之，如煩躁欲去衣者，腎中伏火也，更宜加之，無此不用　昆布二分，鹹能軟堅，瘡堅硬者宜用　三棱煨二分　莪朮煨，三分，此二味瘡堅甚者用之，不堅不用　益智二分，唾多者，胃不和也，病人吐沫吐食，胃寒者加之　麥芽一錢，治腹中縮急，兼消食補胃

神麯炒，能化食　厚朴一錢二分，腹脹加之，否則勿用　蒸餅爲丸。每服三錢。如氣不順，加陳皮、木香；大便不通，加酒製大黃；血燥加桃仁、大黃；風燥加麻仁、大黃、秦艽、皂角子煨用。

此足陽明、手足少陽藥也。解照東垣註各藥下。東垣立此法，以聽用者之進退，倘能隨證加減，實能統治諸瘍，亦嘉惠後人無窮之心也。

散腫潰堅湯東垣

治同前證。

黃芩八錢半，酒炒，半生用　知母　黃柏酒炒　龍膽草酒炒　花粉酒洗　桔梗　昆布五錢　柴胡四錢　升麻　連翹　甘草炙　三棱酒洗　廣朮酒洗炒，三錢　葛根　歸尾酒洗　芍藥二錢　黃連一錢　每服六七錢。先浸半日，煎。食後熱服，服後仰臥，取藥在上膈。另將半料蜜丸，留藥湯吞之，量虛實服。

此手足少陽、足陽明藥也。柴胡、連翹清熱散結，升麻、葛根解毒升陽，花粉、桔梗清肺排膿，歸尾、芍藥潤肝活血，甘草和中化毒，昆布散痰潰堅，三棱、莪朮破血行氣三棱破血中之氣，廣朮破氣中之血，黃芩、柏、連、龍膽、知母大瀉三焦之火，而桔梗又能載諸藥而上行也。

飛龍奪命丹

治一切疔腫、癰疽、惡瘡初發，或發而黑陷，毒氣內攻者。

天南星　雄黃　巴豆去油一錢　黃丹　乳香　硇砂　信石五分　斑蝥十六個去頭足，炒　麝香少許

爲末，蟾酥和爲丸，如麥米大。每服十丸或十四五丸，量人虛實，好酒送下。瘡在上者，食後服；瘡在下者，食前服。忌油膩魚肉葷辛之物。

此十二經通行之藥也。毒氣內攻，瘡瘍黑陷，非平劑所能勝。南星、雄黃、黃丹味辛性燥，能殺毒破痰；巴豆、硇砂大毒大熱，能祛寒化積；斑蝥、蟾酥辛寒至毒，能拔疔腫，下惡物斑蝥能瀉毒從小便出；巴豆能瀉毒從大便出；信石燥烈劫痰；麝香香竄通竅；乳香能使毒氣外出，不致內攻。引之以酒，使行經絡，無毒不瀉也。此乃厲劑，所謂藥不瞑眩，厥疾不瘳，此類是也。《玉機微義》曰：此方世俗多用之。然香竄燥毒之劑，蓋無經不至者，備汗吐下三法，病因食一切禽獸毒發及瘡，脈沉細緊數，毒蘊在裏，並濕毒，用之神效。若大熱大渴，毒氣焮發，脈浮洪在表，及膏粱積熱之人，不宜輕用。世人多不分此，又有以半夏代雄黃者，殊不知雄黃治諸瘡及百節中大風、中惡者之意也。

雄黃解毒丸丹溪

治纏喉急痹。咽在後主食，喉在前主氣。十二經中，唯足太陽主表，別下項，餘經皆內循咽喉，盡得以病之，而繞在君相二火。喉主天氣，屬肺金，變動爲燥，燥則澀而閉；咽主地氣，屬脾土，變動爲濕，濕則腫而脹。皆火鬱上焦，致痰涎氣血結聚於咽喉。腫達於外，麻癢且痛，爲纏喉風；腫於兩旁，爲喉痹。

雄黃一兩　鬱金一錢　巴豆十四粒去皮油　醋糊爲丸。每服五分，津嚥下。或用巴豆油蘸紙撚上燃火，吹息，帶煙刺入喉中，出紫血惡涎，即寬。此以熱攻熱，熱則流通之義也。

此手足少陰、少陽藥也。吴鶴臯曰：纏喉急痹，緩治則死。雄黃能破結氣，鬱金能散惡血，巴豆能下稠涎。丹溪生平不用厲劑，此蓋不得已而用者乎。單蛾雙蛾，木舌子舌脹，纏喉風，走馬喉風，病同於火，故不分也，惟纏喉走馬，殺人最速。張子和曰：治喉痹用針出血，最爲上策。《內經》火鬱發之。發謂發汗，出血者乃發汗之一端也。

皂莢丸《金匱》

治肺癰咳逆上氣，時時唾濁，但坐不眠。肺者，五藏之華蓋也，處於胸中，主氣，候在皮毛。勞傷血氣，腠理虛而風邪乘之，內感於肺，汗出惡風，咳嗽短氣，鼻塞項強，胸膈脹滿，久久不瘥，則成肺痿。風傷皮毛，熱傷血脈，風熱相搏，氣血稽留，蘊結於肺，則成肺癰。多唾涎沫而無膿者，肺痿也；口乾喘滿，咽燥而渴，甚則四肢微腫，咳吐膿血，胸中隱痛者，肺癰也。痿爲正氣虛，癰爲邪氣實。

皂莢刮去皮弦，酥炙　爲末，蜜丸。以棗膏和湯服三丸。

此手太陰藥也。喻嘉言曰：火熱之毒，結聚於肺，表之裏之，溫之清之，曾不少應，堅而不可攻者，令服此丸，庶幾無堅不入，聿成洗蕩之功，不可以藥之微賤而少之也。

《千金方》用桂枝湯去芍藥，加皂角，名桂枝去芍藥加皂角湯，治肺痿吐沫。本方加蛤粉等分，爲末，名皂蛤丸，治婦人風邪客於乳房而成乳癰。每服二錢，酒下。此藥能導其汗，散其風邪，汗出而病自愈矣。

托裏十補散

《局方》。即《外科精要》十宣散

治癰瘡初發或已發，邪高痛下，瘡盛形羸，脈無力者。若癰疽不因膏粱、丹毒、火熱，胃虛勞氣鬱者，止宜補形氣，調經脈，自當消散，不待汗之下之也。

黄芪　人參　當歸二錢　川芎　桂心　白芷　防風　厚朴　桔梗　甘

草一錢　每服二錢，加至六錢，熱酒調下。本方加芍藥、連翹、木香、乳香、沒藥，亦名托裏散，治發背疔瘡。

此手足太陰、足厥陰、陽明藥也。參、芪補氣，芎、歸活血，甘草解毒，桂枝、白芷、桔梗排膿，厚朴瀉實滿，防風散風邪，爲表裏氣血之藥，共成助陽內托之功也。朱丹溪曰：若冬月腫瘍用之，可轉重就輕；若潰瘍夏月用之，以桂、朴之溫散，佐以防風、白芷，吾恐雖有參、芪，難爲倚仗，世人不分冬夏，無論經絡，不能無誤也。《機要》曰：治瘡須用托裏、疏通藏府、調和榮衛三法。內之外者，其脈沉實，發熱煩躁，外無焮赤，痛深於內，其邪深矣，當疏通藏府，以絕其源；外之內者，其脈浮數，焮腫在外，形證外顯，恐邪氣極而內行，當先托裏；內外之中者，外無焮惡之氣，內亦藏府宣通，知其在經，當和榮衛。用此三者，雖未即瘥，必無變證。

托裏黄芪湯《總錄》

治諸瘡潰後，膿多內虛。潰後膿血出多，陰陽兩竭，宜大補氣血。

黄芪　人參　當歸　桂心　茯苓　遠志　麥冬　五味子炒　等分。每服五錢，食遠服。

此手足太陰、足陽明藥也。人參、黄芪補氣固衛，當歸、桂心活血生肌，茯苓滲濕健脾，麥冬清熱補肺，遠志辛散，專理癰疽散鬱補精，長肌肉，助筋骨，五味酸溫，善收腫大。丹溪曰：癰疽潰後，補氣血，理脾胃，實爲切要，否則數月半年之後，虛證仍見，轉成他病也。

托裏溫中湯 孫彦和

治瘡瘍爲寒，變而内陷，膿出清稀，皮膚涼，心下痞滿，腸鳴切痛，大便微溏，食則嘔逆，氣短呃逆，不得安臥，時發昏憒。此孫彦和治王伯禄臂瘍方也。六脈沉微，色變膚涼，加以呃逆，胃中虛寒極矣，遂於盛夏用此大辛熱之劑，蓋捨時從證之變法也。

附子炮四錢　乾薑炮　羌活三錢　木香錢半　茴香　丁香　沉香　益智仁

陳皮　甘草炙一錢　加生薑五片，煎。

此足陽明、三陰藥也。《衛生寶鑒》曰：經曰：寒淫於內，治以辛熱，佐以苦溫。附子、乾薑大辛熱溫中，外發陽氣，自裏之表，爲君；羌活味苦辛溫，透關節，炙草甘溫補脾胃，行經絡，通血脈；胃寒則嘔吐呃逆，不下食，益智、沉香、丁香大辛熱以散寒邪，爲佐；瘡氣內攻，聚而爲滿，木香、茴香、陳皮辛苦溫，治痞散滿，爲使。

止痛當歸湯《總錄》

治腦疽背疽，穿潰疼痛。

當歸　生地黃　芍藥　黃芪　人參　甘草炙　官桂各一兩

此足陽明、厥陰藥也。當歸、生地活血涼血，人參、黃芪益氣補中，官桂解毒化膿毒化成膿，則痛漸止，芍藥和脾，酸以斂之，甘草扶胃，甘以緩之，則痛自減矣。齊德之曰：世人皆謂乳、沒珍貴之藥，可住疼痛。不知臨病制宜，殊非一端。熱痛涼之，寒痛溫之，風痛除其風，濕痛導其濕，燥痛潤之，塞痛通之，虛痛補之，實痛瀉之，膿鬱而閉者開之，惡肉敗潰者引之，陰陽不和者調之，經絡閉澀者利之，不可執一而無權也。

生肌散

斂瘡長肉。瘡初起者禁用。

寒水石煅　滑石二兩　龍骨　海螵蛸一兩　密陀僧　枯礬　定粉即鉛粉　乾胭脂五錢

共爲細末，摻瘡口上。

此陽明藥也。陽明主肌肉。瘡口不斂，蓋因膿水散溢而潰爛也。石膏亦名寒水石。李時珍曰：唐宋諸方，寒水石即石膏。寒水、滑石解肌熱，龍骨、枯礬善收澀，胭脂活血解毒，螵蛸、陀僧、定粉收濕燥膿，故能斂瘡而生肉也。

又方：檳榔　枯礬各一兩　陀僧　黃丹　血竭各一錢　輕粉五分　亦名生肌散。張子和方：黃連三錢　密陀僧五錢　胭脂　綠豆粉各二錢　雄黃　輕粉各一錢　亦名生肌散，治同。

灸法

治一切癰疽惡瘡。

凡人初覺發背，欲結未結，赤腫焮痛，以濕紙覆其上，先乾處即癰頭也。取獨頭大蒜切片，安於頭上，用艾灸之。三壯換一蒜片，痛者灸至不痛，不痛者灸至痛時方住。最要早覺早灸爲上。若有十數頭者，即用蒜研作餅，鋪頭上，聚艾於餅上燒之。若初發赤腫一片，中間有黃粟米頭子，便用獨蒜片安於頭上，著艾灸十四壯或四十九壯，使毒氣外出則易愈。李迅曰：癰疽用灸，勝於用藥，三壯一易，百壯爲率。但頭項以上，切不可用，恐引氣上，更生大禍也。史源曰：有灸至八百壯者，約艾一篩，初壞肉不痛，直灸至好肉方痛，至夜火焮滿背高阜頭孔百數，則毒外出，否則內逼五藏而危矣。《綱目》曰：《精要》謂頭上發毒不得灸，此言過矣！頭爲諸陽所聚，艾炷宜小，壯數宜少，小者如椒粒，少者三五壯而已。按：東垣灸元好問腦疽，以大艾炷如兩核許者，灸至百壯，始覺痛而痊。由是推之，則頭上發毒，灸之痛者，艾炷宜小，壯數宜少；若不痛者，艾炷大，壯數多，亦無妨也。

芙蓉外敷法

一切癰疽腫毒。用芙蓉花或葉或根皮搗爛，或乾研末。蜜調塗四圍，中間留頭，乾則頻換。初起者即覺清涼，痛止腫消；已成者即膿出，已潰者則易斂。瘍醫秘之，名爲清涼膏、清露散、鐵箍散，皆此物也。或加赤小豆末，或蒼耳燒存性，爲末，加入亦妙。芙蓉辛平，性滑涎黏，清肺涼血，散熱止痛，消腫排膿。

經産之劑第二十一

婦人之病與男子同，惟行經、妊娠則不可以例治，故取胎産經帶數方，以備採用。諸方男女可通用者，茲不重出。

表實六合湯 海藏

治妊娠傷寒，頭痛身熱，無汗脈緊，太陽經病。

四物湯四兩，每味一兩　麻黄　細辛五錢

此足太陽藥也。凡婦人傷寒，六經治例皆同。有懷妊者則以安胎爲主，藥中有犯胎者則不可用也。海藏皆以四物爲君，養血安胎，餘同傷寒例，分證而治。麻黄、細辛發汗解表，故加用之，治表實無汗者。

四物四兩，加桂枝、地骨皮各七錢，名表虛六合湯，治妊娠傷寒，表虛自汗，身熱惡寒，頭痛項強，脈浮而弱。地骨皮涼血，故能退熱止汗。四物四兩，加防風、蒼术各七錢，名風濕六合湯，治妊娠傷寒，中風濕氣，肢節煩痛，頭痛身熱，脈浮。四物四兩，加升麻、連翹各七錢，名升麻六合湯，治妊娠傷寒，下後過經不愈，濕毒發斑如錦紋者。四物四兩，加柴胡、黄芩各七錢，名柴胡六合湯，治妊娠傷寒，胸脅滿痛而脈弦，少陽經證。四物四兩，加大黄五錢，桃仁十枚麩炒，名大黄六合湯，治妊娠傷寒，大便秘，小便赤，氣滿而脈沉數，太陽、陽明本病也，急下之。大黄、桃仁妊娠所忌，然傷寒間有用之者，謂藥病相當也。經曰：婦人重身，毒之如何？岐伯曰：有故無殞，亦無殞也。此之謂歟。四物四兩，加人參、五味各五錢，名人參六合湯，治妊娠傷寒，汗下後咳嗽不止。四物四兩，加厚朴、枳實麩炒各五錢，名朴實六合湯，治妊娠傷寒後，虛痞脹滿，陽明本虛者。本，胃府也。四物四兩，加梔子、黄芩各五錢，名梔子六合湯，治妊娠傷寒汗下後，不得眠。四物四兩，加石膏、知母各五錢，名石膏六合湯，治妊娠傷寒，大渴而煩，脈長而大。四物四兩，加茯苓、澤瀉各五錢，名茯苓六合湯，治妊娠傷寒，小便不利，太陽本病。本，膀胱府也。四物四兩，加阿膠、艾葉各五錢，名膠艾四物湯一方加甘草；一方，加甘草、黃芪、乾薑治妊娠傷寒，汗下後，血漏不止，損動胎氣者。四物四兩，加附子、肉桂各五錢，名附子六合湯，治妊娠傷寒，四肢拘急，身涼微汗，腹中痛，脈沉遲者，少陰病也。桂、附亦辛熱動胎之藥，間有不得已而用之者。四物四兩，加生地、大黃酒浸各五錢，名四物大黃湯，治妊娠傷寒蓄血證。歌曰：婦人妊娠若蓄血，抵當桃仁莫妄施。要救母子俱無損，大黃四物對分之。抵當湯、桃仁承氣湯皆治蓄血。吳綬曰：產後傷寒，不可輕易發汗。蓋有產時傷力發熱，有去血過多發熱，有惡露不盡發熱，有三日乳蒸發熱，或早起勞動，飲食停滯，亦皆發熱，狀類傷寒，要須詳辨。大抵產後大血空虛，若汗之則變筋惕肉瞤，或昏迷不醒，或搐搦不定，或大便閉塞，其害非輕。凡有發熱，且與四物湯，芎、歸爲君最多，白芍須炒過，酒蒸熟地黃佐之，加軟苗柴胡、乾薑、人參主之，最效。蓋乾薑辛熱，能引血藥入血分，氣藥入氣分，且能去惡生新，有陽生陰長之道，以熱治熱，深合《內經》之旨。如惡露不盡者，益母丸、黑神丸，必兼用之。胃虛食少者，加白朮、茯苓；有痰嘔逆者，加陳皮、半夏；其餘六經治例皆同。必以四物爲主，乃養血務本之要也。劉河間曰：大抵產病，天行從增損柴胡；雜證從增損四物，宜詳察脈證而用之。

膠艾湯《金匱》

治婦人漏下，或半產後下血不絕，或妊娠下血腹痛爲胞阻漏下者，懷妊而經來，以陽不足，謂之激經。半產者，四五月而墜胎，墜胎必傷其血海，血因續下不絕也；亦治損傷衝任，月水過多，淋瀝不斷。此即崩證。

阿膠　芎藭　甘草二兩　艾葉　當歸三兩　芍藥四兩　乾地黄原方未注分兩　水五升，酒三升，煮取三升，內阿膠烊化，服。一方加乾薑三兩。胡氏治胎動無乾薑。嚴氏治胎動經漏，腰痛腹滿，搶心短氣，加黄芪。《千金翼》治從高墜下，損傷五藏，吐血，及金瘡經肉絕者，加乾薑。

此足太陰、厥陰藥也。四物以養其血，阿膠以益其陰，艾葉以補其陽，和以甘草，行以酒勢，使血能循經養胎，則無漏下之患矣。

又方：阿膠一斤蛤粉炒，艾葉數莖，亦名膠艾湯《良方》，治胎動不安，腰腹疼痛，或胎上搶心，去血腹痛。《指迷方》加秦艽。婦人受胎一月，形如露珠，乃太極動而生陽，天一生水，謂之胚，足厥陰脈主之，經水即閉，飲食稍異。二月如桃花瓣，乃太極靜而生陰，地二生火，謂之脾，足少陽脈所主，若吐逆惡食，名曰惡阻，有孕明矣，或偏嗜一物，乃一藏之虛，如愛酸物，乃肝經不能養胎而虛也。三月如清鼻涕，先成鼻與雌雄二器，乃分男女，手厥陰相火所主，胎最易動。四月始受水精以成血脈，形像具，手足順成，手少陽脈所主。五月始受火精，筋骨四肢已成，毛髮始生，足太陰脈所主。六月始受金精以成筋，口目皆成，足陽明脈所主。七月始受木精以成骨，遊其魂能動左手，手太陰脈所主。八月始受土精以成皮膚，九竅皆成，遊其魄能動右手，手陽明脈所主。九月始受石精，百節畢備，三轉其身，足少陰脈所主。十月神氣備足，乃生，足太陽脈所主。惟手少陰、太陽無所主者，君主之官，無爲而已。墮胎須防三五七月，宜服清熱涼血安胎之藥。

鈎藤湯《良方》

治瘛瘲胎動不安。瘛瘲，手足抽掣也。熱爲陽，風主動，肝風相火爲病也。

鈎藤鈎　當歸　茯神　人參一錢　桔梗錢半　桑寄生五分　風熱加黄芩、梔子、柴胡、白朮；風痰加半夏、南星、竹瀝；風勝加全蠍、僵蠶。

此足厥陰藥也。鈎藤之甘寒以除心熱而散肝風；柴胡、桔梗之辛涼，黄芩、梔子之苦寒，以平少陽、厥陰之風熱，風熱去則瘛瘲止矣；人參、茯神以益氣而寧神，當歸、寄生以養血而安胎也。

羚羊角散《本事方》

治妊娠中風，涎潮忽仆，目吊口噤，角弓反張，名子癎。陰主静，陽主動。風，陽邪也。諸風眩掉，皆屬肝木，故有搐搦、眩冒、反張之證。

羚羊角屑，一錢　獨活　防風　芎藭　當歸　棗仁炒　茯神　杏仁　薏仁五分　木香　甘草二分半

加薑煎。一方有五加皮。

此足厥陰藥也。羚角之辛涼以平肝火，防風、獨活之辛溫以散風邪，茯神、酸棗以寧神，當歸、川芎以活血，杏仁、木香以利氣，薏仁、甘草以調脾也。扶土所以抑木，故薏仁亦治筋急拘攣之證。

紫蘇飲 嚴氏

治胎氣不和，湊上胸腹，腹滿頭痛，心腹腰脅痛，名子懸。由下焦氣實，相火旺盛，舉胎而上，上逼心胸也。

蘇葉一錢　當歸七分　芎藭　芍藥　人參　陳皮　大腹皮五分　甘草二分

加薑煎，空心服。心腹痛者，加木香、延胡索。

此手足太陰、厥陰藥也。陳來章曰：芎、歸、芍藥以和其血，蘇、橘、大腹以順其氣，氣順血和則胎安矣；既利其氣，復以人參、甘草養其氣者，順則順其邪逆之氣，養則養其冲和之氣也。

天仙藤散 陳景初

治子氣。婦人衝任，素受血風，因妊娠而足腫、喘悶、妨食，甚則腳指出黄水，病名子氣，非水也。

天仙藤即青木香藤，微炒　香附炒　烏藥　陳皮　甘草炙　等分。加紫蘇三葉，木瓜、生薑各三片，空心煎服。或爲末，鹽湯調下，日三服。

此手足太陰藥也。天仙藤之苦溫疏氣活血，能解血中之風氣，香附、烏藥、陳皮之辛溫以行鬱氣，紫蘇、生薑之辛溫以疏表氣，甘草之甘緩以和正氣，少加木瓜以除濕熱，利筋骨，調榮衛也。

白朮散《全生》

治子腫，面目肢體虛胕如水狀。胎中挾濕，水與血搏，濕氣流溢，故令面目肢體浮腫，亦名胎水。原因煩渴引飲過多，或泄瀉損傷脾胃，脾虛不能治水，五六個月多有之。

白朮一錢　薑皮　陳皮　茯苓皮　大腹皮五分　爲末，米飲下。《指迷方》有桑白皮，無白朮。此即五皮飲。丹溪除薑皮、腹皮，加川芎、木通，補中導水行氣。此證有服鯉魚湯、鯉魚粥者。

此足太陽、太陰藥也。水病當令上下分消，薑皮、橘皮辛而能散，使水從毛竅出；腹皮、苓皮淡而能泄，使水從溺竅出；水盛由於土衰，故用白朮之甘溫以扶脾土而提防之，不致泛溢也。

竹葉湯

治妊娠心驚膽怯，終日煩悶，名子煩。受胎四五個月，相火用事，或盛夏君火大行，俱能乘肺以致煩躁，胎動不安。亦有停痰積飲，滯於胸膈，以致煩躁者。

麥冬錢半　茯苓　黄芩一錢　人參五分　淡竹葉十片　一方茯苓爲君，無人參，有防風。一方無人參，有防風、知母。如有痰者，加竹瀝。

此手太陰、少陰藥也。竹葉清煩，黄芩消熱，麥冬涼肺心火乘肺，故煩出於肺，茯苓寧心，人參補虛。妊娠心煩，固多虛也。如相火盛者，單知母丸；君火盛者，單黃連丸；心神不安者，硃砂安神丸；切不可作虛煩，用梔、豉等藥治之。

紫菀湯《良方》

治子嗽。

紫菀　天冬一錢　桔梗五分　甘草炙　桑白皮　杏仁三分　竹茹二分　入蜜，溫服。

此手太陰藥也。子嗽由於火邪，當以清火潤肺爲務。桔梗、桑皮之涼以瀉之，天冬、竹茹之寒以清之，紫菀、炙草之溫，杏仁、白蜜之澤以潤之也。

安榮散《本事方》

治子淋，心煩悶亂。子淋，膀胱、小腸虚熱也。虚則不能制水，熱則不能通利，故淋。心與小腸相表裏，故煩悶。亦有因房勞内傷，胞門衝任虚者，宜八珍湯或腎氣丸。

人參　細辛一兩　當歸　甘草　燈草五錢　木通　滑石　麥冬三錢　爲末。每二錢，麥冬湯調下。

此手太陰、足太陽、少陰藥也。陳來章曰：虚熱宜補，故用人參、甘草之甘；淋悶宜通，故用木通、燈草之滲，滑石之滑；肺燥則天氣不降，而麥冬能清之；腎燥則地氣不升，而細辛能潤之經曰：地氣上爲雲，天氣下爲雨。上下交，陰陽和，而後便得通也；血燥則溝瀆不濡，而當歸能滋之也。

參术飲丹溪

治妊娠轉胞。轉胞者，胎逼及胞，壓在一邊，胞系轉戾，臍下急痛，溲數或閉也。因氣血虛弱，痰飲壅滯以致之。

當歸　熟地黄　芎藭　芍藥　人參　白术　陳皮留白　半夏　甘草炙

加薑煎。空心服。此即八珍湯而去茯苓，加陳皮、半夏以除痰也。

此足太陰、厥陰藥也。氣虛補以四君，血虛補以四物，痰飲消以二陳，使氣得升舉而胞自通也。朱丹溪曰：轉胞之病，婦人稟受弱者，憂悶多者，性躁急者，食味厚者多有之。古方用滑利藥鮮效，因思胞不自轉，爲胎所壓，胎若舉起，胞系自疏，水道自通矣。近吳宅寵人患此，脈似澀，重則弦。予曰：此得之憂患，澀爲血少氣多，弦爲有飲。血少則胎弱不能舉，氣多有飲，中焦不清而隘，則胎知所避而就下。乃以上藥與服，隨以指探喉中，吐出藥汁，候氣定，又與之，八貼而安。此恐偶中，後治數人皆效。仲景云：婦人本肥盛，今反羸瘦，胞系了戾，但利小便則愈，宜服腎氣丸，以中有茯苓故也。地黄爲君，功在補胞。昂按：丹溪治下部不通，每用吐法。

又法：將孕婦倒豎，胎轉而小便自通矣。

附　丹溪參术膏：人參二錢五分　白术二錢　黄芪錢半　茯苓　陳皮　桃仁各一錢　炙甘草五分　用豬羊胞煮湯，入藥煎服，治產後胞損成淋瀝證。丹溪曰：

收生不謹，以致損胞而得淋瀝。有徐氏婦，壯年患此，因思肌肉破傷在外者，且可補完，胞雖在內，恐亦有治。診其脈虛甚，因悟曰：難產之人多是氣虛，難產之後，血氣尤虛。因用峻補，以參朮膏煎以豬羊胞，極饑時與之，每劑一兩，一月而安。蓋令血氣驟長，其胞可完，若稍遲緩，恐難成功。

黑神散《局方》

治產後惡露不盡，攻衝作痛，及胞衣不下，胎死腹中。由血滯不行也。

熟地黃　歸尾　赤芍　蒲黃炒　桂心　乾薑炒　甘草四兩　黑豆炒，去皮半升

每服二錢，酒、童便各半煎。《便產須知》有生地黃。

此足太陰、厥陰藥也。前證皆因血瘀不行，熟地、歸、芍之潤以濡血，蒲黃、黑豆之滑以行血昂按：行血，則蒲黃當生用，桂心、乾薑之熱以破血乾薑辛熱，能去惡生，新，故產後發熱必用之，用甘草者，緩其正氣，用童便者，散其瘀逆，加酒者，引入血分以助藥力也。產後惡露不行，坐蓐勞傷者，以前四味悉能治之。若挾宿冷，氣滯血凝，胞衣不下，則宜全用，快行之也。《綱目》曰：寒多及秋冬宜之，若性急形瘦有火及夏月當審用。此丹溪之論。

古黑神散：百草霜　白芷　等分。每二錢煎，入童便、醋少許，和服。

治横生逆産，及胎前産後，虚損崩漏等證。

失笑散《局方》

治惡露不行，心包絡痛，或死血腹痛。惡血阻而不行，上衝於包絡，下阻於腹中，皆悶而作痛。

蒲黄　五靈脂　等分。爲末，煎膏，醋調服。

此手足厥陰藥也。生蒲黄性滑而行血，五靈脂氣臊而散血氣臊入肝，皆能入厥陰而活血止痛，故治血痛如神。

本方各一兩，加木通、赤芍各五錢，每四錢，入鹽少許服，名通靈散，治九種心痛。

清魂散 嚴氏

治產後惡露已盡，忽昏暈不知人。產後氣血虛弱，又感風邪也。

澤蘭葉 人參三分 川芎五分 荆芥一錢 甘草炙三分

爲末。溫酒調下。更宜燒漆器，焠醋炭於床前，使聞其氣。

此足厥陰藥也。氣血虛弱，故以芎藭、澤蘭養其血，人參、甘草補其氣；外感風邪，故以荆芥疏其風。風邪去，氣血生，則神清矣。肝藏魂，故曰清魂。荆芥最散血中之風，故以爲君。

返魂丹 即益母草膏丸。《產寶》

治月經不調，赤白帶下，胎前產後一切諸病。

五月五日、六月六日或小暑日，益母草花正開時，連根採收，陰乾，用花葉及子，石臼搗末，蜜丸；或搗汁於砂鍋內，文武火熬成膏，服。忌鐵。如胎動腹痛，下血不止，當歸湯下；橫生逆產，胞衣不下，炒鹽湯下；產後血暈，口渴狂言，產後中風，失音口噤，及血結奔痛，時發寒熱，面赤心煩，或鼻衄，舌黑口乾，並童便和酒下；產後喘嗽，惡心吐酸，脅痛無力，酒下；產後瀉血，棗湯下；產後痢疾，米湯下；產後崩漏，糯米湯下；產後帶下，膠艾湯下；產後二便不通，煩躁口苦，薄荷湯下。凡產後，以童便化下一丸，能安魂魄，調經絡，破血痛。經不調者服之則調，久無子者服之則孕。

此手足厥陰藥也。益母草功擅消水行血，去瘀生新，利大小便，故爲經產良藥；而又能消疔腫、散乳癰也。益母草，一名茺蔚。李時珍曰：益母草根莖花葉實皆可用。若治血分風熱，明目調經，用子爲良；若胎產瘡腫，消水行血，則可並用；蓋根莖花葉專於行，子則行中有補也。

當歸羊肉湯

治產後發熱自汗，肢體疼痛，名曰蓐勞。

黄芪一兩　人參　當歸七錢　生薑五錢　用羊肉一斤，煮汁去肉，入前藥煎服。如惡露不盡，加桂辛熱行血；惡露下多，加川芎；有寒，加吴茱萸；有熱，加生地汁；有氣，加細辛。

此手足太陰、厥陰藥也。參、芪補氣而固衛，當歸養血而調榮，生薑辛溫，引氣藥入氣分而生新血，羊肉甘熱，用氣血之屬以補虚勞，熱退而汗收矣。

本方除人參、黄芪，用羊肉一斤，薑五兩，歸三兩，名當歸生薑羊肉湯《金匱》，治產後腹中㽱痛，及寒疝腹痛，虚勞不足。㽱，音鳩，又音絞，急痛也。

當歸散《金匱》

婦人妊娠，宜常服之。婦人血少有熱，胎動不安，及數半產難產者，並宜服之。胎無疾苦，臨盆易產，產後百病，悉皆主之。

當歸　芎藭　芍藥　黄芩一斤　白朮半斤　爲末。酒調服，日二。

此足太陰、厥陰、衝任藥也。衝任血盛，則能養胎而胎安，芎、歸、芍藥能養血而益衝任；又懷妊宜清熱涼血，血不妄行則胎安，黄芩養陰退陽，能除胃熱；白朮補脾燥濕，亦除胃熱胎氣係於脾，脾虚則蒂無所附，故易落；脾胃健則能運化精微，取汁爲血以養胎，自無惡阻嘔逆之患矣。故丹溪以黄芩、白朮爲安胎聖藥也。

《易簡方》加山茱萸，治經三四月不行，或一月再至。數月不行者，血少也，滋之以芎、歸、芍藥，補之以白朮、山茱；一月再至者，脾虚有熱也，白朮能補脾，黄芩能涼血，山茱能固經。

啟宮丸

治子宮脂滿，不能孕育。婦人肥盛不孕者，以子宮脂滿壅塞，故不能受胎也。

芎藭　白朮　半夏麯　香附一兩　茯苓　神麯五錢　橘紅　甘草二錢

粥丸。

此足太陰、厥陰藥也。橘、半、白朮燥濕以除其痰；香附、神麯理氣以消其滯；川芎散鬱以活其血，則壅者通，塞者啟矣；茯苓、甘草亦以去濕和中，助其生氣也。肥而不孕，多由痰盛，故以二陳爲君，而加氣血藥也。

達生散

亦名束胎散。丹溪

婦人妊娠八九月，服數十劑，易生有力。詩云：誕彌厥月，先生如達。達，小羊也，其生甚易。產難多因氣血虛弱，榮衛滯澀，服此則易生如達矣。

當歸酒洗　芍藥酒炒　人參　白朮土炒　陳皮　紫蘇一錢　甘草炙二錢　大腹皮三錢

入青葱五葉，黄楊腦子七箇，煎。黄楊木主産難。或加枳殼、砂仁，或春加川芎，夏加黄芩，冬如本方。或有别證，以意消息。

此足太陰、厥陰藥也。當歸、芍藥以益其血，人參、白朮以益其氣，腹皮、陳皮、紫蘇、葱葉以疏其壅，氣血不虚不滯，則臨産自無留難之患矣。

朱丹溪曰：産難往往見於鬱悶安樂之人，富貴奉養之家，若貧賤者鮮有之。古方有瘦胎飲，爲湖陽公主而作，恐非至到之言。予族妹苦於難産，遇胎則觸而去之，予甚憫焉。視其形肥而勤於女工，知其氣血久坐不運，兒因母氣虚亦不能自運耳。當補母氣，則兒健易産。令其有孕五六月，以《大全良方》紫蘇飲加補氣藥，與之數十貼，得男甚快。因以其方隨母之性稟與時令加減，服無不應，因名曰達生散云。昔湖陽公主難産，方士進瘦胎飲，用枳殼四兩炒，甘草二兩炙，五月後日服一錢。潔古改以枳、朮，名束胎丸。寇宗奭明其不然。蓋孕婦全賴血氣以養胎，血氣充實，胎乃易生。彼公主奉養太過，氣實有餘，故可服之，若一概濫施，誤之甚矣。按：瘦胎飲又名枳殼散，治胎肥難産，臨月服之。張氏加香附行氣寬膈，薑湯下。許學士云：大率妊娠惟在抑陽助陰，其方甚多，亦惡群隊。枳殼散所以抑陽，四物湯所以養陰。然枳殼散差寒，宜以内補丸佐之，即當歸一兩、地黄二兩爲丸也。

豬蹄湯《靈苑》

治乳少。

豬蹄一隻　通草即木通一兩　煮食。

此足陽明藥也。豬蹄鹹能潤下，通草淡能通竅。

《廣濟方》：用豬蹄四隻，煮汁，加土瓜根、漏蘆、木通各三兩土瓜、漏蘆，並通經下乳著少米、葱、豉，煮稀粥食，治同。或以豬蹄湯調益元散服，以木梳梳乳房，乳汁自下。又穿山甲、王不留行皆通乳之藥，俗曰：穿山甲、王不留，婦人服之乳長流。

人參荊芥散《婦寶》

治血風勞。血風勞者，血脈空疏，感受風邪，寒熱盜汗，展轉不已，乃成勞也。

人參　白朮　熟地黄　酸棗仁炒　鱉甲童便炙　羚羊角　枳殼　柴胡

荆芥五分　防風　甘草炙　芎藭　當歸　桂心三分　加薑煎。

此足太陰、厥陰、手少陰藥也。陳來章曰：血中之風，荆芥、防風散之；木盛生風，羚角、柴胡平之；陰虛發熱，地黄、鱉甲滋之；血氣痛滯，月水不調，芎藭、當歸、桂心、枳殼調之；煩惫食少、盗汗心忡，人參、白术、炙草、棗仁補而收之。

柏子仁丸《良方》

治經行復止，血少神衰。女子善懷，每多憂思，憂多則傷心，心傷則不能生血而血少，血少則肝無所藏，而衝任之脈枯，故經閉不行也。經曰：月事不來者，胞脈閉也。胞脈者，屬心而絡於胞中。今氣上逼肺，心氣不得下降，故月事不來也。

柏子仁去油　牛膝酒浸　卷柏五錢　澤蘭　續斷二兩　熟地黄一兩　蜜丸。米飲下。

此手足少陰、厥陰藥也。柏子仁安神而養心，地黃、續斷、牛膝補肝腎而益衝任，卷柏、澤蘭活血脈而通經閉。卷柏生用破血，炙用止血。李梴曰：婦人以血爲主，天真氣降，血脈流行，一月一見，其來有常，故曰月經。或外被風寒燥濕暑熱，或內傷生冷，或七情鬱結，爲痰爲瘀，凝滯於內，曰血滯；或用力太過，入房太甚，或服食燥熱，以致火動，邪氣盛而津液衰，曰血枯。若經後被驚，血氣錯亂而妄行，逆上則出於口鼻，水血相搏則爲水腫。怒極傷肝，則有眩暈、嘔血、瘰癧、瘡瘍等病。濕熱相搏則爲崩帶，凝結於內則爲癥瘕。變證百出，不出血滯與血枯而已。血滯經閉宜破者，原因飲食熱毒，或暴怒凝瘀積痰，直須大黃、乾漆之類推陳致新，俾舊血消而新血生矣；若氣旺血枯，起於勞役憂思，卻宜溫補；或兼痰火濕熱，尤宜清之涼之。每以肉桂爲佐者，熱則血行也。但不可純用峻藥，以虧陰道。至於耗氣益血之說，雖女科要法，但氣爲血配，氣熱則熱，氣寒則寒，氣升則升，氣降則降，氣行則行，氣滯則滯，如果鬱火氣盛於血者，方可用單香附散、抑氣散，加木香、檳榔、枳殼行氣開鬱。若氣亂則調，氣冷則溫，氣虛則補，男女一般，陽生則陰自長，氣耗則血亦涸，豈可專耗其氣哉？

芎歸六君子湯

治經水後期，其來澀少，形體肥盛。體肥而經水後期澀少者，氣虛而痰滯於經絡也。

當歸　芎藭　人參　白朮　茯苓　甘草　橘紅　半夏　加薑煎。

此足太陰、厥陰藥也。二陳治其痰滯，參、朮補其氣虛氣行則痰行，芎、歸活其經血。

連附四物湯丹溪

治經水過期，紫黑成塊。紫，血熱也；黑，熱甚也。過期而成塊，氣滯也，或風冷乘之也。若淡白者，虛也，或挾痰停水以混之也，如煙塵、豆汁、屋漏水，混濁模糊者，濕痰也。

四物湯見血門加香附、黄連。

此手少陰、手足厥陰藥也。四物以益陰養血，加黄連以清血熱，香附以行氣鬱。

四物加芩朮湯亦名溫六合湯，治經水過多。黄芩抑陽，白朮補脾，脾能統血。四物加芩連湯，治經水適斷，五心煩熱，經來色黑，或如豆汁。或如豆汁，熱兼濕也。芩、連苦燥濕而寒勝熱。四物加梔、連爲熱六合湯，加薑、附爲寒六合湯，加陳、朴爲氣六合湯，加羌、艽爲風六合湯，皆婦病與經産通用之藥也。

固經丸《良方》

治經行不止，及崩中漏下，紫黑成塊。衝任爲經脈之海，若無損傷，則陰陽和平，血氣調適矣。其勞動過度，損傷藏府，衝任之氣虚，不能約制經血，故經多暴下；或由陰虚陽搏，爲熱所乘，攻傷衝任，血得熱則妄行也。脈數疾小爲順，大者爲逆。紫黑成塊者，熱甚而反兼水化，非寒也。《玉機微義》曰：血得寒則凝，既行而紫黑，故知非寒也。

龜板炙四兩　芍藥酒炒　黄柏酒炒三兩　黄芩炒二兩　香附童便、酒炒　樗皮炒兩半

酒丸。

此足少陰、厥陰藥也。經多不止者，陰虚不足以制包絡之火，故越其常度也；崩中漏下者，虚而挾熱也；紫黑成塊者，火極似水也。黄芩清上焦之

火，黄柏瀉下焦之火，龜板、芍藥滋陰而養血，皆壯水以制陽光也；香附辛以散鬱，樗皮澀以止脱。

升陽舉經湯 東垣

治崩漏身熱，自汗短氣，倦怠懶食。此由勞傷所致。

補中益氣湯見氣門加白芍、黑梔子。薑三片、棗三枚，煎。

此足太陰、陽明藥也。補中湯以益氣升陽、退熱收汗，加芍藥以和血斂陰，黑梔以清熱止血。

又東垣《蘭室秘藏》升陽舉經湯：黄芪　當歸　白朮各三錢　羌活　防風　藁本各二錢　獨活　附子炮　甘草炙各錢半　人參　熟地　川芎各一錢　細辛六分　桃仁十個去皮尖、研　紅花　肉桂盛夏勿用　芍藥各五分　每服三錢，漸加至五錢。治經水不止。原文曰：如右尺脈按之空虛，是氣血俱脫，大寒之證。輕手其脈數疾，舉指弦緊或澀，皆陽脫之證，陰火亦亡；見熱證於口鼻眼，或渴，此皆陰躁陽欲先亡也，當溫之舉之，升之燥之，當大升浮氣血，切補命門之下脫也。

如聖散

治崩漏不止。凡非時血行，淋瀝不已，謂之漏下；忽然暴下，如山崩然，謂之崩中。有五色以應五藏。

棕櫚燒　烏梅一兩　黑薑兩半

爲末。每服二錢，烏梅湯下。

此足厥陰藥也。澀能止血，故用棕櫚；酸能收斂，故用烏梅；溫能守中，故用乾薑；黑能止血水勝火也，故並煅用。

牡丹皮散《良方》

治血瘕。瘕者，瘀血凝聚而成也，伏於隱僻之處，盤結膠固，非攻伐之不易平也。

丹皮　桂心　歸尾　延胡索三分　牛膝　赤芍藥　莪朮六分　三棱四分

水、酒各半煎。

此足厥陰藥也。桂心、丹皮、赤芍、牛膝以行其血，三棱、莪朮、歸尾、延胡以行其血中氣滯、氣中血滯，氣血週流，則結者散矣。

正氣天香散《紺珠》

治一切諸氣，氣上湊心，心胸攻築，脅肋刺痛，月水不調。婦人多憂鬱，故氣病爲多。氣爲血配，氣滯則血亦不能行，故月候不調也。

香附八錢　烏藥二錢　陳皮　蘇葉一錢　乾薑五分　每五六錢煎。

此手太陰、足厥陰藥也。烏藥、陳皮專入氣分而理氣，香附、紫蘇能入血分而行氣，引以乾薑，使入氣分，兼入血分。用諸辛溫以解鬱散肝，令氣調而血和，則經行有常，自無痛壅之患。

抑氣散 嚴氏

治婦人氣盛於血，變生諸證，頭暈膈滿。凡人血氣和平，則無諸疾。苟血少氣多，壅於胸膈則滿，上攻於頭則暈矣。

香附四兩　陳皮二兩　茯神　甘草炙一兩　爲末。每服二錢。

此手太陰、少陽藥也。經曰：高者抑之。香附能散鬱氣，陳皮能調諸氣，茯神能安心氣，甘草能緩逆氣，氣得其平，則無亢害之患矣。若鬱甚者，當於理氣門中諸方選用，不必泥此。昂按：氣盛於血，固當抑氣。若過用行氣之藥，則真氣耗散，陰水愈盛，而成氣血兩虛矣。是方平和，爲可常用。或用滋血之藥，使陰血充足，而陽火自平，亦正治之一法。蓋補其不足，即所以制其有餘也。

固下丸子和

治赤白帶下。帶下起於風寒濕熱所傷，入於胞中，或中經脈，流入藏府，陰虛陽竭，榮氣不升，衛氣下陷，滯於下焦奇經之分，因帶脈而得名，故曰帶。赤者屬血，白者屬氣。其狀如涕，相連而下，言帶者，亦病形也。有濕熱流滯下焦者，有肝腎陰淫濕勝者，有驚恐而木乘土位濁液下流者，或思想無窮而爲白淫者，或餘經濕熱屈滯於小腹之下者，病本雖殊，皆爲氣血虛損，榮衛累滯而成，其標則一也。

樗皮兩半　白芍五錢　良薑煅黑　黃柏煅黑三錢　粥丸。米飲下。

此足少陰、厥陰藥也。陳來章曰：樗皮苦燥濕，寒勝熱，澀固下，故赤白帶因於濕熱者，用之爲君古方有蒼柏樗皮、側柏樗皮、芩柏樗皮、芩朮樗皮等丸，隨證加香、芎、歸、芍、薑、芷及星、夏等藥；芍藥之酸，斂陰氣、收下溜，爲臣；良薑之熱，以散寒濕；黃柏之寒，以祛熱濕，並炒黑以止血收脫，爲佐使也。

當歸煎丸嚴氏

治赤白帶下，腹中痛，不飲食，羸瘦。此血虛有熱之證，法當涼補。《脈訣》云：崩中日久爲白帶，漏下多時骨髓枯。言崩久則血少，復亡其陽，故白滑之物，下漏不止。

當歸　熟地黃　阿膠炒　續斷　白芍藥炒　赤芍藥炒　牡蠣煅粉一兩　地榆炒黑三錢

醋糊丸。米飲下。

此足少陰、厥陰藥也。歸、芍、熟地、續斷、阿膠補肝滋腎，以治血虛；牡蠣、地榆清熱收脫，以止帶下；赤芍酸寒，能散惡血，去瘀所以生新，散之所以收之也。

白芷散《良方》

治赤白帶下，滑脫不禁。《良方》曰：帶下由於風寒濕熱所傷。傷肝經者，色青如泥；傷心經者，色赤如津；傷肺經者，色白如涕；傷脾經者，黄如爛瓜；

傷腎經者，黑如蝦血。

白芷一兩　海螵蛸二個煅　胎髮一錢煅　爲末。酒調下二錢。

此足陽明、少陰、厥陰藥也。白芷辛溫燥濕而祛風；烏鰂即海螵蛸鹹溫收濕而和血；髮者血之餘，補陰消瘀，煅黑又能止血也。

救急良方第二十二

人之以疾病死而得終其天年者，雖不幸猶幸也。乃有暴橫之遭，大如縊溺砒蠱蛇犬之傷，小如骨哽刀斧湯火之害，坐視其轉死而莫之能救者多矣。茲取簡便良方以備緩急，倘用此而救活一命，於人心獨無恔乎。

暴死

凡人涎潮於心，卒然倒仆，急扶入暖室，扶策正坐，用火炭沃醋，使醋氣衝入病人鼻中，良久自甦。或搗韭菜汁灌鼻中，或用皂角末吹入鼻中，得嚏則醒。倉卒無藥，急於人中穴及兩足大拇指離甲一韭葉許，各灸三五壯，即活。

凡人卒然昏倒，身冷無痰，此名氣厥亦名中氣。若身溫有痰者，則名中風，但扶正坐，氣順即安。或用皂角末吹鼻令嚏，亦佳。

凡冬月中寒卒倒，身強口噤，手足厥冷，如無醫藥，當濃煎薑湯灌之。凍死有氣者，以灰炒熱，盛囊中，熨其心頭，冷即易之。若遽以火烘，冷與火爭必死；浴以熱湯亦死。或用薑汁、熱酒各半溫服。

凡暑月道中中熱卒死，以路上熱土圍臍，令人尿其中即活；薑湯、童便乘熱皆可灌之。或用熱土、大蒜等分，搗水灌之。或置日中，或令近火，以熱湯灌之即活。切勿飲以冷水，及臥冷地，正如凍死人若遽近火即死。

縊死

急用手裹衣物緊塞穀道，抱起解繩，安放正平，揪髮向上，揉其項痕，捻圓喉管，腳踹兩肩，以兩管吹氣入耳內。或刺雞冠熱血滴口中，男用雌，女用雄，鼻即氣轉。或再屈伸其手足，將手摩之。若氣不接，將腰打三四拳。或以皂角末搐鼻，切不可割斷繩索，雖旦至暮，身冷猶可活。

溺死

急倒提出水，用牛一頭，令横卧，以腹合牛背上，牽牛徐行，令吐出腹中之水，以老薑擦牙即活。口噤者攪開，横一箸於牙間，使水得出。如無牛，以鍋覆地，將溺人臍對鍋臍，俯卧，以手托其頭，水出即活。或俯卧凳上，脚後稍高，蘸鹽擦臍中，待其水自流出。或用皂角末綿裹納下部，水出即活。切忌火烘，逼寒入内，不救。

魘死

如原有燈，即得，切忌火照。但痛咬其腳跟，或咬大拇指而唾其面。或以皂角末吹入鼻中，得嚏即醒。

中毒

凡中蠱毒，令嘗白礬不澀，食黑豆不腥，即是中毒。可濃煎石榴皮汁飲之；或熱茶化膽礬半錢，探吐出惡毒；或米飲調鬱金末三錢，令下凡中砒霜毒，急飲以人溺及人糞汁，或搗烏桕樹根葉汁，或藍汁，令服。或刺羊血熱服。或取生螺研，冷水服。

中鹽鹵毒，縱飲生豆腐漿解之。

中諸菌蕈毒，及蟲蜞入腹，黃土和水飲下之。

綠豆湯、甘草湯，能解百毒。

服鉛粉

以麻油調蜂蜜，加飴糖，與服。

蛇蟲犬咬傷

凡惡蛇傷，急於傷處上下紮縛，使毒不散走，隨浸糞缸内，食蒜飲酒令飽，使毒不攻心。或礬石、甘草等分，冷水服二三錢。更搗蒜敷患處，加艾圓灸之，此法兼治百蟲毒螫。又方：五靈脂一兩，雄黄五錢，酒調服，滓敷患處。又方：貝母爲末，酒調盡醉飲之，頃久酒自傷處爲水流出，候水盡，以藥渣敷瘡上，垂死可活。

凡蜈蚣傷，取大蜘蛛放傷處，吸去其毒，即投蜘蛛於水中，令吐毒以全其命。又方：生雞血敷之。又法：鹽水洗淨，雞涎或糞塗之。

壁虎咬，用桑柴灰，水煎數沸，濾濃汁，調白礬末塗之。蠍子螫，用白礬、半夏等分，醋調塗之。《外臺》曰：凡遇一切毒螫之物，不得起惡念向之，亦不得殺之。若輒殺之，後必遭螫，慎之。

凡瘋狗咬傷，急用番木鱉半個，碎切，斑蝥七個，去頭翅足，若過一日加一個，糯米一撮，慢火炒脆，去斑蝥，取米研末，好酒調服，取下惡物。多日凶者，頭上有紅髮三根，拔去之。若仍凶，腹內有狗聲者，再加木鱉一個，斑蝥廿一枚，如前製法與服，後以黃連、甘草解之。三月不可聽鑼鼓聲，再發則難治，終身不得食羊犬肉。稍輕者，急於無風處捏去惡血，孔乾者針刺出血，用小便或鹽湯洗淨，搗蔥貼上。若常犬咬者，洗淨血水，用虎骨煅研敷患處，或爛嚼杏仁敷之。

湯泡傷

雞子清調大黄末塗之。炒黄柏末亦可。一法以冷燒酒澆淋，甚妙。

刀斧傷

剉海螵蛸末敷之，血立止。古壙石灰爲末，敷之亦佳。金瘡血出不止，用原蠶蛾炒，爲末，敷之。

骨哽

凡魚骨哽，食橄欖即下。如無鮮者，用橄欖核磨水飲之。橄欖木作舟楫，魚觸著即死，物之相畏有如此者。又貓涎亦能下魚骨哽。

凡雞骨哽，用野苧根搗爛，如龍眼大，雞湯化下。如魚骨哽，魚湯化下。

諸骨哽，用犬吊一足，取其涎，徐徐嚥下。或用硼砂、井花水洗化下。或醋煎威靈仙嚥下。或加砂糖。或雞冠子煎湯嚥下。凡治哽之法，可以類推。如鸕鷀、獺掌治魚哽；磁石治針哽；髮灰治髮哽；虎犬治骨哽，亦各從其類也。

誤吞銅鐵金銀

但多食肥肉，自隨大便而出。吞針者，煮蠶豆同韭菜食，針與菜自從大便出。誤吞銅者，食荸薺、茨菇即化。

吞髮繞喉不出

取自亂髮，燒灰，白湯調下一錢。

頰車開不能合

醉之，睡中用皂角末吹其鼻，嚏透自合。

呃逆不止

用紙捻刺鼻，得嚏即止。

舌脹滿口

刺雞冠血浸紙捻，蘸萞麻油燃薰。又法：以生蒲黃塗之，或加乾薑末。

乳蛾喉痺

凡乳蛾水漿不入者，先用皂角末點破，再取杜牛膝汁和醋含噙。一法：

艾葉搗汁，口含良久，腫自消。冬月無葉，掘根用之。又喉閉者，取山豆根汁含嚥即開。有藥不能進者，急取病人兩臂，捋數十次，使血聚大指上，以髮繩紮住指拇，針刺指甲縫邊出血，如放痧一般，左右手皆然，其喉即寬。

霍亂絞腸痧

以針刺其手指近甲處一分半許，出血即安，仍先自兩臂捋下，令惡血聚於指頭後刺之。

鼻衄不止

亂髮燒灰存性，細研，水服，並吹入鼻中。又白芨末、新汲水調下。又紙數十層，水浸濕，安頂中，以火熨之，紙乾立止。又用線紮中指中節，左孔出血紮左指，右孔出血紮右指，兩孔出血則俱紮之。又以大蒜搗餅，貼足心。

蟲入耳中

用貓尿滴耳中，蟲即出。以生薑插貓鼻，貓即尿。

跌打損傷

韭汁和童便飲，散其瘀血。骨折者，蜜和蔥白搗匀，厚封，酒調白芨末二錢服。

産婦血暈

扶坐，燒炭沃醋。或燒舊漆器，令煙入其口鼻即甦。

産後子腸不收

醋三分，冷水七分，和噀産婦面，一噀一縮，三噀即收。又法：以蓖麻子十四粒，去殼搗膏，塗頂心，即收，收即去之。又法：皂角末吹鼻中，嚏作立止。

勿藥玄詮第二十三

人之有生，備五官百骸之軀，具聖知中和之德，所係非細也。不加葆攝，恣其戕傷，使中道而夭横，負天地之賦畀，辜父母之生成，不祥孰大焉。故《内經》曰：聖人不治已病治未病。夫病已成而後藥之，譬猶渴而穿井，鬭而鑄兵，不亦晚乎！兹取養生家言淺近易行者，聊錄數則，以聽信士之修持。又將飲食起居之禁忌，撮其大要，以爲縱恣者之防範，使人知謹疾而卻病，不猶勝於修藥而求醫也乎？

上古天真論

《内經·上古天真論》曰：上古之人，法於陰陽，和於術數保生之法，食飲有節，起居有時，不妄作勞，故能形與神俱，而終盡其天年，度百歲乃去。今時之人不然也，以酒爲漿，以妄爲常，醉以入房，以欲竭其精，以耗損其真，不知持滿恐傾之意，不時御神，務快於心，逆於生樂，起居無節，故半百而衰也。夫上古聖人之教下也，虚邪賊風，避之有時，恬淡虚無，真氣從之，精神內守，病安從來？

調息

調息一法，貫徹三教，大之可以入道，小用可以養生。故迦文垂教，以視鼻端，自數出入息，爲止觀初門。莊子《南華經》曰：至人之息以踵。《大易·隨卦》曰：君子以嚮晦入宴息。王龍溪曰：古之至人，有息無睡，故曰嚮晦入宴息。宴息之法，當向晦時，耳無聞，目無見，四體無動，心無思慮，如種火相，似先天元神元氣停育相抱，真意綿綿（老子曰：綿綿若存），開闔自然，與虛空同體，故能與虛空同壽也。世人終日營擾，精神困憊，夜間靠此一睡，始彀一日之用，一點靈光，盡爲後天濁氣所掩，是謂陽陷於陰也。

調息之法

調息之法，不拘時候，隨便而坐，平直其身，縱任其體，不倚不曲，解衣緩帶腰帶不寬，則上下氣不流通，務令調適。口中舌攪數遍，微微呵出濁氣不得有聲，鼻中微微納之，或三五遍，或一二遍，有津嚥下。叩齒數通，舌抵上腭，唇齒相著，兩目垂簾，令朧朧然。漸次調息，不喘不粗，或數息出，或數息入，從一至十，從十至百，攝心在數，勿令散亂，如心息相依，雜念不生，則止勿數，任其自然，坐久愈妙。若欲起身，須徐徐舒放手足，勿得遽起。能勤行之，靜中光景，種種奇特，直可明心悟道，不但養身全生而已也。調息有四相：呼吸有聲者風也，守風則散；雖無聲而鼻中澀滯者喘也，守喘則結；不聲不滯而往來有形者氣也，守氣則勞；不聲不滯，出入綿綿，若存若亡，神氣相依，是息相也。息調則心定，真氣往來，自能奪天地之造化，息息歸根，命之蒂也。

蘇子瞻養生頌

曰：已饑方食，未飽先止。散步逍遙，務令腹空，當腹空時，即便入室。不拘晝夜，坐卧自便。惟在攝身，使如木偶。常自念言：我今此身，若少動摇，如毫髪許，便墮地獄，如商君法，如孫武令，事在必行，有死無犯。又用佛語及老聃語，視鼻端自數出入息，綿綿若存，用之不勤，數至數百，此心寂然，此身兀然，與虚空等，不煩禁制，自然不動，數至數千。或不能數，則有一法，强名曰隨。與息俱出，復與俱入，隨之不已。一旦自住，不出不入，忽覺此息從毛竅中，八萬四千，雲蒸雨散，無始以來，諸病自除，諸障自滅，自然明悟定能生慧，譬如盲人忽然有眼，此時何用求人指路，是故老人言盡於此。

小週天

先要止念，身心澄定，面東跏坐（平坐亦可，但前膝不可低，腎子不可著物），呼吸平和。用三昧印（掐無名指，右掌加左掌上），按於臍下，叩齒三十六通，以集身神。赤龍攪海，內外三十六遍（赤龍，舌也；內外，齒內外也），雙目隨舌轉運，舌抵上腭，靜心數息，三百六十週天畢。待神水滿，津漱數遍，用四字訣（撮抵閉吸也，撮提谷道，舌抵上腭，目閉上視，鼻吸莫呼），從任脈撮過谷道到尾閭，以意運送，徐徐上夾脊中關，漸漸速些。閉目上視，鼻吸莫呼，撞過玉枕（頸後骨），將目往前一忍，直轉崑崙（頭頂），倒下鵲橋（舌也），分津送下重樓，入離宮（心也）而至氣海（坎宮，丹田），略定一定，復用前法，連行三次。口中之津，分三次嚥下，所謂天河水逆流也。靜坐片時，將手左右擦丹田一百八下，連臍抱住，放手時將衣被圍住臍輪，勿令風入。古云養得丹田暖暖熱，此是神仙真妙訣。次將大指背擦熱，拭目十四遍，去心火；擦鼻三十六遍，潤肺；擦耳十四遍，補腎；擦面十四遍，健脾。雙手掩耳，鳴天鼓，徐徐將手往上，即朝天揖，如此者三，徐徐呵出濁氣四五口，收清氣。雙手抱肩，移筋換骨數遍，擦玉枕關二十四下，擦腰眼一百八下，擦足心各一百八下。

道經六字訣

呵呼呬噓吹嘻　每日自子至巳爲六陽時，面東靜坐，不必閉窗，亦勿令風入，叩齒三十六通，舌攪口中，候水滿時，漱鍊數遍，分三口嘓嘓嚥下，以意送至丹田，微微撮口念呵字，呵出心中濁氣，念時不得有聲，反損心氣。即閉口鼻吸清氣以補心，吸時亦不得聞吸聲，但呵出令短，吸入令長。

如此六次，再念呼字六遍以治脾，再念呬字六遍以治肺，再念嘘字六遍以治肝，再念嘻字六遍以治三焦客熱，再念吹字六遍以治腎，並如前法，謂之三十六小週天也。詩曰：春秋明目木扶肝，夏至呵心火自閑。秋呬定收金氣潤，冬吹惟要坎中安。三焦嘻卻除煩熱，四季長呼脾化餐。切忌出聲聞口耳，其功尤勝保神丹。

《一秤金訣》曰：一吸便提，氣氣歸臍；一提便嚥，水火相見。不拘行住坐臥，舌攪華池，抵上腭，候津生時，漱而嚥下，嘓嘓有聲人一身之水皆鹹，惟舌下華池之水甘淡。又曰：嚥下嘓嘓響，百脈自調勻隨於鼻中吸清氣一口，以意目力同津送至臍下丹田，略存一存，謂之一吸，隨將下部輕輕如忍便狀，以意目力從尾閭提起，上夾脊雙關，透玉枕，入泥丸腦宮，謂之一呼。周而復始，久行精神強旺，百病不生。

《金丹秘訣》曰：一擦一兜，左右換手。九九之功，真陽不走。戌亥二時，陰盛陽衰之候，一手兜外腎，一手擦臍下，左右換手，各八十一，半月精固，久而彌佳。

李東垣論

曰：夜半收心，靜坐片時，此生發週身元氣之大要也。積神生氣，積氣生精，此自無而之有也；錬精化氣，錬氣化神，錬神還虛，此自有而之無也。

髮宜多梳，面宜多擦，目宜常運，耳宜常彈閉耳彈腦，名鳴天鼓，舌宜抵腭，齒宜數叩，津宜數嚥，濁宜常呵，背宜常暖，胸宜常護，腹宜常摩，谷道宜常撮，肢節宜常搖，足心宜常擦，皮膚宜常乾沐浴即擦摩也，大小便宜閉口勿言。

諸傷

久視傷血，久臥傷氣，久坐傷肉，久立傷骨，久行傷筋。暴喜傷陽，暴怒傷肝，窮思傷脾，極憂傷心，過悲傷肺，多恐傷腎，善驚傷膽，多食傷胃，醉飽入房傷精，竭力勞作傷中。春傷於風，夏爲飧泄；夏傷於暑，秋爲痎瘧；秋傷於濕，冬必咳嗽；冬傷於寒，春必病溫。夜寢語言，大損元氣，故聖人戒之。

風寒傷

沐浴臨風，則病腦風痛風；飲酒向風，則病酒風漏風；勞汗暑汗當風，則病中風暑風；夜露乘風，則病寒熱；臥起受風，則病痹厥。衣涼冒冷，則寒外侵；飲冷餐寒，則寒內傷。人惟知有外傷寒，而不知有內傷寒，訛作陰證，非也。凡冷物不宜多食，不獨房勞爲然也。周揚俊曰：房勞未嘗不病陽證，頭痛發熱是也，但不可輕用涼藥耳。若以曾犯房勞，便用溫藥，殺人多矣。昂按：諸書從未有發明及此者，世醫皆罕知之，周子此論，可謂有功於世矣。早起露首跣足，則病身熱頭痛；納涼陰室，則病身熱惡寒；多食涼水瓜菓，則病泄痢腹痛；夏走炎途，貪涼食冷，則病瘧痢。

濕傷

坐臥濕地，則病痺厥癘風；衝風冒雨，則病身重身痛；長著汗衣，則病麻木發黃；勉強涉水，則病腳氣攣痹；飢餓澡浴，則病骨節煩痛；汗出見濕，則病痤疿。痤，癤也，音坐，平聲。

飲食傷

經曰：飲食自倍，腸胃乃傷。膏粱之變，足能也生大疔。膏粱之疾，消癉痿厥。飽食太甚，筋脈橫解，腸澼爲痔。飲食失節，損傷腸胃，始病熱中，末傳寒中。怒後勿食，食後勿怒，醉後勿飲冷引入腎經，則有腰腳腫痛之病，飽食勿便臥。

飲酒過度，則藏府受傷，肺因之而痰嗽，脾因之而倦怠，胃因之而嘔吐，心因之而昏狂，肝因之而善怒，膽因之而忘懼，腎因之而爍精，膀胱因之而溺赤，二腸因之而泄瀉，甚則勞嗽失血，消渴黃疸，痔漏癰疽，爲害無窮。鹹味能瀉腎水，損真陰。辛辣大熱之味，皆損元氣，不宜多食。

色慾傷

男子二八而天癸至，女人二七而天癸至，交合太早，斲喪天元，乃夭之由；男子八八而天癸絕，女人七七而天癸絕，精血不生，入房不禁，是自促其壽算。人身之血，百骸貫通，及慾事作，撮一身之血至於命門，化精以泄。人之受胎，皆稟此命火以有生，故莊子曰：火，傳也，不知其盡也。夫精者，神倚之如魚得水，神必倚物，方有附麗。故《關尹子》曰：精，無人也；神，無我也。《楞嚴經》曰：火，性無我，寄於諸緣。氣倚之如霧覆淵，不知節嗇，則百脈枯槁。交接無度，必損腎元，外雖不泄，精已離宮，定有真精數點，隨陽之痿而溢出，如火之有煙燄，豈能復返於薪哉？

《醫道傳承叢書》跋

（鄧老談中醫）

現在要發揚中醫經典，就要加入到弘揚國學的大洪流中去，就是要順應時代的需要。中華民族的精神，廣泛存在于十三億人民心中，抓住這個去發揚它，必然會得到大家的響應。中醫經典要宣揚，必須有中醫臨床作爲後盾。中醫經典都是古代的語言，兩千多年前的，現在很多人没有好好地學習《醫古文》，《醫古文》學習不好，就没法理解中醫的經典。但更重要的是中醫臨床！没有臨床療效，我們講得再好現在人也聽不進去，更不能讓人接受。

過去的一百年裏，民族虚無主義的影響很大，過去螺絲釘都叫洋釘，國内做不了。可現在我們中國可以載人航天，而且中醫已經應用到了航天事業上，例如北京中醫藥大學王綿之老就立了大功，爲宇航員調理身體，使他們大大減少太空反應，這就是對中醫最好的宣揚。

中醫是個寶，她兩千多年前的理論比二十一世紀還超前很多，可以說是『後現代』。比如我們的治未病理論，西醫就没有啊，那所謂的預防醫學就只是預防針（疫苗）而已，只去考慮那些微生物，去殺病毒，不是以人爲本，是拆補零件的機械的生物醫學。我們是仁心仁術啊！是開發人的『生生之機』的辯證的人的醫學！這個理論就高得多。那醫院裏的ICU病房，全封閉的，空調還開得很猛，病人就遭殃了！只知道防病毒、細菌，燒傷的病人就讓你盡量地密封，結果越密封越糟糕，而中醫主張運用的外敷藥幾千年來療效非常好！但自近現代西醫占主導地位後就不被認可。相比而言，中醫很先進，治病因時、因地、因人制宜，這是中醫的優勢，這些是機械唯物論所不能理解的。

治未病是戰略，（對一般人而言）養生重于治病。（對醫生而言）有養生沒有治病也不行。我們治療就是把防線前移，而且前移很多。比西醫而言，免疫學最早是中醫發明的，人痘接種是免疫學的開端。醫學上很多領域都是我們中醫學領先世界而開端的呢！但是，西醫認死了，免疫學就是打預防針！血清治療也有過敏的，並非萬無一失。現在這個流感他們西醫就沒辦法免疫，病毒變異太多太快，沒法免疫！無論病毒怎麽變異，兩千多年來我們中醫都是辨證論治，效果很好。西醫沒辦法就只好抗病毒，所以是對抗醫學，人體當做戰場，病毒消滅了，人本身的正氣也被打得稀巴爛了。所以，中醫學還有很多思想需要發揚光大。這兩年『治未病』的思想被大家知道了，多次在世界大會上宣講。中醫落後嗎？要我說中醫很先進，是走得太快了，遠遠超出了現代人的理解範圍，大家只是看到模糊的背影，因爲是從後面看，現代人追不上中醫的境界，只能是遠遠地看，甚至根本就看不見，所以也沒法理解。現在，有人要把中醫理論西醫化，臨床簡單化，認爲是『中醫現代化』。背離中醫固有的理論，放棄幾千年來老祖宗代代相傳的有效經驗，就取得不了中醫應有的臨床療效，怎麼能説是發展中醫？

中醫的優勢就存在于《神農本草》、《黄帝内經》、《八十一難》、《傷寒卒病論》等中醫經典裏。讀經典就是把古代醫家理論的精華先拿到，學中醫首先要繼承好。例如：《黄帝内經》給我們講陰陽五行、臟腑經絡、人與天地相參等理論，《傷寒論》教我們怎麼辨證、分析病機和處方用藥，溫病學是中醫臨床適應需要、沿着《内經》《傷寒》進一步的發展。中醫臨床的發展促進了理論的不斷豐富，後世中醫要在這個基礎上發展。所以，我有幾句話：四大經典是根，各家學說是本，臨床實踐是生命線，仁心仁術是醫之靈魂。

中醫文獻很重要，幾千年來的中醫經典也不限于四大經典，只是有些今天看不到了。從臨床的角度，後世的各家學說都是中醫經典的自然延續。傷寒派、溫病派……傷寒派一直在發展，不是停留在張仲景時代。歷史上，傷寒派中有『錯簡』的説法，其實是要把自己對醫學的理解塞進去，這也是一種發展。因爲臨床上出現的新問題越來越多，前代注家的理論不能指導臨床，所以要尋找新的理論突破。

中醫發展的關鍵要在臨床實踐中去發展。因爲臨床是醫學的生命線！我們當年曾經遇到急性胰腺炎的患者用大承氣湯就治好了，胃穿孔的病人只用一味白芨粉就拿下。嬰兒破傷風，面如豬肝，孩子母親放下就走了，認爲死定了；我們用燈心草點火，一焦人中，孩子『哇』地哭出來了；孩子一哭，媽媽就回來了，孩子臉色也變過來了；再開中藥，以蟬蛻爲主，加上僵蠶等，就治好了。十三焦火，《幼科鐵鏡》就有，二版教材編在書裏，三版的刪掉了。十三焦火，是用燈心草點火焦穴位，百會、印堂、人中、承漿……，民國初年廣東名醫著作簡化爲七個穴位。

還有，解放後五十年代，石家莊爆發的乙腦就是用白虎湯清陽明內熱拿下的。北京發病時，當時考慮濕重，不能簡單重複，蒲輔周加用了化濕藥，治愈率百分之九十以上。過了一年廣東流行，又不一樣了。我參加了兒童醫院會診工作，我的老師劉赤選帶西學中班學員去傳染病醫院會診。當時，廣東地區發的乙腦主要問題是伏濕，廣東那年先多雨潮濕、後來酷熱，患者病機濕遏熱伏。中醫治療關鍵在利濕透表，分消濕熱，濕去熱清，正氣自復。

所以只要舌苔轉厚患者就死不了！這是伏濕由裏達表、胃氣來復之兆。廣東治療利濕透熱，治愈率又在百分之九十以上。我們中醫有很多好東西，現在重視還不夠。

我提倡要大溫課、拜名師。爲什麼要跟名師？名師臨床多年了，幾十年積累的豐富學術與經驗，半年就教給你了，爲什麼不跟？現在要多拜名師，老師們臨床多年了，經驗積累豐富，跟師學習起來就很快。讓中醫大夫們得到傳承，開始讀《内經》，可以先學針灸，學了針灸就可以立即去跟師臨床，老師點撥一下，自己親手取得療效之後就可以樹立強烈的信心，立志學習中醫。中醫思想建立起來、中醫理論鞏固了、中醫基本功紮實了，臨床才會有不斷提高的療效！之後有興趣可以學習些人體解剖等西醫的内容，中西彙通，必要時中西互補。但千萬別搞所謂的『中西結合』，中醫沒水平，西醫半吊子，那就錯了。在人類文明幾千年發展過程中，中醫、西醫是互爲獨立的兩個體系，都在爲人類健康長壽服務。我不反對西醫，但中醫更人性化，『以人爲本』。現在也有好多西醫來學習中醫，把中醫運用到臨床，取得了很好的療效。我們年輕中醫值得深思啊！

大溫課就是要讀經典、背經典、反復體會經典，聯繫實踐，活學活用。我們這一代是通過學校教育、拜師、家傳、自學學成的中醫。新一代院校培養出來的年輕人要學好中醫，我很早就提出過：拜名師，讀經典，多臨證。臨證是核心，經典是不會説話的老師，拜師是捷徑。在沒有遇到合適的老師可拜時，經典是最好的老師！即使遇到合適的老師，經典也不可不讀，《論語》上説『溫故而知新』嘛！

在廣東我們已經很好地開展大溫課、拜名師活動。當年能夠戰勝非典，就是因爲通過我提倡的這種方式的學習，教育、培養出來了一批過硬的中醫大夫。現在，應該讓全中國、全世界了解中醫學的仁心仁術，使中醫學更好地爲人類健康長壽服務。希望年輕的中醫們沿著這個行之有效的方法加倍努力啊！

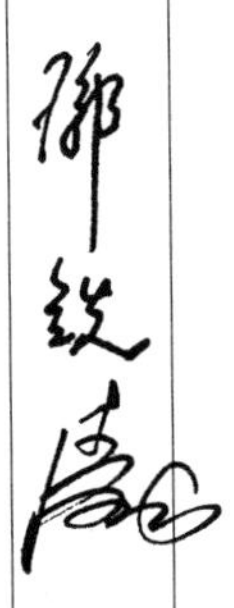

邱浩、王心遠、張勇根據鄧鐵濤老中醫二〇〇八年八月十日講話整理，經鄧老本人審閱。